THE BLOOD SUGAR SOLUTION

10-DAY DETOX DIET

ACTIVATE YOUR BODY'S NATURAL ABILITY TO BURN FAT AND LOSE WEIGHT FAST

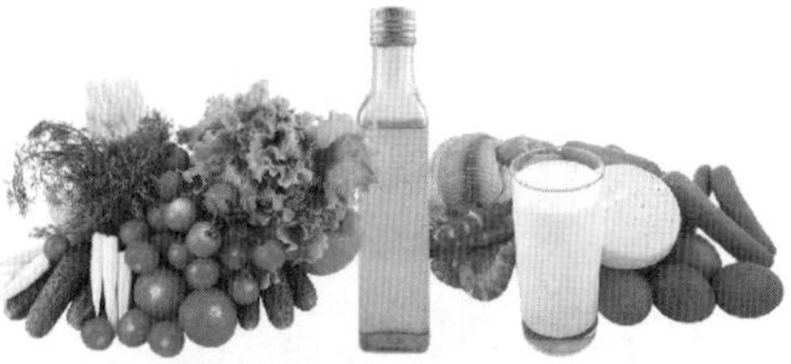

血糖解方

10日斷糖排毒法

美國功能醫學名醫親自規畫，最符合身體運作原則的斷糖排毒方案

馬克・海曼 醫師 Mark Hyman, MD 著

美國功能醫學研究院院長・終極健康中心創辦人兼醫療主任

俞兆芳 譯

佳評如潮

馬克・海曼醫師另一本天才書籍！在短短十天內，你得到真正的、實用的、改變一生的解方，讓你快速減重，重返健康。

——《快速的新陳代謝飲食》（*The Fast Metabolism Diet*）
作者海莉・彭瑞（Haylie Pomroy）

海曼醫師揭露重要的一點——瘦身與意志力無關，是跟擺脫你的食物成癮症有關。在這個經過仔細研究、深思熟慮的計畫中，他逐步解說該如何瘦身，以前所未有的簡單方式進行，而且體重不會再回升。

——華理克（Rick Warren）

具有教育意義、徹底的鼓舞人心！幾乎每個人都能從這個膳食計畫中受益。

——《女人的身體，女人的智慧》（*Women's Bodies, Women's Wisdom*）
作者克莉絲汀・諾珊普（Christiane Northrup）

為什麼其他飲食建議的書不能像這本一樣深思熟慮、讓人信服？海曼醫師對每一步驟都有周詳的計畫。只要遵照指示前進，不僅能瘦身，並將永遠改變你的人生。

——心靈雞湯系列叢書共同作者傑克・坎菲爾（Jack Canfield）

簡單，容易遵循，並能產生讓人驚喜的成果。只要十天，就會改變你的身體、你的想法。

——《大腦改造身材、打造健康》（*Change your Brain, Change your Body*）

作者丹尼爾．亞曼醫師（Daniel G. Amen MD）

短短十天就能快速瘦身、優化健康：馬克．海曼醫師的《血糖解方十日斷糖排毒法》教你如何打開身體燃燒脂肪的開關，這是本足以讓人改變一生的書，賦予你接近那內在生命泉源的力量。

——《維京飲食法》（*The Virgin Diet*）

作者J．J．維京（JJ Virgin）

達到身心靈更健康的指南，並且只要花十天就能做到。

——《赫芬頓郵報》創辦人亞利安娜．赫芬頓（Arianna Huffington）

海曼博士從幾十年的臨床經驗中提取精華，釀成容易達成又美味的健康處方。

——《別為吃飯吵架》（*Ending the Food Fight*）

作者大衛．路德維格醫師（David Ludwig）

讀者見證

我希望你有很美好的一天，因為我有！我的能量層次提高了很多，覺得可以做到任何自己下定決心想要做的事。在過去十天內，我的體重已經減輕了四．五公斤！

——海倫．艾倫（Helen Allen）

在還沒進行排毒之前，我對人生一直感到很絕望，那時我的體重高達一百二十三公斤。而今天上午，排毒的第十天，我的體重已減至一百一十五公斤！我覺得太棒了，內心充滿喜悅。我睡得很香，沒什麼負擔與掛念，我感覺到未來充滿希望，而且我的膝蓋疼痛減輕很多。我好高興能有這樣立竿見影的效果。我也學著去烹調真正的食物。內在充滿信心，我告訴自己要以這種方式繼續向前邁進，維持這種健康的飲食和生活風格。

——帕翠夏．斯旺森（Patricia Swanson）

這完全改變了我的生活！很難相信在這麼短的時間裡，我已經減少了許多贅肉。但更重要的是，我感覺比以前真是好太多了。我已經遭受多年的失眠之苦……現在終於能夠安心入睡，這真的是無價！

——勞倫．克里克繆（Lauren Creekmur）

排毒飲食在我身上確實發揮了作用。我減輕了約五公斤，血糖值下降超過四十點。以前從來不知道自己的血糖值過高，也不知道血壓太高，而現在都已經恢復正常了。我認為這是一個禮物，在我真正需要它時來臨了。

——瑪莎・布羅伊勒斯（Martha Broyles）

原本我是個無糖不歡的人，對我來說最難得的部分就是十二天都沒有吃到一點糖。我現在相信，只要下定決心用健康且妥善的方式對待自己的身體、心靈和精神，我可以不吃糖，讓身體變得更健康是可能的。

——喬迪・布來登（Jodi Briden）

在過去的一年裡，我一直在與青春痘作戰。讓我萬分驚訝的是，經過這十天的斷糖排毒，我幾乎完全清除了面皰。我目前的樣子和感受，真是讓我高興極了。

——莎拉・弗萊施豪爾（Sara Fleischhauer）

雖然在進行這個排毒飲食之前，我知道自己有高血壓，但直到排毒飲食的第四天，我才知道自己的血液測試結果，並發現有第二型糖尿病。我的空腹血糖值是152。實行排毒飲食之後，空腹血糖值已經降低到98和110之間。我完全相信，這樣的排毒飲食能夠幫助我重新找回自己的健康、能量，以及那消失已久的生命熱情。

——大衛・史萬（David Swan）

我的心情愈來愈穩定、身形愈來愈接近正常。我已經成功減去十六公斤體重，目標是再減十六公斤。現在我有信心自己可以做到這點。我曾經是一個超級大胖子……我好討厭自己那麼胖，但是現在不會了。我不知道該如何感謝你才好。

——吉姆・波茲（Jim Portz）

很長一段時間我不曾這麼清醒。我不僅瘦身，更令我興奮的是感覺棒極了。

——珍妮佛・勞倫斯（Jennifer Lawrence）

一名同事在我排毒飲食的第六天告訴我，我看起來不一樣了。我問他是怎麼個「不一樣」？他回答說：「你看起來神采奕奕。」這正是我想聽到的，知道排毒飲食真的發揮了效果。

——費伊・史威特斯基（Fay Switsky）

多年來，我一直在憂鬱症之中苦苦掙扎。我曾經是一個有用不完精力的人，臉上充滿笑容，但隨著時間流逝，愈來愈難以見到那樣的我。當我選擇嘗試十日斷糖排毒飲食，我知道這是自己重生的機會。排毒飲食之後，我瘦了近五公斤，但更重要的是，重新找回以前的我。那個有著迷人外表的我，如同撥雲見日一般又出現了。對於經由排毒飲食而找回原來的我而言，套用海曼博士的「活力」這個詞來形容現在的我，真是再貼切不過了。

——夏琳・萬能特（Charlene Wynant）

致我的孩子，瑞秋和米夏

目錄

第二單元　關於這個計畫

第三單元　準備階段

第四單元　十天排毒

第五單元　過渡階段

第六單元　這件事遠遠大於個人

第七單元　十天排毒膳食計畫和食譜

一個邀請

珍妮特，四十八歲女士，在上半生都與體重和健康的辛苦奮戰後，她來找我。她總是忙著處理各種各樣的事情，但從來沒有照顧過自己。從高中畢業至今，珍妮特的體重增加了四十五公斤。多年來，儘管她試過許多的節食計畫，找過不同的營養專家，仍然無法掌握自己的飲食習慣。相反地，她被飲食習慣所控制。她的父親有第二型糖尿病，自己也在懷孕時歷經妊娠糖尿病，所以她知道自己已陷入糖尿病的危險中。她很聰明，生活裡的每一個領域都很成功，但唯獨在健康這個領域，珍妮特徹底失敗了。她知道自己需要做些事情來改善，並且愈快愈好。

珍妮特吃得很好……這是她自己認為的。早餐，她吃全麥吐司、喝咖啡加脫脂牛奶。不知不覺中，她吃了兩種最能引起發炎的食物——麩質和乳製品，這樣開始了她的一天。午餐時，她吃公司所提供的員工午餐：例如泰式或中式「健康的食物」，像白米和白麵條（其實只是糖以不同的面貌出現）。一到下午，她就很想吃糖，因為她的工作場所充滿了糖果和垃圾食物，一整個下午，她都在吃這些東西。晚餐通常都吃得很好，至少她是這麼認為，有魚、青花椰菜、玉米和馬鈴薯。不幸的是，她都選擇「大型」的魚，例如鮪魚和旗魚，這些魚很容易有汞汙染，在體內產生毒素和發炎，導致體重的增加。她聽說紅酒對人有好處，晚餐她也會享用幾杯酒。吃過晚餐後，和許多人一樣，她就會想來些飯後甜點，吃蛋糕和各種餅乾，沒完沒了的吃著。然後，她才出現罪惡感，並譴責自己用垃圾食物和甜食「破壞」自己的節食。她努力試圖讓自己不要吃那麼多，但是她做不到。她的食物成癮，讓她就好像是個牢裡的犯人一樣，被牢牢限制住。

在一週裡，珍妮特會有四天在健身器材橢圓機上做四十分鐘的運動，以及兩次的體能訓練。這對她是好的，但我很擔心她。她的體檢報告顯示出糟糕的膽固醇含量，有很高的三酸甘油酯，好膽固醇很低（ＨＤＬ高密度脂蛋白），壞膽固醇很高（ＬＤＬ低密度脂蛋白）；空腹血糖值是１０７（屬於前期糖尿病），血液發炎數值偏高，Ｃ－反應蛋白值是８．８（正常為小於１）。所有數字的顯示都沒好兆頭。隨著進一步的檢測，我們發現她有超高的胰島素值。一般正常的空腹值為５－10，她的則是27。一般人在喝過含糖飲料後的檢測，正常水平是20－30，她的高達２３１！珍妮特的超高體重的關鍵是：**胰島素會讓人感覺餓，並存儲腹部脂肪**。珍妮特身體所受的苦不在於太多食物或太少運動，而是因為她所吃的東西，以及她的生活習慣，打亂了內在胰島素平衡，她的荷爾蒙在掌控一切。

我們持續六個星期測量她的平均血糖值，即血紅蛋白A1c，結果發現她屬於第二型糖尿病，而她原來並不知情（任何超過５．９就是糖尿病，超過５．５被認為是處於危險範圍。珍妮特的數字是６．５）。此外，她血液中的汞濃度非常高，是23（正常則小於３），這來自於她所吃的大型魚類。我們建議她採用血糖解方十日斷糖排毒法，幾天之後，她那種想一直吃東西的渴望消失了，她的體重開始往下降。在短短十天中，她減輕了約五公斤。我們建議她不要再吃大型魚類，改吃小型魚；不要再吃那些經過多層加工處理的麵包、麵條、白米飯，而改吃完整的、真正的、新鮮的食物，並希望她多照顧自己一點。

令她吃驚的是，那股內在驅使她去吃糖的強大力量不見了。她現在可以輕鬆地走過辦公室裡放零食的地方，不再被食物召喚。而晚上的時間，她都輕鬆地與家人共享，不再會猛吃零食，和吃過又感到內疚。

經過三個月的排毒，她已經減去了二十公斤（體重仍在下降中）。她的體檢分數已經偏向正常，顯示出正常的血紅蛋白 A1c（5.3）。改善了糖尿病現象，她的發炎和膽固醇含量也降下來了，沒有吃任何的藥物。隨著她健康狀況的提升，原來偏高的數字都往下降了。

珍妮特告訴我，她學會使用血糖解方十日斷糖排毒法，來聆聽自己的身體，並照顧自己的需求。那個拚命想吃東西的她，已經是過去式了。雖然如此，她還是很驚訝能夠這麼輕鬆就做到。珍妮特終於覺得自己能和食物和平共處，對現在的身體健康感到很欣慰。

我想邀請你加入這個邁向健康的旅程。首先，讓我來說明一下。

我的工作與眾不同。我很榮幸能照顧其他人，每天為別人服務，用我的智慧、經驗和知識來指導我的病人邁向更大的健康與幸福。

醫學科學已經比醫療實踐更先進許多，醫療實踐慢了差不多二十到三十年。然而，現在有一種新的做法，來改變這種狀況。身為功能醫學研究所院長，我是醫學教育和醫療實踐轉型的一分子，希望徹底改變我們的觀念和治療疾病的方式。事實上，未來醫學將不會直接治療疾病，而是創造健康。當人健康了，疾病自然就會消失。

身體健康之後，另一個效果是「自動瘦身」。事實上，我從來沒有主動要求病人瘦身，只是幫助他們恢復健康，而生物機制的神奇妙力把其他該做的都自動完成。你選擇這本書的目的可能是要瘦身，而我的目標是讓你健康。無論是哪一種，我們都是雙贏。

在醫院裡我治療一個接一個的病人，在一年內能醫治的病人，數量很有限，但我知道成千上萬人在遭受不必要的痛苦。這就是為什麼我要教書、寫書，以及到世界各地去演講。我想提供人們一個清楚的解方，讓他們能好好地照顧自己。

我想用簡單的原則來教人們達到理想的健康狀態，以及能持之以恆的瘦身效果，並設計出「證實有效」的實踐步驟。進行血糖解方十日斷糖排毒法就是一個好機會，讓人能體驗如何改造自己，顯現自己內在的力量，讓自己覺得更好。這不用等好幾週或幾個月，很快就可以實現。這個方法能在十天內重新啟動你的整個身體系統，重設你的生物機制和新陳代謝，讓你能改善慢性疾病，並輕鬆的從食物成癮中解放出來，達到成功的瘦身。這個方法能快速而深刻地改變你的生活，只要經由改變一些基本的元素，包括你吃的東西、運動多寡、休息方式、恢復能量的方式，以及人際關係。

大多數醫生（以及大部分人）都不相信在幾天內就可以達到基本的健康和改變體重，但是我相信。這就是為什麼我在二〇一三年初，設計了血糖解方十日斷糖排毒法的試驗計畫。我想向人們證明，肥胖纏身的困擾能以多麼快速又輕鬆地方式解除，昔日曾有的苗條身影距離自己並不遙遠。

我們的網站上有超過六百人註冊參加這個試驗。我的目標是幫助他們親身經歷生物機制在恢復健康上有多麼神奇，以及重新與自己內在的自然生命力連接上。一方面，在理論上這是可能的；另一方面，讓他們親眼目睹以及感受到自己試驗的成果。我知道很多人會有所質疑，所以我給他們一個大膽的承諾：**只要給我十天，你的生活將從此改變**。

參加試驗的人不僅戲劇性的減輕體重（總共一千八百五十五公斤），腰圍瘦了下來，而且血糖值平均下降20點、血壓平均降低10點左右。他們的腦霧消失、慢性病也不見了。

許多人寫信告訴我，他們的外表和內在的感覺，都比以往任何時候所能想像的要好太多（在這本書裡你會看到更多這樣的回饋）。最重要的是，他們不用控制自己的食欲、情緒和大腦化學反應，就能從食癮的監獄裡解放出來。而這一切都發生在短短的十天中！

如果這六百人能夠有這樣的成果，你一樣可以做到。就像我答應他們的，我會給你同樣的承諾。以相同的目標，讓你見證自己的身體所擁有的神奇療癒潛能。如果你按照步驟去做，你會體驗到這個斷糖排毒法真的是既容易執行又有實質效果。堅持十天下來，我想你會結合這裡面的方法長期地運用在自己的生活中。這很好，因為說真的，這是一個生活藍圖，讓你找到回歸自己健康、活力和幸福的自然狀態。

我希望你能繼續在這條路上前進。但是，如果你覺得血糖解方十日斷糖排毒法不外乎告訴你，你**可以**改變自己的生活……你**可以**毫不費勁的控制食欲……你**可以**瘦身和保持體重……你**可以**控制糖尿病和高血壓，那麼，我已經做到我所要做的。

前言

你準備好要來個全身的革新運動了嗎？

歡迎你選擇血糖解方十日斷糖排毒法！

在我的書《血糖解方》裡，分享了六週行動計畫，對於預防、改善、甚至逆轉糖尿病和前期糖尿病獲致成功的結果。成千上萬的人都驚嘆不已，因為他們解決了自己原本危及生命的血糖問題。同時，這個解方優化了他們的新陳代謝，讓他們輕鬆甩掉累積已久的腹部贅肉。

現在，我首度設計了一個迅速有效的計畫，能夠在短短的十天內，讓你擺脫四．五公斤以上的贅肉，並從根本上重新啟動你的身體系統。運用正確的方式配合攝食高能量的食物，將停止你習慣性的脂肪堆積荷爾蒙，減緩體重增加，並提高排毒功能。你會以驚人的速度輕鬆減重，並且不會復胖，這是一輩子都可以運用的妙方，帶你邁向最大可能的成功之路。

進行十天排毒飲食，不僅是要除掉身上過多的體重，而且是從各個層面改善身體的機會。你不僅僅是體重減輕了，同時還會發現，你的能量、睡眠和情緒都改善了。原本有的慢性疾病，例如關節疼痛、消化問題、自體免疫疾病、頭痛、記憶力問題，和腦霧、鼻竇、過敏問題，甚至青春痘、濕疹、牛皮癬等，都會減輕症狀或完全消失。你的性慾和性功能，甚至可能會因此而增強。

為什麼會這樣呢？因為**讓你生病的物質同時也會讓你變胖**，**能讓你變胖的物質也會使你生病**。我在這裡簡單解釋一下，健康是一種平衡狀態，而疾病是一種不平衡的狀態。當你開始發福，尤其是有危險的啤酒肚時，顯示你的生物機制失去平衡，進入不穩定且不健康的疾病範圍，這是你變胖的基本原因。

愈來愈多像我這樣的醫生都同意的一點是，大家對「疾病」本身的整個概念是錯誤的。我們只是在血液檢查時，達到某個程度的徵兆或數字顯現，就認為是生病了。舉例來說，如果血糖值是98mg/dl，這是正常的；但如果是101mg/dl，就有前期糖尿病。若血糖值是124mg/dl，就有前期糖尿病；但如果是127mg/dl，則有第二型糖尿病，這是荒謬可笑的，一點都不合理。其實，失衡狀態的發生是連續的，一個接一個，而且問題會愈來愈嚴重。許多人都會有共同的症狀和疾病，例如肥胖、糖尿病、高血壓、高膽固醇、關節炎、憂鬱症、胃食道逆流、大腸激躁症、自體免疫疾病、哮喘等等。

我自稱是個「會十八般武藝」的醫生，因為我會使出十八般武藝，來照顧我病人的各種病症。我經常發現，在治療這些病人時，他們的身體症狀與不適並非單獨發生的，其實都是相關的問題，根源於一些共同的病因，例如：他們所吃的東西、運動的多少、睡眠、人際關係，以及體內毒性的多寡。

在功能醫學裡，我們發現一切都是互相連接的，這就是所謂的系統醫學。你的身體是一個整體、相互依存的系統。這就是為什麼當你找到元凶之後，往往很多其他相關的病症也消失了，不用一個一個單獨去解決。

這種醫療強調的是「為什麼生病」，而不是「生了什麼病」，後者只在疾病症狀上著眼。這種醫療在乎的是你的整個身體系統，而非根據疾病在你體內的哪個部位。透過對這些病因的了解，我們清楚地發現一條通往健康的康莊大道。

接下來要告訴你，為什麼所有這一切都和體重息息相關？因為導致你生病的原因，也就是導致你體重增加、前期糖尿病和糖尿病的來源，都是相同的元凶。這些元凶包括發炎、荷爾蒙失調、毒素等等。但請記住，這些都是互相關聯的，所以你的體重超標問題，是許多相同病根的疾病的顯示。當你按照書中介紹的斷糖排毒法去做的時候，你會了解到自己吃東西、運動、放鬆及生活的習慣。並且知道自己可以為身體快速創造出一個療癒的環境，或者是一個充滿毒素的環境，全在於你自己，是為增加體重還是減輕體重所做的努力。

結論就是：如果你身體充滿毒素，它會使你生病和肥胖。這是為什麼我要你回答次頁的毒素測量問卷，在開始十日斷糖排毒法之前回答一次問卷，完成斷糖排毒法之後再做一次。它會讓你了解自身現有症狀的基線，看清楚身體是有毒素和發炎的。

除此之外，它還會幫你進行連接，了解身體系統相互間的聯繫，看看自己如何在短短十天內，可以大幅度減輕自己的問題和症狀。

那些進行了十日斷糖排毒法的人，他們的症狀減輕了六二%。想想看：在地球上沒有任何藥物可以在短短十天內減輕這些症狀。因此，當你療癒了整個身體系統，而非僅治療個別症狀，就能有令人驚訝的改善效果和減重。

你生病了嗎？毒素測量問卷

在進行斷糖排毒法「之前」，請依你過去三十天的健康狀況來回答下列的問卷調查。等到十日斷糖排毒法完成之後再做一次。

尤其重要的是，在開始斷糖排毒之前，你得花時間來完成這份調查，這樣才能在排毒之後有明確的比對。如果沒有這個對照的數字，你可能很難相信排毒前和排毒後有多麼大的不同。

分數

0＝從沒有或幾乎從來沒有症狀
1＝偶爾有，情況並不嚴重
2＝偶爾有，情況非常嚴重
3＝經常有，情況並不嚴重
4＝經常有，情況非常嚴重

消化道

______ 噁心或嘔吐
______ 腹瀉
______ 便祕
______ 臃腫的感覺
______ 打嗝或放屁
______ 胃灼熱
______ 腸、胃部疼痛
排毒前總分 __________
排毒後總分 __________

耳朵

______ 耳朵癢
______ 耳痛、耳部感染
______ 耳朵有膿液排出
______ 耳鳴、聽力下降
排毒前總分 __________
排毒後總分 __________

情緒

______ 情緒波動
______ 焦慮、恐懼，或緊張
______ 憤怒、煩躁，或侵略性
______ 憂鬱
排毒前總分 __________
排毒後總分 __________

精神／活動

______ 疲勞、無精打采
______ 對事沒興趣、懶洋洋
______ 過動
______ 坐立不安
排毒前總分 __________
排毒後總分 __________

眼睛

______ 有水樣分泌物或眼睛發癢
______ 腫脹、發紅，或眼皮黏
______ 眼袋或黑眼圈
______ 模糊或視野狹窄（不包括近視或遠視）
排毒前總分 __________
排毒後總分 __________

頭

______ 頭痛
______ 暈倒
______ 頭暈
______ 失眠
排毒前總分 __________
排毒後總分 __________

心臟

______ 心律不整或心跳過速
______ 心怦怦跳
______ 胸口痛
排毒前總分 __________
排毒後總分 __________

關節／肌肉

______ 關節痠痛或疼痛
______ 關節炎
______ 僵硬或活動不靈活
______ 肌肉痠痛或疼痛
______ 感覺虛弱或疲倦
排毒前總分 __________
排毒後總分 __________

肺

______ 胸悶
______ 哮喘、支氣管炎
______ 呼吸氣促
______ 呼吸困難
排毒前總分 __________
排毒後總分 __________

頭腦精神

______ 記憶力差
______ 混亂、理解力差
______ 注意力不集中
______ 身體不協調性
______ 猶豫不決
______ 口吃結巴
______ 說話不清楚
______ 學習障礙
排毒前總分 ____________
排毒後總分 ____________

口腔／喉嚨

______ 慢性咳嗽
______ 作嘔、需要常常清喉嚨
______ 咽喉腫痛、聲音嘶啞、失聲
______ 舌頭、牙齦、嘴唇腫脹或變色
______ 口腔潰瘍
排毒前總分 ____________
排毒後總分 ____________

鼻子

______ 鼻塞
______ 鼻竇問題
______ 花粉過敏
______ 鼻涕過多
______ 打噴嚏
排毒前總分 ____________
排毒後總分 ____________

皮膚

______ 青春痘
______ 蕁麻疹、紅疹、皮膚乾燥
______ 脫髮
______ 臉發紅或潮熱
______ 多汗
排毒前總分 ____________
排毒後總分 ____________

體重

______ 暴飲暴食／酗酒
______ 嗜吃某些食物
______ 過重
______ 飲食強迫症
______ 閉尿
______ 體重過輕
排毒前總分 ____________
排毒後總分 ____________

其他

______ 經常生病
______ 尿頻或尿急
______ 外陰瘙癢或分泌物過多
排毒前總分 ____________
排毒後總分 ____________

排毒前累計總分 ______________

排毒後累計總分 ______________

問卷數字表

最佳健康：小於10
輕度毒性：10-50
中等毒性：50-100
重度中毒：100 以上

為什麼要排毒？

如果你超重，很可能是有食物成癮（food addiction）的人。但我並沒有責怪你，你不是貪吃，也不是意志力薄弱，我也沒有任何關於你和食物之間的控訴。事實上，你的荷爾蒙、味蕾和大腦化學反應，已經被食品行業控制了。這不是個比喻，而是從生物學的角度來說。你正身陷、沉迷於地球上最糟、最致命的毒藥，就是糖和任何在你身體裡轉成糖的東西，這就是為什麼你需要排毒的原因。

一兆美元的食品行業體系是最大的毒販，就環繞在我們身邊，耗費大量人類的生命力與自然資本，導致每年數以千萬人死亡，並從全球經濟體系中吸取數兆美元。我知道這聽起來似乎很偏激、很誇張，但聽我把話說完。一旦你理解在食物成癮裡的運作遊戲，你將永遠不會再用和以前同樣的態度，去看思樂寶果汁、健怡可樂，以及各種加工過的點心、餅乾和蛋糕。

我們必須承認這種上癮，面對它，同時在個人層面和社會層面去解決它。我們需要一個廣泛的、涵蓋了在超市、餐館、學校，以及工作場所裡提供的各類食物的解決方案。我們需要好的解決辦法，由政策根源上來處理農業、食品銷售、各種飲食建議，以及醫生如何進行培訓診斷和治療病人。

但首先，你得先恢復自己的健康。我就是來幫你的。

為了擺脫這種上癮的本質和改造內在生物機制，你需要排毒，從沉迷在那些像毒藥一般的食品和飲料中解脫出來。我們現在知道，糖比酒精、古柯鹼、甚至海洛因，更具強大的癮頭，這是已經過科學證明的（如果你正在考慮改喝健怡汽水，請注意：人工甜味劑可能會比普通糖更容易上癮）。當我們在治療酗酒者或毒癮者時，我們從不說「克制」，但建議他們減少到只有一天一杯、或一天一條古柯鹼的量。我們知道，他們要完全清除在頭腦和身體裡作用強大的藥物，最好是經由一個精心設計的計畫，來支持他們的排毒過程。

這正是我們所要做的。在短短十天內，你在身體上和精神上，都會達到一種新層次的純淨度。你會很肯定地知道，自己可以重新獲得身體的控制權、感覺舒服自在，並且永遠地改變自己的一生。

但是，如果你嘗試這樣的斷糖排毒法只是為了瘦身，和展現新年新希望，沒關係，那也可以。我們都希望看起來體面一點！在十天排毒飲食中最神奇的是，你最終不只是看起來好極了，同時也感覺好極了，好得出乎你的預料之外。

不過，我要說明一點，血糖解方十日斷糖排毒法並不是靈丹妙藥，或花俏的瘦身計畫。這是一個全面的、以科學為基礎的方法，用來結束食物成癮症，並達成快速而安全的減重，以及長期的健康理想。這個排毒飲食計畫是為所有想要體驗「什麼是真正健康」的人而設計，對於大多數人來說，在短短十天內便會有所體悟。

我知道你也許不會相信這一切都是可能的，沒關係。你所要做的就是親身去嘗試，看看自己身體療癒的速度有多快，減輕多少體重。

許多我的病人告訴我：「海曼博士，我不知道我那時的感覺如此糟糕，直到我開始感覺這麼好。」進行完血糖解方十日斷糖排毒法之後，你可能也會說同樣的話。

如何使用本書

本書概要簡介：

在**第一單元**中，我將解釋食物成癮的本質，以及我們的生物機制如何被食品行業所挾持。我會幫你解決你的「肥胖思維」，清除那些讓你變胖和生病的迷思，幫你找到一條食物解放之路。

在**第二單元**中，我將解釋如何進行排毒飲食，包括你所要做的、你要吃什麼、誰會支持你、如何追蹤結果，以及如何擺脫那些有害的東西、加入健康的食材，不費力就能讓身體療癒和瘦身。

在**第三單元**中，我要帶領你做好前期的準備階段，在此期間，你需要完成六項簡單的事情：為廚房排毒、採買日用品、逐漸減少咖啡因、酒精和糖、調整自己的想法與目標、為自己做測量，並與血糖解方十日斷糖排毒法的線上社群連結，來獲得你所需要的支持。

在**第四單元**中，內容是逐步的、證實有效的計畫，十日斷糖排毒飲食裡每一天都為你做好規畫。還有每日作息時間表，其中，你會學到良好的日常作息，對於創造強大的恢復作用和瘦身有很大的幫助。每天都有一個獨特的關注焦點，並將你經歷的變化寫成日誌記錄下來。這些設計帶你深入排毒過程，並幫助你改變過去的壞習慣，養成終身成功的好習慣。

在**第五單元**中，你會學到如何溫和且安全地過渡到專屬於你個人的長期規畫中。

在**第六單元**中，我將解釋回饋的力量。每個人都是大環境的一部分，健康和肥胖危機影響到家庭、團體、國家、其他國家，甚至是地球。你會發現成為這個新的重拾健康運動的一分子，最直接受益的就是自己。這部分提供非常明確、有開創性的想法，讓我們一起重拾健康。

第七單元中，包含專為十天排毒飲食設計的膳食計畫和食譜。每天都有輕鬆易做又美味的食譜。有兩種方案可供你選擇：第一是基礎計畫，其特點是簡單容易，即使是廚房新手也沒問題。第二是探險計畫，專為那些有更多時間享受做飯的人而設計，可以嘗試一些新的口味和創意。另外，還有我的「烹飪基本知識」，超級簡單又美味，烹調各種蔬菜和蛋白質食物，讓你在趕時間時可以使用。

【專欄】線上血糖解方十日斷糖排毒法課程：大家一起來

大多數人都沒有注意到一個瘦身的祕密武器，如果你使用得當，可以幫助你擺脫贅肉，永遠遠離肥胖，那就是朋友！事實上，研究顯示，在瘦身過程中，人際聯繫比遺傳有更大的影響力。當大家聚集起來一起瘦身和重拾健康，不僅更有效果，也有更多的樂趣！瘦身就像是一項團隊運動。

這就是為什麼我在線上設立了一個十天排毒飲食的課程。在那裡，你可以找到排毒夥伴或加入排毒小組，相互支持，來歷經瘦身的過程。在下午三點的午茶時間你需要一個訊息，鼓勵你走過餅乾零食旁邊嗎？在互相支援中，你已經被涵括在內！再加上，從我的視頻中，你會發現必要的工具，來幫助你實現自動操作的過程：包括菜單、自動購買清單、互動追蹤工具、烹飪技巧和建議、訂購食材用品、日誌、自動提醒，甚至有應用程式，來幫助你的排毒持之以恆。

裡面有所有你需要的，讓你的排毒易於運用和分享。請到www.10daydetox.com/resources了解更多與報名。

資源和支持

每個人或多或少都需要支持和鼓勵，才能獲得成功。希望你在我們的線上社群、營養輔導和生活指導、線上十天排毒飲食課程中，取得所需要的各種支持。在課程裡，我將與你肩並肩、攜手同行，以視頻、日常網絡研討會、每日電子郵件、互動支持，以及各種祕訣幫助你。你甚至有機會參加社群小團體一起排毒。請到 www.10daydetox.com/resources 了解更多各種型態的支持和社群。

在 www.10daydetox.com/resources 你會發現更多的資訊，知道在哪裡可以找到正確的食物、個人專屬的追蹤工具、營養補充品、實驗室檢驗，以及更多其他訊息。希望能滿足你所需要的支持。請與之連結，好好享受，並茁壯地成長！

注意：你應該詢問醫生

如同之前我提過的，在你開始排毒之前，有一點請特別注意，這個排毒飲食效果非凡，你的血糖和血壓可能在短短幾天內大幅下降。如果你正在服用處方用藥（包括血壓藥或胰島素），你必須與你的醫生一起謹慎地監測自己的血壓和血糖，對用藥劑量做必要的調整，確定自己不會有問題。若是一星期中你的血糖或血壓稍微高了一點，幾乎是沒有任何危險（如果你的血糖是在３００mg/dl以下，血壓在１５０／１００以下），但血糖或血壓過於劇烈地下降可能會有生命危險，請特別小心。所以，請務必在開始這段旅程之前，與你的醫療人員達成共識。

▲ 第一單元

肥胖是我們的大問題

【第一章】

為什麼我們在瘦身戰役中失敗？

肥胖是我們的一個大問題。

美國是一個過胖的國家，我們無法解決肥胖的問題，而且是徹底失敗。將近七〇％的美國人超重。事實上，二分之一的美國人有我所說的糖胖症（disbesity）。糖胖症泛指血糖不平衡的整個過程，從輕度胰島素阻抗，到前期糖尿病，再到發展成熟的第二型糖尿病。最可怕的是，有九〇％的人從中受苦，但卻不知道自己得了這種病（要查明你是否得病，請回答下頁的小測驗）。

瘦子在目前社會是屬於少數民族，只占三〇％，其中約有四分之一是我所謂的泡芙人。這表示儘管他們體重沒有過重，甚至可能看起來瘦瘦的，他們卻是胖在身體裡，擁有前期糖尿病肥胖者的代謝特性：肌肉量少、發炎、高三酸甘油酯、好膽固醇過低、高血糖、高血壓。

為了幫助你明白為什麼這麼多人都在相同的健康問題中遭受痛苦，我要從體重問題和慢性疾病兩方面來解釋根本的原因。然後，我要告訴你如何戰勝命運，拿回對自己體重和健康的掌控權。

為什麼我們會失敗？

為什麼將近七〇％的美國人，和全球近十五億人體重超重？且到二〇一五年時預計為二十三億人過重。

【我有糖胖症嗎？】

在以下問題中，只要任何一題你回答「是」，你可能已經有糖胖症，或正朝著這個方向前進。	
你有糖尿病、心臟病，或肥胖的家族病史？	
你非白人血統（非洲、亞洲、美洲原住民、太平洋島民、西班牙、印度、中東）？	
你體重有超重嗎（BMI 超過 25）？請到 www.10daydetox.com/resources 根據體重和身高來計算你的 BMI。	
你有多餘的腹部脂肪嗎？如果是女性，腰圍大於 88.9 公分，或男性腰圍大於 101.6 公分。	
你渴望吃糖和精製的碳水化合物嗎？	
你在進行低脂飲食瘦身上有困難嗎？	
有醫生告訴你，你的血糖有點高（大於 100mg/dl），或者你已經被診斷有胰島素阻抗、前期糖尿病，或糖尿病嗎？	
你的三酸甘油酯過高（超過 100mg/dl）或好膽固醇太低（低高密度脂蛋白，低於 50mg/dl）？	
你有心臟病嗎？	
你有高血壓嗎？	
你很少活動嗎（少於每週四次，每次三十分鐘的運動）？	
你有不孕症、性慾低下，或是性功能障礙嗎？	
若是女性：你有妊娠糖尿病或多囊性卵巢症候群嗎？	
注意：在《血糖解方》的第 177 頁，你可以找到糖胖症測驗，告訴你是否有基本或晚期的糖胖症。或者到 www.10daydetox.com/resources 使用線上版本。	

為什麼這麼多人會吃自己知道沒有好處，還會導致發胖、慢性病症狀加重，或讓人感覺不舒服、臃腫和內疚的食物呢？

為什麼有人會選擇食用他們知道會破壞自己生活的食物呢？

答案很簡單，就是上癮了。美國、甚至全球，都是食物成癮者。食品產業綜合體讓我們迷上了經過層層處理的、美味的、讓人上癮的食物，它們在我們周圍川流不息，破壞我們大腦的化學物質、我們的腰圍，還有我們的健康。

證據在奶昔中被發現了

食物成癮症的科學證明比以往任何時候都要清楚。一篇強而有力的研究報告最近在《美國臨床營養學雜誌》（*American Journal of Clinical Nutrition*）發表，證明高糖、高血糖的食物會讓人上癮，就像古柯鹼和海洛因一樣。

哈佛大學的大衛·路德維格博士（Dr. David Ludwig）和他的同事們證明了，含有較多糖的食物（指那些會迅速提高血糖的食物），能觸發大腦裡的特別區域伏隔核（nucleus accumbens），也就是一般如賭博和吸毒成癮的源頭。這裡是大腦的愉悅中樞，被觸發時會讓我們感覺快樂，促使我們尋求更多那樣的感覺。

過去的研究已經顯示，大腦的這一區域在反應圖像，或在吃甜食、加工食品或垃圾食物時，如何被點亮。但多數這類研究用來進行比對的食物非常不同。如果你拿起司蛋糕和燙青菜來比較，愉悅中樞會被起司蛋糕點亮的可能性高於燙青菜，原因有很多，可能是起司蛋糕的味道比較好，或者它看起來比較吸引人。這是有趣的數據資料，但它還不是食物成癮的鐵證。

這項新的研究計畫是個艱難的工作，要證明吃糖上癮的生物機制，對研究的成果要有把握，以避免任何潛在的批評（一兆美元的食品行業免不了要雞飛狗跳，因為研究結果對他們的產品反映不佳），研究人員採用隨機的、雙盲交叉研究，是最嚴謹的研究設計。

研究人員找了十二名超重的人，年齡在十八和三十五歲之間，給每個人一杯低糖、低血糖指數（三七％）的奶昔。四小時後，測量他們控制上癮的腦內區域（伏隔核）的活動狀況，還有他們的血糖和飢餓程度。

在幾天後，這群同樣的受試者被找回參加測試，換用不同的奶昔。他們設計出和第一輪味道一模一樣、看起來也一模一樣，但成分不同的奶昔，會讓受試者的血糖迅速飆升。與第一輪奶昔相比，第二輪奶昔具有高糖、高血糖指數（八四％）。

這兩輪的奶昔不僅味道和質感相同，也有相同的卡路里、蛋白質、脂肪和碳水化合物。受試者並不知道他們吃的是哪一種奶昔，他們的嘴巴也無法分辨出來是哪一種，但是根據研究結果顯示，他們的大腦可以分辨得出來。

受試者在喝了每一輪奶昔四小時之後，接受腦部掃描和血液測試，檢驗血糖和胰島素。毫無例外的，他們都有著同樣的反應：喝高糖、高血糖指數的那一輪奶昔，會讓他們血糖和胰島素大幅上升，並且產生更多飢餓感和渴望吃東西。

這樣的研究結果並不讓人感到意外，實際上許多過去的研究也曾經如此顯示。但其中的突破關鍵是：當喝過高血糖的奶昔後，腦中的伏隔核就像聖誕樹一樣被點亮了。相對地，如果喝的是低血糖奶昔，腦中的伏隔核卻沒有類似的反應。這個模式發生在每一個受試者身上，具有重要的統計學意義。

這項研究證明了兩件事情。首先，即使蛋白質、脂肪、碳水化合物（和味道）是完全相同的，身體對不同的卡路里反應截然不同。第二，**讓血糖大幅提升的食物在生物運作上具有成癮性**。

所以，一點都沒錯，食物成癮症確實是真的。不僅是真的，它還是許多人過重和生病的元凶。他們被困在嗜吃的惡性循環中。他們吃甜食導致血糖飆高，點亮大腦中的愉悅中樞，這會讓他們不斷地想吃東西，驅使他們尋找更多能給自己類似快感的食物，讓自己更「愉悅」。對於這種尋求快感的天生反應，他們無力抵抗。難怪這麼多的人感覺被困住了！

你沉迷於食物嗎？

我同事凱利．布勞內爾博士（Kelly Broenrll, PhD），在耶魯大學的食品政策和肥胖研究中心（Yale's Rudd Center for Food Policy and Obesity）設計了一個科學證實有效的食物問卷，用來幫助你確定自己是否是一個食物成癮者。這裡有某些線索，提示你可能沉迷於糖、麵粉和加工食品。這些感覺和行為愈強烈或愈頻繁出現，表示你愈沉迷於食物：

1. 即使你不感到飢餓，還是把某些食物吃光光，因為很想吃。
2. 戒除某些食物會讓你擔心。
3. 暴飲暴食讓你感覺遲鈍或疲勞。
4. 在大吃某些食物後，你要花時間來處理負面情緒，而非用在與家人、朋友、工作或娛樂等活動上。
5. 當你戒除某些食物，你有斷癮症狀，如激動和焦慮（不包括含咖啡因的飲料，如咖啡、茶、能量飲料在內）。

6. 關於食物和吃的行為，會造成自己明顯的苦惱。
7. 食物和吃相關的問題會降低你有效運作的能力（如日常作息、工作／學校、社會和家庭活動、健康問題），但你繼續吃你的，不管這些負面的結果。
8. 你需要吃更多食物讓自己感覺愉快，或用吃東西來減少負面情緒。

如果你有這些行為，不用擔心，你並不孤單。世界上有數以百萬計的人都陷入食物成癮症的陷阱中。在本書裡，你會發現一條康莊大道，引導你走出生化監禁的牢獄，進入飲食自主的天空。

我們是如何走到這個地步的？

各國政府、聯合國、美國醫學研究所和世界衛生組織，都在努力解決肥胖這個大問題，占了高達八〇%的醫療費用，未來二十年內，全世界將支出四十七兆美元。美國國家衛生研究所每年花費八億美元試圖找到肥胖的「病根」。然而，儘管如此關注，我們仍然失敗了。

原因是多方面的，而且往外指責比較容易。大型食品公司把過失歸咎於缺乏運動和久坐不動的生活方式。家長責怪學校，學校怪家長。政府不能責怪任何人，因為害怕失去競選基金。

食品行業要大家相信肥胖是個人選擇的結果。言外之意是：人會肥胖是因為他們懶惰和貪吃，而非因為他們的生物機制已經被巧妙地欺騙，才會嗜吃這些行業的產品。那些接受食品行業報酬的專家聲稱，如果大家都盡更多的個人責任，我們可以解決這個問題。他們說：沒有好的或壞的食物，重點在於要自我節制。並且，理所當然的，我們應該多做一些運動。他們沒有說明的是，若要消耗掉一瓶五六〇c.c.汽水的熱量，你必須走至少七公里的路。若要消耗掉僅僅是一份超大分量速食的熱量，你就必須每天跑至少六公里的路，跑上一個星期才行。拜速食工業製造成癮的才能之賜，一旦你吃了一頓超大分量速食，你很快會想再吃一份。

的確，往外指責不一定能解決問題。但我認為要明白一點，這對我們大家都很重要，就是體重和健康問題真正應該歸咎的對象，大部分是在源頭製造讓人高度上癮食物的食品公司，小部分在於個人不知不覺中沉迷於加工食品。

大型食品公司如同毒販

在過去幾十年裡，已經出現了一種前所未有的新型行業，就是所謂的「食品科學家」，他們的工作是創造讓人上癮、超級美味的加工垃圾食品，以確保他們的雇主（大型食品公司）獲得最大的市場占有率。

食品科學家聚焦於創造出最能引發大腦裡上癮獎賞通道「幸福點」的食物，讓你不斷回來買更多的食物。他們用化學方法誇大某些味道，同時抑制其他味道，改變脂肪的化學結構，以提升「口感」。他們的目標是：創造一種令人陶醉的味道，具有無限的吸引力，讓你無論吃多少，永遠覺得不夠。

如果食品行業是在認真改進他們的配方時，碰巧製造出能讓人上癮的產品，我們可以理解，並希望他們改正自己的錯誤。但這些讓人上癮的食物是故意設計出來的，並非偶然發生。

大型食品公司花費數百萬美元在食品科學上，雇用「嗜吃專家」，以確保顧客被他們狡猾設計出的毒物食品吸引，這些全都以糖、脂肪和鹽為媒介，巧妙地偽裝隱藏起來。就像把海洛因當棒棒糖一樣。

你可能會認為我太偏激，誇大其實。但在普立茲獎得主，調查報導記者邁可・摩斯（Michael Moss）的著作《糖、脂肪、鹽》（*Salt Sugar Fat*）中，就揭開了大型食品公司的面紗。他謹慎地研究公司的機密文件，用第一手資料揭發大型食品公司如何策略性地改變食物供應，對我們造成危害。摩斯將此歸罪於幾乎所有大型食品公司裡的大品牌，以及這些大機構的產品，包括卡夫（Kraft）、可口可樂、Lunchables、家樂氏（Kellogg）、雀巢（Nestlé）、奧利奧（Oreo）、嘉吉（Cargill）和卡普里太陽（Capri Sun）（約十二家公司控制了幾乎所有的一兆美元的食品產業。令人害怕的是，他們現在也買下了大部分自然和有機食品公司）。

大型食品公司行銷食物產品就像大型菸草公司行銷香菸一樣，用低焦油和尼古丁誘惑顧客，讓香菸感覺起來「更健康」。他們可能會在食品上標註低脂或低鹽，但一點也不健康，大部分還是有資格做為科學怪食物，不要被愚弄了。即使一份普格（Prego）番茄醬都含有兩茶匙的糖，比吃兩個以上的奧利奧餅乾還多。

龍頭食品企業瞄準小孩當目標，孩子分不清電視廣告和正常節目的區別，要到他們大約八歲才能分清。兩歲左右的小孩還在學習說話，在超市往往可以看到小孩哭著要買在電視廣告上看到的某個品牌。這是可怕的，因為大多數推銷給孩子的早餐麥片，即使標示「全麥」，但四分之三的成分卻是糖。它其實不是早餐，而是甜點！麥片生產商只是在政府建議多吃全麥食品時，增加了「全麥食品」的標示。好的行銷並不會讓壞的食品變好，它仍然是披著羊皮的狼。這些食品故意創造吃的渴望和食物的癮頭。業內人士甚至指那些買了大量產品的顧客為重度用戶，他們知道自己的產品會讓人難以自拔。現在你也知道了吧。

承擔個人責任是宣傳手段

政府和食品工業的口頭禪是，人們應該少吃一點、選擇「平衡的飲食」，並且要多運動。那麼，對你成效如何，有用嗎？

食物成癮症是一種生化反應問題，而不是情緒問題。看到一個又一個的病人譴責自己的體重問題和糖胖症，讓我怒不可遏。是的，我們可以選擇，個人主控權和責任感也很重要，但這是不夠的，如果我們被糖和加工食品的毒性影響，會被困在對食品的麻木不覺之中而難以自拔。

沒有人選擇肥胖。但是，如果你在無法認識蔬菜的環境中長大，因為你從來沒有吃過它們；如果你的學校只有提供油炸食物，或是自動販賣機裡一盒或一罐的食品，裡面陳列的都是甜的運動飲料、果汁、汽水；或者你被林立的便利商店包圍，在你每天回家的路上，很容易就可買到二〇〇〇c.c.的重量杯。你被養成這樣的習慣和味蕾，這一點也不奇怪。

如果在你周圍，幾乎所有連鎖餐廳端上的食物都含有大量的糖、脂肪和鹽；如果公司的員工餐廳是一個充滿毒性的食物倉庫，想保持健康？祝你好運。如果，不讓你知道優格中含有比可樂更多的糖，燒烤醬的主要成分是高果糖玉米糖漿，食品工業怎能將矛頭指向你不負個人責任？

對流行，同儕壓力很強大，大型食品公司知道這一點。大型食品公司捕捉人們喜歡新潮的飲料和食物的那種欲望，並用來操縱，釣顧客上鉤。還記得可口可樂的經典廣告「我想請全世界喝一瓶可樂」？讓全世界的人上鉤！現在，只有北韓和古巴這兩個國家沒有可樂。大型食品公司的任務達成了！

我找到一個將近六十年前的七喜汽水廣告，裡面有一名嬰兒被餵食汽水。廣告得意自誇，但是他們最年輕的顧客——這個十一個月大的嬰兒一點都不。廣告上秀出快樂的嬰兒臉，有著以下的旁白：

七喜汽水如此純淨，如此有益健康，你甚至可以把它餵給嬰兒，他們會很喜歡。順便說一句，媽媽們，當孩子成長到學步年齡——如果想哄他們喝牛奶，試試這個：用等量的七喜添加到他們的牛奶中，輕輕地將七喜倒入牛奶就可以了。這是一個有益健康的組合，很有用的！

「有益健康的組合」？他們是跟誰在開玩笑？

在現今，這些宣傳訊息比以前要來得更微妙，但很明顯，有著同樣強大的影響力。我記得在急診中心當住院醫師時，一名預約掛號的女人走進來，帶著她七個月大在嬰兒車裡的孩子。我看到寶寶正吸著奶瓶，裡面是一種棕色液體。我問媽媽那是什麼，她回答說：「可樂。」我問：「為什麼你餵寶寶可樂?!」她說：「因為他喜歡啊！」

當然他會喜歡！在生物機制設定下，他就是會喜歡糖，並且已經上癮了，在七個月大的時候。

當糖和垃圾食物幾乎充斥著美國的每一所學校，與附近的便利商店裡，兒童肥胖率在過去的幾十年增至三倍，七歲的孩子就得了第二型糖尿病。我們真的可以歸咎於孩子嗎？

如果用會上癮的食物餵養嬰兒、幼童和青春期的孩子，他們長大會繼續成為肥胖的青少年和成人，並不斷沉迷於這些會讓人上癮的食物中，這怎麼能責怪他們缺乏「個人責任」呢？在我們的環境中有六十萬種加工食品，其中八〇%含有添加糖。在食品行業影響他們的味覺和他們此生選擇食物的預設之前，大多數人很少有機會做健康的選擇，或是了解健康的選擇。

然而，食品行業和政府仍然愛談個人責任的話題，它可以讓食品行業沒有限制地推動這些令人上癮的產品，讓政府可以避免任何社會改造上的政治風險。但是，當企業從吸引更多顧客消費他們的產品上獲得利潤（這些產品是為了點亮大腦原生的獎賞中心而特意設計的），且這些產品已經被科學證明會導致肥胖、心臟病、糖尿病和癌症，這就出大問題了。

當政府政策和農業補助自一九七〇年代起在食物系統中，讓每人每天額外多出七百卡路里（大部分是以高果糖玉米糖漿的形式，從玉米和反式脂肪來的），這就出大問題了。

當政府食物券計畫（或稱補充營養援助計畫〔Supplemental Nutrition Assistance Program, SNAP〕）每年支付四十億給窮人在汽水的費用上（每天二千九百萬份，或每年一百億份），然後政府還必須出錢付醫療補助和醫療保險在肥胖、心臟病、糖尿病和癌症等由汽水造成的疾病，這就出大問題了。

泰勒絲（Taylor Swift）推銷健怡可樂，而柯比．布萊恩（Kobe Bryant）推銷開特力運動飲料。設想，如果名人擔任上億廣告裡的主角，用更好的、更快樂的生活做承諾，讓孩子們嘗試古柯鹼或海洛因，那會怎樣？我們都將被激怒。但是，這就是現今在美國發生的事，發生在令人上癮的食物和飲料上，而世界各地也有愈來愈多的類似情況發生。

我們需要一個全面的社會和政治改造，讓政府、食品行業及農業負責任，從而大規模改變政策和行為。我們必須朝這個目標前進，我提出很多可行的方案，在我的書《血糖解方》裡「重拾健康計畫」中，在這本書的第六單元中也有。

但與此同時，我們已等不及食品公司採取行動去違背他們的自身利益，等不及政府管理食品行業規範讓人上癮的食物、和狡猾卑劣的行銷策略。我們等不及要從食物成癮的監獄中脫困而出。

是的，食品行業已經挾持了我們的味蕾、我們的大腦化學反應和我們的生物機制，但我會告訴你突破的關鍵，從嗜吃和破壞生命的食物成癮中解放出來，讓你自由自在。就把它看成是一個海豹突擊隊，為自己的健康執行恢復任務。

然而，在我們執行這個任務之前，希望你能真正了解食物成癮這門學科。我想讓你準確地知道，你的生物機制是如何受到影響。你可能會大為吃驚！在你行動前請閱讀這些章節。從你的嗜吃如何以化學的方式被誘發出來，以及掙脫束縛有多容易，這兩方面來說，你愈了解生物機制如何發揮作用，愈能從中脫離出來。你不僅會明白，為什麼這個斷糖排毒法能產生神奇的效果，同時確保你永遠不會再墮入食品行業的操控中。

甚至，我將提出充分證據，告訴你肥胖不是你的錯，並讓你清楚看到且坦承在面對嗜吃上，你是無能為力的，這是十二步計畫的第一步。我們必須從那裡開始，然後我們就可以逐漸恢復健康。

【經驗分享】

我以前一直很討厭節食，一天中時時刻刻我都想著食物。我看著苗條的人如何與食物互動，但我做不到。直到現在，我才能夠真正應用到自己的生活中。現在，我在餓的時候才吃。我知道什麼是對自己好的食物，知道吃正確的食物，當我吃飽後，就不吃了。這就是沒有體重問題的人過的日子。我不再被「我應該吃這個嗎？我可以吃那個嗎？」等等的問題消耗自己的能量。

現在我可以想除了食物以外生活中的其他事情。我喜歡美食，但我不願意因此而消耗自己的能量。這對我來說是生活。變胖不是沒有原因和過程的。我有很多的時間會去想什麼可行、什麼不可行，但是這個排毒飲食對我來說似乎不一樣，因為它讓我解放。在我們的社會中，人在很多方面是食物的奴隸，這太可怕了。這個排毒飲食讓人如釋重負，讓我看到我們真的能擺脫那種控制。

——傑基・伍茲

食物成癮這門學科

在前文，我提到過凱利・布勞內爾博士，耶魯大學食品政策和肥胖研究中心的前主任。布勞內爾博士最近送我一本他的新教科書，《食品和成癮，綜合手冊》（*Food and Addiction, A Comprehensive Handbook*）。這是第一次，有書匯集了所有最新研究，全面介紹為什麼食物成癮是肥胖和相關疾病的主要驅動力量。

我想與大家分享一些布勞內爾博士最驚人的發現，分成兩部分來說：食物成癮如何影響我們的行為，以及它如何影響我們的生物機制。

食物成癮和行為（或為什麼「你不能只吃一個」）

【經驗分享】

我以前是個對糖和碳水化合物上癮的人。我不能一天不吃甜的東西。就像一個吸血鬼……我必須吃！我有覺察到這點。但儘管如此，如果我能幾天不吃糖，也許可以克服這點。

我開始進行十天斷糖排毒飲食，我驚訝的是，我並不會想吃糖。排毒飲食所設計的方式讓我沒有感到任何飢餓或焦慮。我很平靜，食物也不錯，我一點都不懷念以前吃的那些不好的東西。

每一天，我跟著膳食計畫走，我覺得愈來愈能控制……我以前對食物是無法控制的。之前，我一直以為，「我知道吃這個食物對我不好，我知道不應該吃它，但我不能不吃它。」我就是停不下來。我那時不明白，食物確實已經控制了我，而我僅存的意志力也是不夠的。我當時不知道自己對加工食品的上癮如此根深柢固。沒錯，就像廣告裡的臺詞一樣：你不能只吃一個！你坐在那裡吃著，知道自己不應該吃，但就是停不下來。我當時注意到了，覺得自己被食物所控制，而那是一個巨大的轉變。

——傑基．伍茲

就像任何其他會成癮的藥物一樣，糖和加工食品會短暫讓你興奮，然後暴跌，導向虐待自己的惡性循環中。根據研究顯示，食物成癮者和酒鬼或古柯鹼吸毒者沒有兩樣。他們的生活會愈來愈失控。由於健康狀況惡化，他們會發胖、患關節炎、行動困難，甚至連穿鞋都不容易，最終會得高血壓、糖尿病、心臟病發作、中風，甚至老年失智症和憂鬱症。

失調的飲食行為影響工作、學校和家庭活動。想想看：如果你心裡一直想著要襲擊同事的零食，幾乎不可能專注於工作上；如果你的大腦一直吵著想再弄幾塊薯片和沾醬，你也很難在假日家庭聚會中好好享受。

儘管想改變或停止這種情況，且即使會傷害自己和自己所愛的人的情緒或身體，食物成癮是無法抗拒的。他們隱藏自己的上癮，一面擔心萬一吃不到怎麼辦，在羞恥、尷尬和否認的背景下生活著，在黑暗的夜裡吃下整塊的蛋糕。他們說：「就像有人接管我的身體似的，我不能停止吃東西。把我關起來吧！我不能一直這樣下去。」

在本質上是這樣的：是你的生物機制在控制自己的行為，而不是反其道而行。是的，如果你故意吃三包奇寶巧克力餅乾（Chips Ahoy），你的生物機制會改變。但對於大多數人來說，大部分時間是我們的生化作用在支配我們的行為。

我們自動的行為是由原始腦控制的，這套神經系統和恐龍與其他爬行動物一樣。這些自動行為包括飲食、攻擊或逃跑的本能生理反應，還有繁殖。這就解釋了為什麼在飲食和人際關係有這麼多的麻煩！原始腦的機制就是讓我們避免痛苦（危險）並尋求快樂（食物營養和安全）以生存下來。一旦我們生命有了挫折，這部分的大腦就處在高度戒備中，讓我們提高警覺，並保護自己以免未來受威脅。這種機制是如此強大，它甚至可以引發全面性的創傷後壓力症候群。

當我們的大腦被糖轟炸，就是被一個強有力的快感誘導，然後就沉迷在那種快樂中。意志力和有意識的選擇都敵不過這些強大的、為求生存的原始驅動力。

食物成癮和生物機制（又名停止自責！）

二〇〇九年的一項研究讓事情變得愈來愈有趣了。塞爾・艾哈邁德博士（Dr. Serge H. Ahmed）發表在《食物和成癮》（*Food and Addiciton*）期刊中的研究報告〈糖和古柯鹼一樣容易上癮嗎?〉（Is Suger as Addictive as Cocaine?），證明了**糖比古柯鹼更容易上癮，上癮率高達八倍**。當我第一次讀到這篇文章時，我很難相信這些內容。但這個精心設計的研究發現，若以靜脈注射實驗鼠古柯鹼或糖（以人造糖水的形式），這些實驗鼠總是去選糖。甚至連以前古柯鹼成癮的老鼠也換到糖水這邊；即使古柯鹼靜脈注射的劑量愈來愈高，就在快要發作時，牠們還是走到甜水旁邊。

想想看，老鼠比較喜歡被注射健怡可樂，超過古柯鹼。甜的東西（這個研究是用人工甜味劑）比海洛因有更強的吸引力（海洛因比古柯鹼更會上癮）。其他許多研究比較蔗糖和古柯鹼，也發現了同樣的結果。其中包括康乃狄克學院的一項研究，發現老鼠在餵食奧利奧餅乾之後，牠們的大腦愉悅中樞比那些注射古柯鹼和嗎啡的活動更顯著。的確，這是在動物身上做的研究，而老鼠和人類是不同的，但相同類型的結果在人體研究中已經被發現。

正如我剛才解釋的，我們天生會尋求快感和獎賞，這是一種生存機制。只要我們有任何機會吃到超級美味的甜食或高脂肪食物，我們總是被設定好會吃很多，並儲備這些多餘的熱量為腹部脂肪，用來因應未來可能面臨的糧食不足時期。這是你的身體應該做的，但問題是，食物缺乏期從來沒有到來。糖胖症迅速的發展，其實只是對異常環境的正常生物反應，但原本是古代狩獵採集者用來自救的功能，在現代可能會殺了自己。

你可能很好奇，為什麼沒有一個內建的控制機制來告訴大腦，自己已經有了足夠的食物。其實有。有一種由你的脂肪細胞產生的荷爾蒙——瘦體素，就會讓你的身體自然踩煞車，告訴自己不餓了。不幸的是，對很多人來說，這條自然的煞車線已被動過手腳。

當生物機制被糖和加工食品破壞時，兩件糟糕的事情會發生。首先，你的身體會有胰島素阻抗現象，所以必須生產更多的胰島素，來保持血糖維持正常。胰島素是一種功能強大的脂肪儲存荷爾蒙，鼓勵你的身體堆積危險的腹部脂肪。

其次，你變得對瘦體素也有阻抗現象。這意謂著，無論身體製造多少這種絕妙的抑制食欲的荷爾蒙，你的大腦都無法讀取這些訊號，就像麻木了一樣。但等等……事情還會變得更糟。

所有在糖和果糖消耗過程中產生的高量胰島素，會阻塞大腦中的瘦體素訊號，即使在吃過一個巨無霸漢堡、薯條和一大杯汽水之後，你的身體還是會覺得餓。你有沒有想過，在大吃一頓後為什麼還會感到餓？這就是胰島素激增和瘦體素阻抗現象。這就是糖和垃圾食品劫持你大腦化學反應和新陳代謝的方式。

不幸的是，故事還沒結束。果糖（主要來自高果糖玉米糖漿）會直接被你的腸道吸收，不用經過葡萄糖正常處理的過程就進入肝臟。胰島素幫助葡萄糖進入細胞，但果糖是直接進入肝臟。這啟動了脂肪生成的機制，把糖直接轉化為脂肪。想想脂肪肝，想想鵝肝醬，但這不是發生在一隻鵝上，而是在你身上。

脂肪肝就是肝臟發炎，反而會造成更多的胰島素阻抗。因為你的細胞會變得對胰島素沒有反應，但你的身體還是拚命想要讓糖進入細胞，然後就產生更多的胰島素，製造更多的腹部脂肪和發炎。這是大多數心臟病發作、中風、許多癌症，甚至老年失智症的原因。事實上，胰島素阻抗是導致衰老的原因。

愉悅中樞：糖的力量

熱量每克都不同的，糖的熱量和其他從蛋白質、脂肪，或澱粉含量低的蔬菜等來的熱量就不同。正如你看到的，它打亂你所有正常的食欲控制。所以，你吃得愈來愈多，驅使你的新陳代謝轉化成致命的腹部脂肪。毫無疑問的，從各種定義上來說：糖是一種毒素。偉大的醫學哲學家帕拉塞爾蘇斯（Paracelsus）說：「只要劑量足，萬物皆有毒。」在美國，我們都食用過多的糖，平均每人每天二十二茶匙的糖。

還記得那個奶昔研究嗎？糖會點亮大腦的愉悅中樞釋放多巴胺這種「感覺幸福」的化學物質。它和大腦處理古柯鹼或海洛因的部分相同，但糟糕得多。就算研究人員用電直接刺激老鼠大腦的獎賞中樞，它們還是比不上糖水。古柯鹼點亮大腦的只是其中的一部分，而糖所點亮的就像國慶日的煙火一樣！

在人類大腦成像研究中也發現同樣的事。吃垃圾食物和加工食品，甚至只是看到圖片，都會點亮大腦，就像海洛因一樣。有人說，只是看一眼甜甜圈就變胖了。事實上這可能是對的，因為即使只是想起甜的東西，身體也會分泌胰島素去回應。

且若繼續「使用」糖和加工食品，你的多巴胺接收器數量減少，這表示需要更多會成癮的東

【專欄】高果糖玉米糖漿是特殊問題

羅伯．魯斯提博士（Dr. Robert Lustig）在他的書《雜食者的詛咒》（*Fat Chance*）中，稱果糖為「毒素」，因為它在本質上和其他糖類不同。天然的果糖存在於水果裡，和纖維以及其他營養物質在一起，同時沒有吃過量時，它是很好的東西。但是，若將果糖從玉米中萃取出來，配成果糖含量占七五－五五%的高果糖玉米糖漿（砂糖果糖和葡萄糖是五〇／五〇），把它摻進汽水裡，你就慘了，那就是肥胖來源在你體內肆行。

大部分汽水中的高果糖玉米糖漿（ＨＦＣＳ）比普通糖更糟，即使玉米加工協會花了數百萬美元的廣告宣傳，改高果糖玉米糖漿的名字為「玉米糖」。這種果糖無法和普通糖一樣提供身體訊息以控制食欲，反而使上癮變得更糟糕。實際上，它會讓控制食欲的荷爾蒙阻塞，特別是瘦體素，瘦體素是告訴大腦自己已經飽了的荷爾蒙。所以，你繼續吃、吃，一直想要吃，即使你已經淹沒在卡路里中，你的身體還是會認為自己在挨餓。高果糖玉米糖漿在我們的日常飲食中，是熱量的首要來源。還有一個額外的「紅利」，高果糖玉米糖漿往往含有汞，是在加工過程中產生的副產品。

加州大學柏克萊分校生物化學與分子生物學的名譽教授布魯斯．埃姆斯博士（Dr. Bruce Ames）新的研究顯示，在高果糖玉米糖漿中的果糖會導致腸漏症。人體內有種像小樂高玩具一樣的連接物，將腸道內膜的細胞緊密連接在一起。這些連接物需要能量才能黏在一起。高果糖玉米糖漿需要比普通糖更多的能量才能被人體吸收，這會耗盡了腸道內膜的能量，因此這些連接物會變弱。食物中的蛋白質和細菌毒素，就經由腸壁「滲漏」到血液中，從而導致免疫系統啟動，讓身體腫脹發炎。這種發炎現象反過來，會導致更嚴重的胰島素阻抗、體重增加和糖尿病。

所以你看，高果糖玉米糖漿和普通的糖並不一樣。它對身體產生的危險，會引起更多的炎症、更多的肥胖和糖尿病，以及更多的上癮。

西，來產生同量的快感。這種動態變化就叫耐受性。這解釋了為什麼像我一樣很少喝酒的人，來一杯酒就不勝酒力，而酒量大的人可能需要喝五分之一瓶伏特加才會微醺。

若沒有適當的支持，當食物成癮者嘗試要「跳槽」時，他們會有長達七天的斷癮症狀，包括噁心、頭痛、顫抖、無所適從、疲倦、嗜吃、急躁、睡眠不安，和做噩夢（不用擔心，只要你遵循十天斷糖排毒飲食，這些症狀會輕很多、少很多）。

對於許多人來說，即使用胃繞道手術也不能克服這種癮頭。我的一名病人經由胃繞道手術減了約九十一公斤，但之後他不停地吃M＆M巧克力，結果又回到原來的體重。在很多時候，胃繞道手術失敗，是因為它沒有解決食物成癮的潛在生物機制。

液態糖（又名致命液體）的熱量：為何與普通糖不同

還記得老鼠的研究嗎？它告訴我們，含糖的水（無論是加高果糖玉米糖漿或人工甜味劑）比古柯鹼更容易上癮八倍，甚至比垃圾食品、速食，或麵包、麵條和玉米片等加工的碳水化合物還高。甜飲料有超級讓人會上癮的性質。雖然普通的含糖或澱粉類食物會造成嗜吃和上癮，但液體飲料所造成的破壞甚至更嚴重。

隱藏在甜飲料裡的這些空熱量（empty calories）讓人很容易忽略。喝飲料不會填飽你，這就是為什麼，如果喝了加糖和人工甜味劑的飲料，在一天中你會吃進更多的總熱量。你很容易想都沒想就吃喝了，這稱為被動型吃喝。畢竟只是飲料，但飲料喝得很快，並且會從你的飲食中排擠真正的食物。此外，人工含糖飲料會提升你對食物的渴望，促使你在一整天裡吃更多的食物。

液態糖被吸收得非常快，從而拉高了血糖和胰島素，並且讓果糖進到肝臟，大量的果糖會導致體重增加，以及更多對食物的渴望。當胰島素激增和血糖下降時，身體會認為這是一個危及生命的緊急情況，所以會驅使你去尋找下一個能撫慰人心的甜點。

我們不只要擔心汽水，同時還要擔心運動飲料、甜茶和咖啡、能量飲料、果汁飲料，和數以百計的其他含糖飲料。而每盎司橙汁相較於可樂含有更多的糖。如果你喝了這些高含糖量的飲料，你的味蕾就會習慣這樣的高甜度，而其他真正的、完整的食物，像蔬菜或水果等吃起來就會覺得清淡乏味。

美國有九〇％的兒童和五〇％的人口每天喝一次汽水。全世界各地每天要消耗十億罐可樂。在一個相關研究的評論中，科學家發現，肥胖的首要原因是喝含糖飲料。小孩每天喝一罐汽水會導致肥胖的機率高達六〇％。另一個涵蓋九萬多名婦女的研究中發現，每天喝一次汽水會增加患糖尿病的風險高達八二％。

紐西蘭一名有八個小孩的年輕女人，因為有喝可樂的壞習慣，最後被可樂害死。她每天喝至少八．三公升，也就是九百克糖和九百毫克的咖啡因。屍檢報告顯示她死於可樂導致的脂肪肝和心臟損傷。雖然美國飲料協會希望我們別這麼想，但含糖飲料確實是導致肥胖的元凶。

想想看，我們有一五％的卡路里來自含糖飲料，把這部分去除掉是很簡單的，這能大大改善你的健康。我的一個病人減掉三十四公斤，就只是因為他開始意識到含糖飲料的嚴重性，並且不再喝含糖飲料。

為什麼不換用人工甜味劑？

喝健怡汽水和無糖飲料會讓人發胖，並導致第二型糖尿病。

等等……喝健怡汽水讓人發胖？真的嗎？這是怎樣發生的？

如果瘦身的重點只是關於熱量，那麼喝無糖飲料似乎是個不錯的點子。可口可樂公司肯定想讓大家相信是這樣，它的廣告強調努力與肥胖戰鬥（同時其他大食品公司推銷無糖飲料也用同樣的宣傳）。可口可樂自豪地宣傳，它的無糖飲料只有180低熱量或無熱量，這個宣傳已經讓學校中九〇％的含糖飲料銷售量減少。

那是一件好事嗎？我可不這麼認為。事實上，喝健怡汽水比普通汽水可能更糟。一項研究長達十四年、六萬六千一百一十八名女性參與，發表在《美國臨床營養學期刊》（*American Journal of Clinical Nutrition*）的報告（同時前後有許多研究也都支持同意），發現了一些可怕的事實，應該會讓所有人下定決心不喝無糖飲料：

- 喝健怡汽水比普通汽水更會提高患糖尿病的風險。
- 婦女每週喝一罐三三〇c.c.健怡汽水會增加得第二型糖尿病三三％的風險，而女性每週喝一罐五六〇c.c.健怡汽水會增加得第二型糖尿病六六％的風險。
- 婦女嗜喝健怡汽水的程度會比喝含糖汽水多兩倍，因為人工甜味劑比普通糖更容易上癮。
- 喝健怡汽水的人，平均每天喝三罐無糖飲料。

請容我在此多陳述幾個人工甜味劑的罪惡，以防萬一你還不相信：

- 人工甜味劑比普通糖甜幾百到幾千倍，刺激我們偏好甜味的基因，超過其他任何物質。
- 人工甜味劑會愚弄新陳代謝系統，讓它以為糖已經在路上了。這導致身體大量生產胰島素，也就是讓脂肪儲存的荷爾蒙，從而堆積更多的腹部脂肪。

- 人工甜味劑會混淆並且減慢新陳代謝，讓你每天消耗的熱量較少。它們會讓你感到更餓，會更渴望吃更多糖和澱粉的碳水化合物，例如麵包和麵食等。
- 在動物實驗中，用人工甜味劑餵食的實驗鼠會吃更多的食物，即使牠們比餵食普通糖的老鼠吃的卡路里更少，牠們的新陳代謝變慢，並在短短的兩星期內，增加了十四%的身體脂肪。

天下沒有白吃的午餐，健怡飲料並不是含糖飲料好的替代品。它們讓你上癮，增加你嗜吃的渴望，讓你體重上升，得第二型糖尿病。

出路

生物學成癮的證據多得不勝枚舉。你也許會說：「不，我不會那樣……我可以控制自己的飲食。我可以吃一點糖或餅乾。這對我的生活沒有那麼大的影響。」

這就是所謂的否認。食物成癮症所影響的，不僅是少數幾個大胖子。它影響到幾乎所有超重的人，以及那些一直掙扎著要控制自己飲食行為、嗜吃和想控制食欲的人。《精神疾病診斷與統計手冊》（DSM-V）對於藥物濫用的診斷標準，和食物成癮症的行為特徵正好相當吻合，包括以下幾項：

1. 耐受性，需要增加某些東西的量來讓感覺良好。
2. 缺乏某些東西就發生戒斷症狀。

3. 吃很大的量，或比預期花更久的時間（暴飲暴食）。
4. 持續想要，無法停止（內疚和羞愧）。
5. 花很多時間去獲得某些東西、使用那些東西，並從其作用中恢復精神。
6. 減少或放棄重要的社交活動、工作，或休閒活動。
7. 繼續使用，儘管知道那會導致持續的身心問題。

食物成癮症有沒有出路？有什麼方法可把自己從加工食品和糖的控制中釋放出來，恢復正常的行為和健康？

有的。如果我們同意有生物機制成癮，那麼唯一的解決辦法就是排毒，打破這種惡性循環。想讓一個古柯鹼或海洛因癮者「減少」吸食？休想！我希望事情不是這樣。我是個食物成癮症的科學傳遞使者。這就是我決定寫這本書的理由：提供人們強而有力的工具，在沒有痛苦的狀況下，把源自於加工食品和糖的毒性排掉。重新啟動，並恢復他們身體的健康。

【第二章】
尋找飲食自主權

【經驗分享】

我以前從來沒想過自己能做到……一個星期不喝咖啡、不吃巧克力、沒有喝酒，不吃起司等等。我知道自己必須做出徹底改變，需要一個跨越。我那時有體重超高、高膽固醇和前期糖尿病，悽慘極了。我並非說自己現在完全沒有吃那些食物的想法，但我不再沉迷其中，覺得自己終於有了自主權。這是一個驚人的禮物。在排毒之前，無論是在選擇食物，或外表看起來如何，以及內在有何感覺上，我都時時刻刻在內心鞭打自己。現在我很慶幸自己達成了（減去五公斤重，並在正常空腹血糖範圍內），感覺精力充沛。而最大的禮物，是我終於走出多年來「被食物籠罩的迷霧」之中，感到清爽、清醒和警覺。當我和孩子在一起時，能夠活在當下，覺得很幸福。這個旅程才剛剛開始，我還有很長的路要走，很多東西要學，我從未如此興奮，心懷如此巨大的感激過。

——凱利．阿倫森

現在是重拾自主權的時候了。不再自責，不再有情緒糾結或內在意志力的交戰（這只是徒勞無功）。你需要運用的是科學，而非意志力。在這個斷糖排毒法中，你將接觸經由科學證明過的工具，把身體和思維上的毒性排掉，釋放你自己，一勞永逸地從食物成癮的支配中解脫出來。

排毒的關鍵，不僅僅是一次停掉所有會讓你上癮的食物（你的確需要這麼做），更是需要立刻用特定的荷爾蒙平衡、能修復腦的食物和生活習慣，來替換原有的食物與習性。這套方法不僅為你的身體排毒，也為整個生活排毒，重新啟動你的人生。要找到導致體重增加、糖尿病和慢性疾病的根源，就從你最強的部分開始：你的思維方式。

調整對肥胖的思維方式

你所面對最大的挑戰，不是腰圍或體重，不是啤酒肚，而是你的頭腦。改變對食物的認知，才能讓你的思維與身體共同運作，而不是相互抗衡，這是瘦身和療癒效果的關鍵所在。

如果想瘦身，需要先清除那些讓自己困在如同溜溜球無盡循環節食中的想法，你必須把那些會破壞自己瘦身和充滿活力的健康目標的想法先掃除。一直用以往認知的方式和做法，只會導致相同的結果。你需要大逆轉！

血糖解方十日斷糖排毒法，就是要非常顛覆、完全地翻轉過往。它和你以往被告知的大大不同，那是因為絕大多數傳統的營養學家和醫生對瘦身的建議不盡然正確。讓我們面對現實：如果他們的建議是正確而可行的，我們現在應該是苗條而且健康的。但一般來說，並非是如此。同時，主流媒體傳遞的訊息，往往讓人更加困惑。所以，在你開始這個排毒之前，我想讓你拋開一些常見的迷思，是那些迷思讓人持續肥胖和生病的。

迷思一：所有卡路里都一樣

對一班六年級的學生，展示一含有帶一千卡路里熱量的青花菜圖片，和一張含一千卡路里的汽水圖片，問他們兩者對我們的身體是否產生同樣的效果。他們的一致反應都會是「不同！」我們憑直覺都知道，相等卡路里的汽水和青花菜，並不具有相同的營養價值。但正如馬克．吐溫說的：「常識的問題在於，它不是很平常。」

我想，這就是為什麼醫療專家、營養師、我們的政府、食品行業和媒體，都仍在積極推動那些過時的、科學證明有誤的想法，認為所有卡路里都是一樣的。是的，那是陳腐的觀念，認為只要燃燒比吃進更多的卡路里，就會瘦身，這簡直是大錯特錯。

牛頓第一熱力學定律指出，一個孤立系統（isolated system）的能量是固定的。換句話說，在實驗室或「孤立系統」中，一千卡路里的青花菜和一千卡路里的汽水，確實相同。我並不是說牛頓錯了，這在實驗室環境是正確的，一千卡路里的青花菜和一千卡路里的汽水確實釋放相同的能量。

不過很抱歉，牛頓先生，您的熱力學定律並不適用於生活、呼吸和消化系統。一旦你吃下食物，定律的「孤立系統」這部分，就超出範圍之外。在身體複雜的適應系統裡，每一口你吃下的東西會立刻發生轉化，食物與生物機制相互作用。

為了說明這是怎麼回事，讓我們用七五〇卡路里的汽水和七五〇卡路里青花菜當例子，當你吃進這兩者，先說汽水，7-11便利商店特大重量杯汽水的熱量是七五〇卡，百分之百都是糖，含有一八六克（四十六茶匙）的糖。很多人確實會喝這麼大量的汽水，他們被認為是「重度使用者」。

你的腸道會快速吸收汽水中不具纖維的糖——果糖和葡萄糖。葡萄糖會讓你的血糖遽增，胰島素飆高，大量的荷爾蒙發生反應，然後展開一連串壞的生化效應。過高的胰島素會增加腹部脂肪的囤積、造成發炎、提高三酸甘油酯，讓高密度膽固醇降低、升高血壓、降低男性體內的睪丸酮，並造成女性不孕。

胰島素對大腦化學作用產生的效應，會增加你的食欲。因為胰島素會阻擋你控制食欲的瘦體素提升，導致你產生瘦體素阻抗（leptin resistance）現象，所以大腦一直沒有得到「我吃飽了」的訊號。相反地，它會認為自己仍在挨餓。你的愉悅中樞被觸發，會驅使你吃更多的糖，助長上癮之路。

而果糖讓事情變得更糟。它直接進入你的肝臟，在那裡開始製造脂肪，從而引發更多的胰島素阻抗，導致血液中慢性胰島素升高，驅動身體存儲所吃的一切，成為危險的腹部脂肪。你還會有脂肪肝，導致更多發炎。慢性發炎會造成體重增加和糖尿病。任何造成發炎的因素也會讓胰島素阻抗惡化。果糖的另一問題是，它不發送訊息回報大腦，告訴大腦一堆卡路里已經進入體內，也不降低飢餓素，一種控制食欲的荷爾蒙，當你吃真正食物的時候，飢餓素通常會降低。

現在你可以看到，七五〇卡路里的汽水多麼容易就可以製造生化上的混亂。此外，汽水不含纖維、維生素、礦物質、植物營養素，幫你處理吃進體內的熱量。這些是「空」熱量，沒有任何營養價值。但它們「充滿」麻煩。你的身體不把汽水看成食物，所以整天下來你會吃得更多。還有，你的味蕾已經被挾持了，任何不是超級甜的味道對你來說都不夠美味。

覺得我言過其實嗎？你可以試試一個星期完全不吃糖，然後吃一杯小藍莓，感覺超甜的吧。但如果你在喝大量汽水之後，再吃相同的小藍莓，你會覺得平淡乏味。

現在，讓我們來看看七五〇卡路里的青花菜。和汽水一樣，這些熱量主要是由（雖然不是全部）碳水化合物構成，讓我們來澄清那是什麼意思，因為碳水化合物的不同性質很重要，與接下來我要說明的會形成對照。

碳水化合物是以植物為基礎的化合物，含有碳、氫和氧，種類繁多。基本上都是糖或澱粉，澱粉在體內會轉化為糖。最重要的區別在於，它們如何影響你的血糖。高纖維、低糖的碳水化合物，如青花菜會在體內慢慢消化，不會導致血糖和胰島素飆高，但是糖和麵包都是消化很快的碳水化合物，會導致血糖迅速上升。其中潛藏的差別是，像青花菜這種慢性碳水化合物帶給身體的是健康，而不是傷害。

這些七五〇卡路里的青花菜，可以平分成二十一杯，含有六十七克纖維（美國人平均每天吃十至十五克纖維）。青花菜有二三％的蛋白質、九％的脂肪，和六八％的碳水化合物。二十一杯的青花菜只有相當於一．五茶匙的「糖」，碳水化合物之外，其餘部分是低升糖的成分，存在於所有非澱粉類蔬菜中，吸收很緩慢。

再問一次，一千卡路里的青花菜和一千卡路里的汽水真的一樣嗎？幼稚園的小朋友會回答：「才不一樣呢！」那麼，為什麼大家會認為一千卡青花菜等於一千卡汽水是真實的，為什麼每個主管的政府機關和獨立組織鼓吹這種荒謬的說法？

讓我們來仔細看看這兩組的卡路里有多大的不同。

【專欄】汽水和糖尿病

如果你仍然認為卡路里就只是熱量，也許這個研究會説服你。在一個涵蓋一百五十四個國家，探討卡路里、糖和糖尿病相關性的研究中，科學家們發現，在每天的飲食中添加一五〇卡路里的熱量，幾乎不會提升人們得糖尿病的風險。但是，如果這些一五〇卡路里全都來自汽水，罹患糖尿病的風險便上升了七〇〇％。

首先，你沒辦法吃二十一杯青花菜，因為你的肚子根本裝不下。不過，假設你能吃得下這麼多，會發生什麼呢？它們含有豐富的纖維，被吸收的熱量很少。吸收的速度非常緩慢，不會有血糖或胰島素飆高現象，不會有脂肪肝，也沒有荷爾蒙混亂的情況發生。你的胃會擴張（汽水就不同了，碳酸飽和作用不算！），將訊號發送到你的大腦，告訴大腦自己已經吃飽了，但沒有觸發大腦的愉悅中樞。你還會獲得許多額外的好處，包括優化新陳代謝、降低膽固醇、減少發炎，以及促進排毒。青花菜裡的植物營養素（硫代葡萄糖苷）具有促進肝臟解毒環境中化學物質的能力，而類黃酮山奈酚是一種強大的抗炎物質。青花菜還含有很高的維生素C和葉酸，可預防癌症和心臟病。青花菜中的硫代葡萄糖苷和防癌成分（sulphorophanes）改變基因的表現，幫助平衡性荷爾蒙、減少乳腺癌和其他癌症。

我在此試圖要說明的是（這可能是本書中最重要的概念），**所有的卡路里產生的結果並不相等**。從不同類型食物所得到相同數量的卡路里，會有迥然不同的生物機制效應。

某些卡路里讓人上癮，某些讓人健康，某些讓人發胖，某些讓人提高新陳代謝。這是因為，食物不只是含有卡路里，它還包含著訊息。當你閱讀「迷思二」，你會知道，每一口你吃進的食物，都傳遞一組密碼給自己的身體，下讓你健康或生病的指令。

那麼，你會選什麼呢？一杯特大重量杯汽水？還是一大顆青花菜？

迷思二：你無法抗拒遺傳

人們很容易認為自己的生物機制像是中樂透彩券，你繼承肥胖的基因、糖尿病基因，沒有太多可以改變。你的父母超重，你的祖父母也超重，糖尿病在家族中延續，不如投降算了。

好消息是，我們已經破譯了人類基因組。科學家們已經細查過染色體，希望發現肥胖和糖尿病的神奇之鑰。而壞消息是，他們沒有發現有任何東西特別能解決超重的問題。

一般人體內會有三十二個與肥胖相關的基因。不幸的是，只有九%的肥胖個案是因它們而引發。即使你有全部三十二個肥胖基因，也只會增加十公斤。我們的基因密碼每兩萬年只變動二%。由於肥胖者（不僅僅是超重）自一九六〇年以來，已經從九%提升至三六%，如果目前的趨勢繼續下去，到二〇五〇年，預計會到五〇%，絕對是基因之外的其他原因要負責。

事實上，原因涵蓋的範圍可能很廣。在過去的一萬年間，我們的食品供給發生了巨大變化，消耗的糖量從每年二十茶匙，大大提高到每天二十二茶匙。毒素（我們現在知道它引起肥胖，因此被稱為「肥胖因子」〔obesogens〕，一種外來的化合物、環境荷爾蒙，會破壞脂質新陳代謝的正常發展與平衡）已充斥在環境的每個角落。我們的腸道細菌群因為高糖、高脂肪和低纖維的飲食而有毒性，這也大大的提高了「微肥胖」（micro-obesity）的上升，亦即體重的增加是肇因於腸道細菌發炎。睡眠不足（現在美國人比一百年前每晚少睡兩個小時）和肥胖引起的病毒，這兩個因素也牽涉其中。再來就是同儕壓力，我們會模仿社交圈子裡其他人的行為。研究顯示，如果我們的朋友超重，比起我們的父母超重，更有可能讓自己也超重——社交網絡可能比遺傳因素更重要。說來說去有一百個理由會造成肥胖，但最不重要的就是遺傳。

的確，我們天生就被設定為愛吃糖和脂肪，並轉換成腹部脂肪存儲，以便在食物缺乏時，可以安然過冬。基因確實發揮了作用，但對我們所面臨全球氾濫的大規模肥胖和糖尿病，基因只是次要的因素。

中國是西方飲食影響全球市場一個很好的例子。三十年前我在中國旅遊，只看見過一個正騎著自行車的超重女人。那時第二型糖尿病幾乎不為人所知，而現在，中國有世界上最多的糖尿病患者，有五分之一超過六十歲的人有第二型糖尿病。皮馬族印第安人在一百年前沒有肥胖症、糖尿病或慢性病，現在他們是世界上第二肥胖的族群（繼薩摩亞人之後）。在他們三十歲的時候，八〇%的人有第二型糖尿病。

就基因和體重而論，或許最重要的消息就是：**你可以透過飲食改變基因的表現，設定成瘦身和健康**。是的，你聽說過。你不能改變自己繼承的基因，但你確實可以重新改編自己的基因，來幫助你獲得苗條的身材和健康。

如何才能達成呢？很簡單，透過食物。

正如我之前提到的（我會一再提到，因為我認為這也許是本世紀最大的醫療發現），食物不只含有用來推動細胞的熱量或能量，也包含訊息。它是控制機制，管理體內幾乎全部的化學反應，和我們的細胞實際對話，對基因下達增加或減少體重的指令，啟動製造疾病（disease-creating）或促進健康（health-promoting）的基因。這是營養基因學的突破。

每一口你吃進的食物，都在給你的基因傳送消息，控制體內所有蛋白質的產生。而這些蛋白質（荷爾蒙、神經傳導物質，以及各種化學傳令兵）就是控制你的新陳代謝、食欲和健康的主角。

當你這樣想的時候，就會理所當然的選擇正確的食物！一切都歸結到品質。談到選擇食物設定基因達到瘦身和健康，你需要知道三個關鍵詞，就是**完整的**、**真正的**、**新鮮的**。除此之外，其他的都應該被視為「不是食物」。

把自己認為是一個高品質飲食主義者（qualitarian）。在接下來十天中（希望永遠都如此），你的飲食將充滿真正的、高品質的、完整的、新鮮的食物，讓你的基因吃這些東西，讓多餘的贅肉都消除。

【專欄】表觀遺傳學：基因中的竅門

我們不能修改基因遺傳密碼。但我們可以改變基因的功能和表現，由你吃什麼東西來決定哪些基因被啟動或關閉。新的研究發現了一種打開和關閉基因的方法，知道如何能影響它們的運作，稱為表觀遺傳學（Epigenetics）。

基因遺傳密碼中有八十億個字母，也可稱為「生命之書」。是相當大的一本書！這些密碼不會改變，但根據外來的訊息，哪個字怎樣「讀」可以改變，這從在媽媽肚子裡就開始了。子宮裡為你創造的環境，包括母親接觸哪些食物、壓力和毒素，將決定你一生的基因如何設定。如何「讀」就是表觀遺傳學用來決定你一生中將會發生的。如果你的母親在懷孕時吃糖和垃圾食品，並且缺乏維生素和礦物質，所傳遞糖和營養不足的訊息將設定編入你的基因裡，增加肥胖和糖尿病的風險。

更糟糕的是，這些改變還會傳送到後代子孫。你祖母在懷孕時吃什麼、曾暴露在什麼毒素之下，將會影響你還有你孫子的基因，以及得到疾病的風險。但是，像是家族中的惡性循環，這個循環是可以被打破的。

換吃真正的食物，優化你的營養狀況，並降低你環境毒素的負荷量，都可以幫助你在此生重新設置自己的基因。

你可以為自己的生命之書更改書籤，讓你的身體一直讀取身材苗條和健康的章節，而不是肥胖與生病的章節。

迷思三：我可以用意志力控制自己的嗜吃上癮

你能在水裡屏住呼吸多久？如果我告訴你，用你的意志力屏住呼吸十五分鐘，若是做到了，我就給你一百萬美元。但是，你不可能做到。

我們的某些需求是天生被設定的：像空氣、水、食物、睡眠和性生活。這些東西對於我們的生存是必需的。如果你沉迷於糖，而我告訴你用意志力來抵抗自己吃糖的渴望，那就如同告訴你屏住呼吸十五分鐘一樣，是行不通的。

沒有人想超重，或是患有糖尿病，有肥胖症的情緒或身體反應。但意志力根本不足以克服對薯片、餅乾、汽水等食物的強烈渴望，我們面臨的是被食物成癮症所創建出的強大生化機制。當工業化的垃圾食品和糖掌管大腦化學反應，意志力在此是沒有用武之地的。

可喜的是，如果你知道怎麼做，要打破這些癮頭比你想像得更容易。這並不需要幾週或幾個月，只要簡單地按照十日斷糖排毒法的指示，便能迅速重設大腦的化學作用，重新拾回你對自己飲食行為的控制權。你不必在吃的渴望中苦苦掙扎，你的渴望自然會鬆手。

你的身體就像個非凡的樂器，當調整到對的頻率時，它播放的是幸福、平衡、健康和活力諸如此類美妙的樂曲。其中的關鍵，是要調整好你的生物機制，調整好你的荷爾蒙，和調整好你的新陳代謝，一切才會和諧，進入最佳狀態。當這種情況發生時（在這個排毒計畫中，它會發生），你將發現，你對吃的渴望消失得非常快，一般在一兩天內。這需要信任才能跨越，但請縱身一跳，你的身體知道該怎麼辦！

【經驗分享】

這是我生命中最美好的經歷之一。我有信心自己可以讓體重回復正常，活得像個健康的老女孩。不再受苦。能夠沒有痛苦地超越我的成癮症，這真是了不起。我以前不知道可以不用挨餓就做到……我對你感激不盡。

——黛安娜．史蒂夫

迷思四：即使你超重，也可以是健康的

最近一項研究發現，提到「新的研究發現，超重的人比瘦的人有較低的死亡率」，而受到各大報紙頭條的青睞。這則聳人聽聞的頭條新聞，真是胡說。不過，這個研究和其他研究，事實上反倒說明了，超重對健康和長壽有多種負面影響。

這項研究分析了一百個其他研究，涵蓋二百八十八萬人，超過二十七萬個死亡案例。指出那些超重的人（以體重指數〔或稱身體質量指數，ＢＭＩ〕25–30為基礎），似乎比那些瘦的人（ＢＭＩ18.5–25）具有較低的死亡風險。然而，那些更胖、ＢＭＩ超過30的人，死亡的風險要高更多。所以結論就是，你應該獲得更多體重以活得更長壽嗎？不是吧。

這個研究有很多問題。它把很瘦的人含括在「正常體重」組裡，但是當人病得很重時是骨瘦如柴的，就像我最近死於癌症的姊姊。久病患者，特別是那些有癌症的人，死時身體都非常瘦薄。事實上，死亡風險最低的一群是ＢＭＩ在22–25的人。

這項研究的其他因素也令人難以理解。ＢＭＩ不算你的體重是從身體脂肪或肌肉來的。俠客

歐尼爾（Shaquille O'Neal）這位歷史上最偉大的籃球運動員之一，ＢＭＩ是35（這被認為是病態肥胖），但他全身充滿肌肉，而非脂肪。你也可能是我所謂的泡芙人，ＢＭＩ低，但很少肌肉。即使你體重正常，但在「身體裡面」你是胖的。如果你的手臂和腿很瘦，但有啤酒肚，你可能體重正常，但仍然具有死亡的高風險。

把體重與死亡率互相關聯起來的方法，是看肌肉和脂肪如何組成，與如高血壓、膽固醇、血糖、胰島素、發炎等的疾病指標，以及其他有別於體重但顯示你生病的指標。

這也是個全球性的研究，而眾所皆知，亞洲人和東印度人可能在體重較低的狀況下有糖尿病。因此，這個研究雖然值得注意，但它並無法證明、更不能建議，你可以體重超重，卻不增加慢性疾病和過早死亡的風險。

還有一些研究表示，如果你超重但健壯，你的疾病風險較低。當然，在任何體重下只要健壯，都會減少疾病和死亡的風險，但只有食品行業會鼓吹超重和健壯是項優點。事實上，消費者自由中心（Center for Consumer Freedom；食品和菸草業的掩護集團），發表一份白皮書〈肥胖的騙局〉。他們說自由派媒體和政府，對美國人犯下一個大騙局。他們堅持大家不胖，糖尿病發生率並沒有上升。哦，拜託！如果你相信這個，只要去商場散步，看看周圍的人們就知道了。

消費者自由中心是由可口可樂、孟山都公司（Monsanto）、菲利普莫里斯卡夫（Philip Morris Kraft，改名為奧馳亞〔Altria〕，以逃脫和菸草及垃圾食品相關的負面品牌形象），以及其他食品行業巨頭所資助，但在網站上，他們隱藏贊助商，因為他們擔心被食物法西斯分子——那些好戰的、素食的恐怖分子——攻擊。噢，我的天啊！

這些公司和支持神奇的農藥、反對公共場所禁止吸菸的公司，是相同的公司。該集團定義其使命為：反對「愈來愈多策畫陰謀的食品警察、醫療強制實施者、激進主義分子、官僚干預，以及那些知道什麼是最適合你的暴力激進分子，他們是在推動反對我們基本自由的人。」

消費者自由中心暗示「不要相信你的眼睛」。和所有可觀察的數據相反，該中心認為，美國不是肥胖的國家。這都是那些食物法西斯主義者讓我們混淆，包括耶魯大學、哈佛大學，和類似的二流院校的食品和營養專家。最可怕的是，這個工業的掩護集團已經有超過十萬的臉書支持，並且按讚。

該集團做何建議？「與其僅是關注食物，多注意身體鍛鍊。」真的嗎？請記住，要燃燒掉一客超大速食的熱量，你必須每天都跑至少六公里，跑一個星期才能達到。但當然，這並不會在該中心的報告中顯示出來。

我的建議是：不要相信這聳人聽聞的標題炒作，不要接受來自工業掩護集團的健康勸告。你要注意的是，過胖在吸取自己的生命力所敲響的警鐘。原因是，龐大的科學文獻向我們展示，肥胖伴隨一整套的代謝變化和失衡，就像悶燒一般，醞釀早期的疾病，最後導致全面爆發疾病的火焰。

只有極少數人會超重但代謝健康，不過他們異於常人。大部分有危險、發炎的腹部脂肪、不正常的低密度膽固醇（會導致心臟病發作）、高血壓、高胰島素，從而導致胰島素阻抗和瘦體素阻抗。他們的性荷爾蒙混亂，導致男性的性功能障礙，以及女性的不孕、脫髮、月經週期不正常，還有粉刺。他們的血液發炎，更容易凝結成塊，導致心臟病發作和中風。他們罹患乳腺癌、結腸癌、前列腺癌、胰腺癌、肝癌，腎臟癌的風險也會增加。過胖的體重讓關節負荷過度，引起關節炎和行動困難。並且大部分都有憂鬱症、記憶力困難，和「前期失智症」，這全是由腹部脂肪打亂荷爾蒙和生化機制所造成。實際上，阿茲海默症現在被稱為第三型糖尿病。

所以，如果你有點超重，但卻覺得自己身體很好，這是不明智的。檢測你的生物標記（biomarkers），徹底弄清楚自己的狀況。你所需要的基本測試都在第87頁。請上www.10daydetox.

com/resources了解更多，這有助於確定你的體重是否威脅自己的健康。

■迷思五：運動是瘦身的關鍵

如果你認為可以用運動的方式來瘦身，很抱歉，你會大大地失望。你會不會在運動後來杯含糖的奶昔、吃鬆餅，或其他「健康的」點心？在跑步機上跑三十分鐘後，大吸一口開特力飲料（Gatorade）來解渴？雖然一些運動後點心可以幫助恢復體力，但對大多數人來說，除非你是一個耐力好的運動員，或像柯比．布萊恩在籃球場上全速奔波四十八分鐘，否則其所造成的結果是弊大於利。事實上，用運動來瘦身而不改變飲食注定是要失敗的。你可以改變飲食來瘦身，但如果你運動，飲食習慣卻不變，可能會長出一些肌肉、提高耐力，整體而言是更健康了，但不會減輕多少體重。

記住，如果你喝一杯五六〇c.c.的汽水，你必須走至少七公里的路，才能消耗掉熱量。如果你吃一份超大速食，你必須每天跑至少六公里的路，跑上一個星期才能消耗掉熱量。如果你每天都這麼吃，你得天天跑馬拉松，才能把熱量消耗掉。

一個簡單的事實是，在壞的飲食習慣下，你無法達成鍛鍊自己的目標。

話雖如此，我不希望你留下一個印象，認為我不覺得運動很重要。運動是血糖解方十日斷糖排毒法裡的重要元素。運動非常重要，但不是你所想的。以下是運動為何有幫助，以及我們為什麼需要它：

- 它讓你的細胞和肌肉對胰島素更敏感，因此你不需要那麼多胰島素。較少的胰島素＝較少的腹部脂肪。

- 它會減少壓力荷爾蒙皮質醇（cortisol）。過多的皮質醇會造成胰島素阻抗，並囤積腹部脂肪。過多的皮質醇也會讓你渴望吃糖和碳水化合物，尋求食物的安慰。
- 如果你進行間歇訓練（先快，然後慢，像你在高中那樣如風一般往前衝刺），可以加快你的新陳代謝速度，在一天中燃燒更多的卡路里，即使在睡眠中也一樣。
- 做肌力訓練增強肌肉，肌肉比脂肪燃燒多七倍的卡路里。即使你是瘦子，肌力訓練是關鍵，因為它可以防止「泡芙人」代謝症候群。
- 運動能改善記憶、學習，和集中注意力。
- 強度大的運動比百憂解更能抗憂鬱。
- 運動可以保護你的心臟，並降低心臟病發作和中風的風險。
- 運動減少發炎（這是幾乎每一種老年疾病的成因）。
- 運動提高對環境化學物質的排毒力。
- 運動平衡荷爾蒙，並減少乳腺癌和其他常見的癌症。
- 運動能提高性功能。

說到性，還有一個小迷思要你清除。我們隱約認為性是很好的運動，每位參與者一段性事可燃燒一百到三百卡路里的熱量。這讓我想起一名病人，當時我是個住院醫師。我問她性生活是否活躍，她說：「不，我通常只是躺在那裡。」但是，即使你不只是躺在那裡，一場轟轟烈烈的做愛一般持續大約六分鐘（在美國的平均值），燃燒大約二十一卡路里的熱量。在相同時間內，如果你只是坐著看電視，也會燃燒十四卡路里的熱量。因此，找其他方式來運動吧，或學習譚崔性愛（tantric sex），努力做愛一個小時或更久。

即使如此，你可能仍然無法用這種「愛」的方式來瘦身。你必須下床，開始活動，以及你仍然需要改變自己吃的習性。

迷思六：你必須「準備就緒」才能成功瘦身

一篇《新英格蘭醫學期刊》（*New England Journal of Medicine*）最新的瘦身分析，標題為〈有關肥胖的迷思、假設和事實〉（Myths, Presumptions and Facts about Obesity）。試圖打破某些關於瘦身的迷思，並解釋為什麼許多常見的策略會失敗。它探討遍及瘦身世界中的迷思之一，是你必須「準備好要改變」才能取得成功。

雖然這有一定的道理（當然，如果拒絕嘗試一些新事物，你不會有什麼改變），但根據我在過去幾十年治療成千上萬患者的經驗，我有一點不同的看法。

我一再看到的是，一旦人們對正在做的事上手了，所得到立即且正面的回饋，會讓他們繼續下去。即使他們一開始並沒有特別感覺準備好了，或承諾要做長久的改變，這些結果也會激勵他們很快準備就緒。

所以，即使你沒有想主動開始照顧自己，做就是了。你會跟那些積極性很高的人一樣有希望成功。只不過是給這個計畫幾天的時間，你就能看到結果，不僅會增加你改變的意願，也將實現你所一直希望的。

【經驗分享】

我不用看遠，只要看我家族史中的狀況：我的父親死於慢性肺阻塞（肺氣腫）和鬱血性心臟衰竭。我的媽媽現在也有鬱血性心臟衰竭。我的姊姊被確診為第二型糖尿病，目前在使用胰島素。我要為這麼多孩子和孫子而活，我意識到現在就是我抓住健康的時候。意識到是一件事，採取行動又是另一件事。該是以我的健康為優先，並身體力行的時候了。

——比爾．寇特

迷思七：如果在生活方式上做些小改變，你會瘦身

這是在《新英格蘭醫學期刊》的分析上提到的另一個迷思。我們都被教導要在飲食和生活方式上做些小改變，來贏得最大的成功。如果這個小改變，是削減每天一千八百克的特大杯重量級汽水，沒錯，那將會所有不同。但是大部分人需要做大的改變，才會有大的結果。

例如，我們大多數人都知道，如果只是每天削減自己所攝取一百卡路里的熱量，或者增加一點運動，長期下來可以瘦身。我們不斷地被告知，這是關於卡路里的攝取與消耗。但正像前面青花菜與汽水的比較，生物機制和新陳代謝遠遠比那更複雜。

就用數學來看，如果你一天燃燒額外一百卡路里的熱量（步行一．六公里），或每天少吃一百卡路里，持續三十五天，你將減輕約四五〇公克（三千五百卡路里＝四五〇公克）。因此，就理論上而言，五年你將減輕約二十三公斤。然而研究顯示，在現實生活中，五年裡你很可能只減輕四．五公斤，而非二十三公斤。為什麼呢？因為當你瘦身時，你的新陳代謝和熱量需求也在發生變化。

為了以同樣的速度減重，你必須吃進更少的熱量，或燃燒更多的卡路里。對大多數人來說，這種進步的速度讓人完全失去動力，這就是為什麼他們在開始一陣子之後，通常會放棄這種小規模的節食和運動。

重點就是：需要大改變才會大大地瘦身。這就是為什麼血糖解方十日斷糖排毒法從一開始就有大的、高強度的變化。這個排毒計畫將快速啟動過程，讓你從失敗和挫折的惡性循環中解脫出來。小的改變只會導致小的結果，根本使不上力。

迷思八：瘦身過快，復胖得更快

【經驗分享】

肥胖症對我來說，最困難的部分是認真堅持最新的「最佳」節食方法，減重二到五公斤，然後停幾週，拖延著沒進展。每天吃不到一千卡路里，在南部夏日炎熱、潮濕的環境下走路，直到我再也走不動，而每星期卻只有減輕大約一百公克重。且當提交我詳細的飲食攝取記錄時，醫護人員用懷疑的眼光看著我，問：「現在你都吃些什麼？」

在過去，為了瘦身，我得要減少營養攝取量，直到我大部分的時間都頭昏眼花，頭髮也開始掉落。即使如此，我的體重還是維持原樣，體重計指針沒啥移動。我就會想：「這真是不值得。」對我來說，要再試一次很難。但是，我相信海曼博士，相信功能醫學能促進健康。所以我加入了試驗計畫，我不敢有太大奢望，很怕這又是另一個不成功的嘗試。

但十天之後，我減少了六．五公斤和十六．五公分。我的空腹血糖下降了十點，在八十出頭上下。以前我四年才減輕十八公斤，而現在一下子減六．五公斤！在十天內！我已經採取新的方法來探討營養，所以我非常感謝。

——詹妮絲．凱薩琳．威廉斯

這是另一個在《新英格蘭醫學期刊》報導上的迷思。我們（錯誤地）了解到，快速瘦身總會事與願違。我們都被教導，如果你快速瘦身，從長遠看，體重減輕的效果會比不上你以緩慢的、漸進的減重方式。但是，這未必是真實的。很多研究顯示，如果你體重快速下降，最終會減去更多體重。當我的病人有一次大的跨躍開始瘦身，他們會做得更好，從長遠來看，減去更多的重量。他們學習如何擁有自己的身體和增加自主權。這些研究都證實我從病人身上看到的成果。

關鍵是要使用健康的、可持續的策略來瘦身，才能平衡荷爾蒙和大腦化學反應，不會讓你處在挨餓狀態。事實上，你可以也應該用激勵人心的（但健康的）飲食改變，快速開始明顯的瘦身。這就是為什麼血糖解方十日斷糖排毒法如此有效。它帶給你快速、安全、功能強大的成果，並由過渡計畫來支持你長期且持續的瘦身，你會在本書的第五單元，或《血糖解方》一書的概要中看到。

【第三章】

解決方案：十日斷糖排毒法

現在你明白了食物成癮的生物機制和意義，糖經由生物機制控制你的味蕾、你的荷爾蒙、你的大腦化學反應和你的腰圍，而現在你知道是什麼在控制飢餓和脂肪的囤積，你可以用這些知識達成健康的體重和新陳代謝，不是用意志力，而是排毒。是恢復健康的時候了！

一旦你收回生化機制和身體的控制權，你可以更靈活運用。但在開始的時候，就像其他的上癮者一樣必須留意。你必須從驅使你行為的生物機制中解脫出來。

當生物機制處於混亂的狀態下，若要重新啟動，會有巨大的變化。你知道電腦當機時該怎麼辦？需要重新啟動整個系統。你不能只是關閉了一個程序，就希望它自己會好。所以，你需要做類似的恢復動作，重拾健康的控制權。

請記住，是生化機制驅使你的行為，而非意志力。所以，你將必須使用一些生化科技，重新啟動你的荷爾蒙和神經傳導物質，並推而廣之，就能毫不費力地結束你嗜吃的渴望、瘦身和逆轉疾病。這門科學就是「血糖解方十日斷糖排毒法」的基礎。

以下是排毒膳食計畫將為你做的：

1. **關閉胰島素激增**。從而停止腹部脂肪囤積和嗜吃渴望。
2. **改善細胞對胰島素的敏感度**。所以你只需要少量就能平衡血糖，達成瘦身和健康目的。

3. **降低皮質醇**。即讓你渴望吃糖，促使腹部囤積脂肪、收縮大腦的壓力荷爾蒙。
4. **降低飢餓素**。
5. **提高大腦中瘦體素的敏感度**。讓你天生的食欲調節系統開始重新工作。
6. **提升餐後對食欲踩煞車的荷爾蒙**（多肽ＹＹ），這是讓你用餐後感到飽的腸道荷爾蒙。
7. **自然地增加多巴胺**。並重置大腦的獎賞通路，因此吃真正的食物你能感到愉悅。
8. **重設你的味蕾**。再度讓真正的食物感覺好吃。
9. **降低發炎**（幾乎所有體重增加和慢性疾病根源的問題）。經由剔除常見的食物過敏、加工食品和糖，以及包含抗炎食品而達成。
10. **增強排毒**。從你的飲食和生活中清除毒素，並提高你身體的能力擺脫體內令你發胖的毒素。

在進行血糖解方十日斷糖排毒法過程中，上述這些重要的生物學變化會自動發生。它們的發生是因為你從糖和加工食品中排毒……因為你改變飲食習慣……因為你讓身體享用真正的、完整的、新鮮的、消炎的食物……因為你學會了簡單且基本的技能幫助身體恢復健康。

請記住，這個計畫的目的不只是為了容易且快速地瘦身，也為你準備長期的體重管理和健康改善。所以在十天中的每一天，你將專注於讓整個身體系統復原的一個重點。我將教你如何：

1. **滿足**，削減自己對糖和加工食品的渴望。
2. **排毒**，從所有讓人成癮的東西中，支持身體的排毒系統。
3. **清空**和清理你的消化系統，來幫助身體清除毒素。

4. **運動**你的身體，讓你改善新陳代謝，創造最佳的健康狀態。
5. **傾聽**發生在你身體的變化，對通向健康的自然轉換變得更清楚。
6. **思索**與檢視內在妨礙你瘦身的想法、信念和態度，為健康創造新的思維模式。
7. **滋養**自己，並透過簡單的呼吸和放鬆技巧，讓自己的神經系統平靜下來。
8. **設計**你的生活，經由目標明確的計畫和意圖，改變你的環境，為健康自動創造條件。
9. **覺知**和追蹤發生在身體上的變化，包括你的食物攝取、運動、睡眠模式和數字（體重、腰圍、血壓、血糖、實驗室檢驗，以及醫療症狀）。
10. **連結**，獲得他人的支持，以維持和加強你所做的改變，並讓你所參與的團體也改變，幫助大家都健康。

當你經由這個經歷學習而有進步時，你同時會自動清除掉毒素、糖、加工食品和化學添加物（如人工甜味劑、防腐劑、味精），還有那些導致過敏的食物（如麩質和乳製品）。你會從飲食和生活中清除大量讓人發炎、上癮、有礙健康的事情。而你加進來的東西也同樣重要，可說有過之而無不及。

這個膳食計畫，將為你的飲食引進可恢復健康、消炎、平衡胰島素、調節食欲和解毒的食物。你會享受各種效能高又天然的、富含植物營養素的食物，可以清除讓體重升高的毒素，包括農藥、重金屬，和其他造成肥胖的化學物質。另外，你將享受一些令人愉快的紓解壓力和照顧自己的練習。這個方案不是剝奪，而是豐富。它提供各種新的選擇和新的健康體驗。

快速啟動，長期修復

大家可能會問：「十天的時間就足以有所改變？我真的可以在十天之內做到能影響深遠的事情嗎？」我的回答是肯定的。

我們已經知道，如果你有糖尿病，你可以在幾個星期內用胃繞道手術逆轉，但你仍然是病態肥胖。為什麼呢？因為只有你迅速轉換飲食方式，你才能很快的轉變荷爾蒙、大腦化學機制和生物機制。

把進行血糖解方十日斷糖排毒法當做是胃繞道手術，不用遭受手術、嘔吐、營養不良，或體重反彈的痛苦。研究顯示，不做胃繞道手術，而在飲食上做巨大的改變，就可讓第二型糖尿病患者很快恢復成正常血糖，讓他們在短短的一個星期內停止用藥。十二週之後，他們的肝臟、胰臟和新陳代謝都恢復正常。如果你給自己機會，身體自有奇妙的恢復功能。

但正如我所說，你不必相信我，只要去嘗試一下。你可以在那十天裡做任何事。在結果中你會看到證明。

有些人可能會覺得這個計畫太極端，或者拒絕接受，認為若是你排除任何一組食物（像糖、麩質或乳製品），卡路里整個降低，你當然會變瘦。但是，這不是一個限制卡路里的計畫，儘管它有這個可能，你的淨卡路里自然會下降，那是吃真正的食物的結果。因為真正的、完整的食物，是營養高、卡路里低；而加工食品往往熱量高、營養貧乏。正如我在迷思一所解釋的，這真的與卡路里無關。如果你只吃真正的、完整的、營養豐富的食物（並停止斤斤計較計算卡路里），你每一次都會贏。

在短短的幾天內，可以吃正確的食物、在正確的時間吃、加上一些簡單的生活方式改變，來改變你的生物機制，讓你不會痛苦地排毒，體驗從食物成癮的牢籠中解脫出來是如何的自在，不用苦苦掙扎。在放棄可口可樂、健怡可樂，或日常的麵包和餅乾的時候，可能某一瞬間你會懷疑，甚至覺得恐懼。你可能會問：「如果把讓自己感覺很好（然而是暫時的）的東西都剝奪掉，我用什麼來取代？」

我給你的是一個重大的承諾。就是在進行這個排毒飲食幾天之後，你會感覺輕鬆、快樂、充滿活力、再度朝氣蓬勃，並從食物成癮的掌控中釋放出來，感受到多年未體驗過的活力。你從與食物掙扎中解脫出來的喜悅感受，將迅速取代你從糖和垃圾食物得到的快感。你需要做的是邁出第一步。

如果你的目標是要為一個大場合找件別緻的禮服，或為了海灘季節做準備，甚至只是為你的整體健康做個快速的新安排，沒問題，用這些目標做為激勵你的動力。你會看到立竿見影的效果，讓你實現這些目標。但我希望你明白，這計畫的影響遠遠大於實現任何短期的願望。一旦你已使用這個計畫去重設生物機制，你會看到，這實際上是一種全新飲食和生活方式的開始，將獲得最佳的體重和長期的健康與活力。

在下一章中，是構成十日斷糖排毒計畫的內容，你會看到食物和生活方式強而有力的配合。你將了解所有要知道的、要準備的，並從生活裡裡外外，將自己的身體和生活做徹底的改變。

▲ 第二單元

關於這個計畫

【第四章】

如何進行這個計畫

現在你知道這個計畫的科學根據，接下來讓我們進入血糖解方十日斷糖排毒法裡，什麼（what）、何時（when）、誰（who）和如何（how）的進行步驟。

你將做什麼

【經驗分享】

過去多年我一直很難控制自己的體重，試過了無數方法。低脂、無脂、低碳水化合物等等，都無濟於事。我很感激這個計畫，並感謝海曼博士獻身於教育我們如何在十天中拾回生活！很容易就會喜歡上這個計畫，因為可行性很高。我的體重已經下降大約三・六公斤，胸圍幾乎少了五公分，臀部少二・五公分，我的心已經從昏迷中甦醒。

——溫蒂・弗里曼

這個計畫有三個階段，都是你成功的關鍵：

第一階段是準備階段，會在本書的第三單元詳細介紹。你會看到開始之前所需做的所有準備，為自己安排最理想的成果。從你的廚房開始，到你的思維想法結束。理想狀況下，在開始這個計畫之前，為這個階段預留兩天，要在身體和心理上讓排毒過程啟動。在這兩天裡，你要採買所有需要的食物和日用品。我會提供一份清楚的核對清單，上面有一切你在準備階段中需要採買的東西，和需要做的事。

第二階段，正式進行十日斷糖排毒法，本書的第四單元將會做詳細介紹。內容是逐步的排毒指引，包括每天該吃什麼，何時吃最好。還有許多重要的日常練習，所有注意事項都會詳細說明，包括運動、終極排毒浴、日誌，和每日的放鬆練習（這一切都是恢復健康的關鍵！）。十天中的每一天都有具體的關注焦點，幫助你清除常見的瘦身障礙，並提供有效的工具來獲得並維持健康。

第三階段，過渡階段，列於第五單元。過渡期為你提供了一個藍圖，告訴你十天排毒之後應該做什麼，以及如何根據我的前一本書《血糖解方》的策略，過渡到長遠的健康和瘦身。我知道十天後，你會想把這麼好的感覺持續下去！

你可以吃到什麼

這個計畫不是剝奪。不是吃平淡的、乏味的食物。膳食計畫中提供了美味、容易做的食譜。烹飪常給人壞印象：它要花很多的時間去煮……它不方便……它太難了，或者，你不知道怎麼做飯。事實上，很多人在看電視烹飪節目比實際做飯上花更多的時間。

【經驗分享】

我得告訴你，海曼博士：你應該重命名你那本書為《排毒適合美食家》。你的廚師脫身了！我是個美食家，是個相當不錯的廚師，這些菜的風味好極了。我愛我的排毒飲食！

——蒂爾瑞．奧康納

我們這代的美國人不善於在廚房裡做飯，有一半的飲食在外面吃，而在家裡吃的，通常只是加熱由工廠製造的科學產物，看似食物，實際上卻不能稱為食物。正如你現在知道的，這種便利正扼殺著我們的健康。

若是為了吃得健康，你不必成為一個大廚師，或者把所有的時間都花在廚房裡，但你的確需要學一些基本的烹飪技巧。事實上，只要你會識字，你就可以做飯。只需按照食譜一步一步來，你通常會有美味的一餐。

這裡分享我是如何學會做飯的。只需遵照食譜上各種各樣的菜餚做，你心裡會有個譜，什麼樣的菜應該搭配什麼，如何用食材，以及如何把自然的味道和香料加入食物中。這些天來，我幾乎不需要用到食譜，因為我已經把那些原則內化了，感覺有信心自己做。我想幫你達到在廚房裡具有同樣的信心。

首先，讓做飯變得有趣。聚集家人，一起採買，一起做飯，一起學新的做菜技巧和嘗試新的食譜。花些時間去享受和慶祝你親手準備的食物，而不是吃從速食店的紙盒中拿出來的東西。

你的健康取決於烹飪，我們國家的生存取決於健康。我的朋友《體驗生活雜誌》（*Experience Life*）的創始主編皮拉爾．茖拉斯摩（Pilar Gerasimo）說，在我們這麼缺乏健康知識的社會中，「如果能夠身體健康是一種革命性的舉動。」在某種程度上，她解釋說，這是因為它需要各種異於常人且極度清醒的決心，並願意學習新的技能和策略。我同意這點。同樣地，我也相信烹飪已經成為一種革命性的舉動。這是我們都必須學習或重新學習的，為了我們自己和後代子孫的健康。

麥可・波倫（Michael Pollan），在他的書《烹》（*Cooked*）中也贊同。他說：「在家每天烹飪的日漸衰落，不僅損害我們身體和土地的健康，也影響我們的家庭、社區，還有對飲食如何將我們和世界連接的了解。」

他告訴我們，不再烹飪的影響深遠。我們已經把烹飪外包給食品行業。當營養仰賴加工食品時，我們成為「消費者」，而非食物生產者。我們變得依賴大企業，依靠那些由鹽、糖、脂肪和化學品組合的食品，那毀了我們的健康、家庭和社區。相比之下，用我們的手直接與真正的食物接觸，讓我們和人之所以為人的基本要素重新連結。

烹飪是一種獨特的人類活動。事實上，重回廚房和擁抱烹飪真正的食物，可能是一個人可以為創造健康的、永續的食物系統，所能做最重要的一件事。像是一個神奇的煉金術，把個別的食材轉化成為美食佳餚和歡樂。

【經驗分享】

當我說覺得自己已經重新拾回生活，是因為我對目標有一層新的認識。我終於成功了，而不是步入恐懼，因為我的瘦身計畫曾經一次又一次的失敗。我很享受這一週，很驚訝健康食物可以有多好……希望我的餘生不用與烤雞和胡蘿蔔為伍！當我在斟酌食材、剁碎、切丁，和體驗以前從來沒有嘗試過的香料和味道時，我已經重新連接自己對烹飪的愛。

——瑞吉娜・赫斯特

在十天排毒期間，你可以從兩個方案裡做選擇：基礎方案和探險方案。基礎方案的目標是提供快速、簡單、美味，又能提高新陳代謝的餐飲。基礎方案中的食譜，告訴給你簡單就能在廚房裡成功的方法，讓你相信，吃得好並不一定會很難或很複雜。它們也說明，自家做的食物不僅取悅你的身體，也取悅你的頭腦和感官，讓你體力充沛、精神鼓舞。

有時間享受烹飪的人，可以選擇探險方案。這些食譜用更廣泛的食材，讓你可以在新的層次上探索食物的味道和搭配。按照探險方案，你會有更多的樂趣，減更多的體重，並且更健康！

你可以在兩個方案之間任選搭配，只要用同一天膳食計畫中的選項即可。換句話說，如果在第三天，你想要做基礎方案的午餐和探險方案的晚餐，那完全沒問題；只要不把不同天的午餐和晚餐隨意搭配就可以了。每天的菜單都經過精心測量，以確保你每天有足夠的營養，在正確的時段吃，讓你充分地享受食物。

最後，如果你真的趕時間，或者不喜歡那一天基礎方案或探險方案上的菜色（我鼓勵你有個開放的心態，勇於嘗試），你總有其他選擇，可將基本的蛋白質食物和澱粉含量低的蔬菜做搭配組合。在第二十章，你會看到「烹飪基本知識」，教你用超簡單的方法來準備這些蛋白質食物和蔬菜。

誰將支持你

【經驗分享】

十日斷糖排毒法的線上社群的支持是非常寶貴的。不只是詢問烹調問題……聆聽大家的想法和感受是如此珍貴。如果我有個美好的一天，我可以分享；如果沒有，我也可以分享，在那兒獲得激勵和支持。當小組裡我們有類似的障礙要處理時，就非常具有啟發性。

——拉蕊．費爾德曼

對我們大多數人來說，知道該怎麼做並不困難。就是一些知識、訊息、教學和指導，以及大家都該用自己的方式達到健康快樂、神話般的幸福，和理想的體重。然而，事實並非如此。

儘管企圖極佳，儘管知道吃什麼，知道應該運動、睡眠充足和放鬆，大多數人仍在舊習慣和舊模式中跌跌撞撞，這讓我們無法完全健康地生活。箇中可能有很多深層的心理原因。經過多年的心理治療，甚至大量使用精神藥物（目前僅次於膽固醇藥物，是最常見的處方類藥物），大部分人仍然發現，要改變我們的行為是最困難的事。但是，我發現了一些小祕密，令改變變得容易許多，並得以持續下去。

多年來，我研究錯綜複雜的人類生物機制如何扭轉生物系統來逆轉疾病創造最大的身體健康，以及研究生化反應和遺傳學的細微奧妙之處，但如果我的病人不能改變他們的行為，這些變得都不重要。當然，我的某些病人有強大的內在動機，但大部分需要外在支持。我意識到，我們是群居動物。在我們周圍的人，包括家庭、朋友、鄰居、同學、社區和工作場所，決定我們的行為。正如我在第一單元解釋的，把我們聯繫在一起的社交圈子會比遺傳更重要。

在了解我們如何改變自己行為的深刻領悟之後，我遇到了加州橘郡馬鞍峰教會的華理克（Rick Warren）牧師，他建議設計一個健康生活計畫，透過已經存在於教會中的數千個小團體來實施。這些小團體的形成，是為了幫助教會中的人彼此支持和鼓勵，那麼為什麼不趁機運用來做身體和心靈的重建和發展？華理克和我都認為，人們有個傾向，當他們聚在一起時，成長和學習都會更好。透過分享、合作和相互鼓勵，他們能更有效地發揮自己最好的部分。所以我們連同梅米特．奧茲博士（Dr. Mehmet Oz）和丹尼爾．亞曼博士（Dr. Daniel Amen），在二〇一一年一月十五日推出「但以理計畫」，這是從《聖經》〈但以理書〉命名，因為但以理抗拒國王美食的誘惑，僅吃蔬菜和水反而更健康。

最初，我們把但以理計畫當成一個社會實驗，看看團體支持是否會比藥物或傳統醫療在治療和逆轉疾病及創造健康上更有效。結果大大超乎我們的預期。

在第一週，一萬五千人報名。在第一年裡，他們共同減輕了大約十一萬一千三百九十八公斤體重，差不多和十輛貨櫃車裡載滿的汽水重量相等。這些結果讓大家非常興奮。值得注意的是：研究指出，那些和團體一起進行的人所減輕的重量，是單獨進行者的兩倍。

團體的支持如同移山的槓桿，移除一座座甜甜圈、肋排、汽水，以及更多其他的山！除了令人難以置信的體重減輕外，我們還看到參與者在看醫生、住院，和需要藥物等方面，都顯著減少。

這個計畫推出十個月後，調查顯示：

- 五三％的人增加能量。
- 三四％的人有更好的睡眠。
- 二七％的人血液功能改善。
- 二〇％的人血壓改善。
- 一一％的人減少用藥。
- 三一％的人情緒改善。

我們沒有治療疾病，沒有設計瘦身計畫。我們教人們自我照護，並結合彼此照顧，他們就創造了奇蹟，這是醫療保健和醫療改革一直沒能實現的。人們互相幫助打造健康。我們意識到，團體就是藥，團體有療癒的功能，而包括肥胖在內的大多數慢性疾病，其實是需要社會治療的社會疾病。

這個計畫最重要的因素之一，是汲取團體強大的力量。希望你不要把瘦身當成單獨的奮鬥，而是當成一項團隊運動。

當我們推出血糖解方十日斷糖排毒法實驗時，設立了一個線上社群，參與者可以發布他們的經驗和問題。看到參與者親身以深刻的方式相互支持，真的令人讚嘆。他們分享烹飪技巧，交換策略，當有人處於掙扎時給予支持，成功時為彼此歡呼。

很顯然，社會支持在其中造成巨大的差別。這就是為什麼，在準備階段的單元中，我強烈建議你找一些密友、朋友、合作夥伴、同事，或以信仰為基礎的成員一起進行這個計畫。找六到八個人組成小團體一起來做這件事，效果更好。你可以設一個私人的臉書群組，或在計畫開始、中間和結尾時面對面交流，或是經由谷歌視頻群聊或Skype，每天晚上聚在一起十五分鐘，分享彼此的觀點、面對哪些挑戰，和相互鼓勵。

在十日斷糖排毒法網站（www.10daydetox.com/resources），你可以找到一套完整的說明和選項，教你如何創辦和帶領一個小團體。甚至可以加入血糖解方十日斷糖排毒法的線上課程，獲得日常需用的工具、資源、培訓，還有從我及我的營養和生活教練而來的支持。

你可以期待什麼

在十日斷糖排毒法試驗計畫中，參加者平均減輕三・六公斤的體重，占他們體重的三・四％

（這是平均數，有的參與者減重多達十一公斤）。他們腰圍縮小最多達25公分，臀圍縮小最多達28公分，他們的BMI平均下降一．四點，空腹血糖平均下降十八點，血壓平均下降十點。但更重要的是，他們感覺好多了，很多慢性病的症狀都得到解決。

我們要參加者評量和追蹤他們的整體症狀，就像你在第21－23頁做的毒素測量問卷。在十天中，他們的總分平均下降六二%。天下沒有任何藥物可以在這麼短的時間內，減少這些症狀！這就是為什麼我說食物是藥，你吃進的東西比任何在藥瓶裡的東西更為強大。

追蹤結果

相信的關鍵是去測量結果。證據就是數字！我只要你在十天裡從頭到尾追蹤結果，你會親眼看到在自己身體上奇蹟般的變化。

【經驗分享】

我喜歡追蹤結果！僅僅是十天，我看到血糖快速調整，腰部和臀部縮小，真是令人驚訝。

——特麗．弗里德曼

在準備階段，我會提供操作指南，告訴你該測量什麼。你要取得所有測量的標準進行比較。然後，在整個排毒過程中，每個早晨，我會提醒你做測量和統計表，並記錄下來，以追蹤你的進度。（有關排毒日誌，請參見第122頁，或者請上 www.10daydetox.com/resources 使用我們的線上輔助工具，來追蹤所有你測量的分數、重要的統計表，並經由日誌把每天的經驗和感受寫下來。）

每天晚上，你要記錄自己吃什麼，做多少運動，睡了幾小時，花多長時間做規定的放鬆技巧。研究顯示，那些把他們行為記錄下來的人，比那些沒做記錄的人，減輕多兩倍的重量。重點在於：追蹤你做了什麼會創造結果。如果你在十天排毒後繼續追蹤結果，就會加強和擴展這種結果。

檢驗自己

雖然不是強制規定要在十日斷糖排毒計畫裡測量你的血糖（之前、中間、之後），但我強烈推薦你這麼做。很多人認為，糖尿病患者才要檢查血糖，其實並非如此。事實上，我認為這是簡單又非常好的方式，讓每個人看看自己的身體是如何回應他們所吃的東西。給你立刻且直接的回饋，知道身體對正確的飲食和生活方式回應有多巨大。

你們中有些人可能已經有血糖機，知道如何檢驗自己的血糖。其他人可能需要去藥店買一個。新型的比較容易使用，並且可以隨時請藥劑師告訴你如何使用。我喜歡羅氏（ACCU-CHEK）這個牌子Aviva系列的血糖機與血糖試紙（你可能還需要更多）。

以下是我建議進行檢驗的實施方式：

- 每天早晨第一件事，就是在早餐前測量你的空腹血糖。理想的狀況下，你的空腹血糖應在70和80 mg/dl之間。
- 早餐和晚餐後兩小時測量你的血糖。理想情況下，你的兩小時血糖應該不會超過１２０mg/dl。如果超過１４０mg/dl，你有前期糖尿病。如果超過２００mg/dl，你有第二型糖尿病。嚴格來說，這是攝取了七十五克葡萄糖後的反應，但如果在排毒期間血糖這麼高，你肯定有問題。要注意你吃了什麼會影響血糖的變化。

接受醫師的檢驗

最後，我強烈建議你考慮在排毒之前和之後，進行基本的實驗室檢驗，包括以下：

- 胰島素反應檢驗，就像兩小時葡萄糖耐受檢驗，同時也測量胰島素。它是在空腹、攝取七十五克葡萄糖飲料一小時，和兩個小時之後，測量胰島素和葡萄糖。血紅蛋白 A1c 是測量你在過去六個星期的平均血糖。五．五％或以上被認為是偏高；超過六％就是糖尿病。
- 核磁共振式血脂分析（膽固醇），測量低密度脂蛋白LDL、高密度脂蛋白HDL和三酸甘油酯，以及每種類型的膽固醇和三酸甘油酯的分子數量和大小。（這是一個新的檢驗，但我會跟醫生提出要求，因為大多數實驗室和醫生所做的典型的膽固醇檢驗已經過時了。）但這個特殊檢驗只有 LabCorp 或 LipoScience 化驗公司才有提供。
- 實驗室檢驗可以經由你的醫生、大多數醫院或實驗室，或找如 SaveOnLabs（www.saveonlabs.com）的個人檢驗公司來完成。要了解更多訊息，及每個檢驗的詳細解說，請上 www.10daydetox.com/resources。

這十天中你所做的一部分，是與這個健康和瘦身計畫積極合作，包括對測量的數字有充分的認識，並持續追蹤。我相信每個人都應該有能力了解自己的身體，解釋他們檢驗的結果，並利用這些訊息來追蹤自己的進展。

注意：你應該詢問醫生

如同我在前文提過的，在你開始排毒之前，有一點請特別注意，這個斷糖排毒飲食效果非凡，你的血糖和血壓可能在短短幾天內大幅下降。如果你在處方用藥中（包括血壓藥或胰島素），你必須與你的醫生一起謹慎地監測自己的血壓和血糖，對用藥劑量做必要的調整，確定自己不會有問題。若是一星期中你的血糖或血壓稍微高了一點，幾乎是沒有任何危險（如果你的血糖是在300mg/dl以下，血壓在150／100以下），但血糖或血壓過於劇烈下降可能會有生命危險，請特別小心。所以，請務必在開始這段旅程之前，與你的醫療人員達成共識。

【第五章】

成功排毒的兩個步驟

當我在培訓醫生時，我跟他們解釋，功能醫學背後的科學依據非常複雜，但實施起來往往非常簡單。你所要做的就是清除壞的東西，加進好的東西，身體自然會完成其他的部分。**拿走壞的，加入好的**：這就是血糖解方十日斷糖排毒法所以能成功，背後的兩個簡單但功能強大的步驟。

以下是在這十天裡的仔細分析，告訴你哪些該拋開，哪些要加進來。

拿走壞的

究竟什麼是我所謂的「壞東西」？壞東西就是指那些有毒食品、飲料和生活習慣，會堵塞你的系統。同時還包括那些不一定「有毒」，但有可能引起血糖飆高，以及其他破壞生化作用的食物：

- 所有糖製品或含有任何糖的成分，包括蜂蜜、糖蜜、龍舌蘭等等，以及所有的液態糖，如汽水、瓶裝茶、果汁、運動飲料。也包括所有人造糖和代糖。這些連想都不要想，不許有例外！
- 麩質，這是在小麥、黑麥、大麥、斯佩爾特小麥、卡姆小麥、小黑麥、燕麥裡，發現的一種蛋白質。

- 所有穀物（包括無麩質的）。
- 乳製品，包括牛奶、優格、起司、冰淇淋、奶油、乳脂和酪蛋白（通常在非乳製品中）。人們通常認為乳製品包括雞蛋，乳牛不會下蛋，所以乳製品怎可能包含蛋？在這個計畫中，你是可以吃雞蛋的。
- 豆類，或豆類植物（不包括四季豆）。
- 所有加工食品和工廠製造的食品。
- 所有經過精細加工的植物油。
- 酒精。
- 咖啡因。
- 其他興奮劑或鎮靜劑。如果你目前在服藥，除非醫生說可以，否則不要停止服用。如果你是「按需」用藥，看看你是否可以不需要，或者逐漸減少你的劑量。如果你抽菸，當然應該戒菸，但是這可能不是好時機。一次進行一步，一次戒一個癮就好。
- 媒體超載，持續不斷地過度暴露在手機、簡訊、互聯網、社交媒體和電視中，會對我們的神經系統造成壓力，並塑造我們的飲食行為和偏好。

我會解釋為什麼清除這些壞東西，能產生如此巨大的差異。

糖

【經驗分享】

今夜我輸了一場戰鬥，但贏得整個戰爭。我在一個聚會上，看我的剋星「甜茶」，它對我施以魔法。我那時很不中用，就喝了下去。真是太可怕了。但我並沒有因為故態復萌而捶胸頓足，因為我現在明白了，知道自己在過去十天所進行的意義。我認為自己需要這個小挫折，才能真正看到和相信自己已經超越垃圾食物。你好，我的名字是珍，我不再是一個糖癮君子了！

——珍．威爾果辛斯基

如果放棄糖的想法讓你感到恐慌，你不是唯一的一個，但不要擔心。我會讓你超越這個，比你想像的要更容易。一名十天排毒的參與者在最後一天說（並有數以百計的人附議），「十天前，我怎麼吃糖都不夠。現在，我甚至不想看它！」一次又一次，他們驚訝於自己吃的渴望是如何迅速又徹底的平息。十天排毒是專門為遏制即使是最頑固的糖癮和渴望而設計的。人們經常在計畫開始短短二十四小時之後，看到自己嗜吃渴望的改變。

麩質、穀物和乳製品

【經驗分享】

我喜歡這個排毒飲食！感覺太棒了……我的身體感覺更輕盈、更輕鬆……多年來我首次一覺到天亮。我平時吃得不錯，但我有喝拿鐵咖啡和吃起司。很高興現在我身上都沒有那些東西。

我認為是乳製品讓我無法減重。十天之後，我打算繼續這樣吃。在這十天裡，嗜吃的渴望平息了，這說明一切，太棒了。

——金．施拉－柯克

麩質和乳製品是兩種最常見的和有害的食物過敏原，這是在十天排毒飲食期間要避開它們的原因。許多人不知道自己有隱性食物過敏。這些不是真正的過敏，像花生和貝類過敏那樣，讓你的舌頭腫脹、喉嚨緊閉、造成蕁麻疹，並且可能在幾分鐘內致命。這些都是反應比較微妙的日常食物。它們的發生是因為來自於多種因素損害腸道造成微小改變（如太多抗生素、阿斯匹靈、酸阻斷劑、布洛芬、壓力、感染，甚至毒素），讓食物分子進入我們的血液，暴露在免疫系統裡。這種情況稱為腸漏症。然後，為了反應這些外來的食物分子，身體產生低度的發炎現象，反過來就會造成很多問題：疲勞、腦霧、頭痛、憂鬱症、過敏、鼻竇問題、腸過敏、逆流、關節疼痛、皮膚疾病如粉刺和濕疹、自體免疫疾病等等。而這種發炎現象也引發胰島素阻抗，導致體重增加。

麩質是來自於小麥、大麥、黑麥、斯佩爾特小麥，和燕麥中的一種蛋白質。這從一萬年前我們開始培養穀物就存在了（在人類飲食中，相對的還是比較新）。但五十年前麩質的類型改變，因為人們創造新品種的小麥（基因改造的矮種，我叫它科學怪小麥〔Frankenwheat〕），由科學設計而出的新品種，造成嚴重的問題，包括乳糜瀉增加了四〇〇％，並麩質敏感症大幅增加，影響達全美人口的八％左右。

這種新的「改良」小麥讓血糖更高，因為它含有超級澱粉（稱做支鏈澱粉A）。在現在，兩片全麥麵包會比兩湯匙糖更能提高血糖。麩質的品質與量的增加會引發更多的發炎現象，然後就提高肥胖症和糖尿病的風險。我們都喜愛麵包，但我們現今所吃的東西與祖先所吃的全食物，相去甚遠，它讓我們發炎、生病和變胖。

所有穀物（包括麵包、喜瑞爾玉米片和零食），即使是無麩質的，都可以讓血糖和胰島素飆高。為了打破食癮的惡性循環，我們必須盡可能不讓胰島素產生。

乳製品也是一個問題。對許多人來說，它不僅會導致發炎現象、過敏、充血、鼻涕倒流、鼻竇問題、濕疹、哮喘、粉刺和腸過敏，它也會升高胰島素，導致體重增加。它已與第一型糖尿病連接在一起，是造成兒童便祕、腸道失血和貧血的頭號原因。它也許是「自然的完美食物」，但只有當你是小牛，想要長成一頭牛，這句話才成立。在這十天中，你將不吃任何形式的乳製品。

擺脫麩質、穀物和乳製品十天，不僅是對於體重，也對許多發炎現象、消化、情緒，以及其他健康問題會有深遠的影響。把它看成是一個實驗。除了忍受不吃的痛苦，你沒有什麼可失去的！你可以在十天後重新納入它們。在過渡階段，我會帶著你，教你怎麼做。但在這短暫的試驗中，你將有機會看到它們是如何實際上在影響你，這可能是你從來沒有做過的事。

如果你不只是輕易就能瘦身，也發現許多其他慢性健康問題和症狀都消失了，不要驚訝。好好注意，這可能是你為自己的健康所做的最重要的事情。

豆類

豆類不一定是「壞的」，但在豆類中的碳水化合物可以讓某些血糖飆高，其中的植物凝集素（小分子蛋白）有可能引起發炎現象和體重增加。十天之後，可以選擇重新加進豆類，看你的身體如何反應，但在排毒時期，你的飲食中要完全避開。

加工食品和工廠製造的食品

【經驗分享】

「第九天：就在超市，孩子求我要買多力多滋玉米片。我媽媽堅持要買冰淇淋。而我呢？我選擇杏仁。我得快速在鏡子前看看自己，確保我還是我。」

——珍．威爾果辛斯基

正如你已經知道的，如果想關掉導致疾病和肥胖的基因，並打開那些能讓你健康瘦身的基因，關鍵是食物的品質和類型。因此，在這十天中，你要吃完整的食物，富含植物營養的飲食，排除那些不在土地上生長和來自自己廚房的食物。

這表示沒有化學品、防腐劑、添加劑、人工甜味劑、高果糖玉米糖漿、氫化脂肪或味精。（味精，通常被冠以其他名稱隱藏在幾乎所有的加工食品中，讓胰島素飆高，導致無法控制的飢餓，拚命想吃東西，和暴飲暴食。參見次頁專欄，了解該如何在標籤上辨別味精。）你只該吃最優質的食物，含有豐富的維生素和礦物質、纖維、植物營養素、好的蛋白質、好的脂肪，和好的低升糖指數的碳水化合物。

精製與加工的植物油

包括玉米油、黃豆油、加拿大油菜油（canola）和葵花油等等，都含有讓人發炎的ω-6脂肪酸，目前占了我們熱量的一〇%。

在十天排毒期間，要堅持使用特級初榨橄欖油或特級初榨椰子油（又稱椰子油）。特級初榨橄欖油含有多酚，是強大的抗炎和抗氧化的化合物。橄欖油已經證明能降低心臟病的風險，和斯達汀一樣有效，甚至更好。

椰子油是一種功能強大的細胞燃料，並且包含抗炎脂肪如月桂酸，和在母乳中發現的脂肪相同。使用大火烹調時，葡萄籽油也是安全的。

【專欄】識別味精的隱藏性名稱，和含有味精的食品

- 任何加有「麩胺酸」（glutamate）字樣的食品
- 明膠
- 水解蔬菜蛋白（HVP）
- 人造蛋白
- 水解植物蛋白（HPP）
- 酵母提取物
- 白溶植物蛋白
- 酵母食物或酵母營養品
- 麩胺酸
- 白溶酵母
- 植物蛋白提取物
- 任何有「水解」字樣的食品
- 蛋白酶
- 任何「酵素修飾」食品
- 任何含有「酶」（enzymes）的食品
- 鮮味
- 卡拉膠
- 清湯和肉湯
- 高湯
- 任何「加味」或「調味」的食品
- 麥芽糊精
- 大麥麥芽
- 麥芽提取物
- 天然調味料

酒精

酒精只是糖以不同形式的面貌出現。此外，它會損害你的衝動控制，會讓你更有可能喝多，並且是盲目的喝。它每克含有的熱量比糖還高（酒精有七卡路里的熱量，糖四卡路里），誘使腸道滲漏，並讓你的肝臟產生發炎現象。如果你每天喝一杯一一〇卡路里的葡萄酒，在一年中，可能會增加五公斤的體重。在準備階段開始時，你就要從飲食中逐漸減少酒精的量，十天排毒期間則完全不喝。

咖啡因

有人說，咖啡因可以加速新陳代謝或熱量燃燒率，被稱為生熱作用。但墨西哥胡椒和辣椒也有相同的作用。咖啡因隱藏在許多汽水和能量飲料中，因為它是會上癮的，會讓你喝更多的含糖飲料。咖啡因還會增加飢餓感。

對咖啡的研究結果並不一致，在某些研究中，咖啡似乎與降低糖尿病風險有關。但在實驗研究中，咖啡因和咖啡已經證明會損害健康者、肥胖者，和第二型糖尿病患者的胰島素敏感性。

在加拿大貴湖大學（University of Guelph）人類健康和營養學系進行的一項研究，十名健康的受試者食用含每千克體重五毫克咖啡因的咖啡，搭配高糖量的膳食。他們的血糖比那些喝不含咖啡因咖啡的受試者激增一四七％，胰島素增加二九％，兩組受試者都吃相同的膳食。

研究顯示，飲用咖啡過後，再吃低糖、低血糖餐是雪上加霜。此組受試者比那些喝不含咖啡因咖啡的受試者，血糖更高二一六％，胰島素釋放增加四四％。研究人員得出結論，認為咖啡因明顯損害血糖控制和胰島素阻抗。

避開咖啡因可以釋放你嗜吃的渴望，讓你大腦的化學作用正常化。含咖啡因的問題是，你會攝取到大量的多巴胺，獎勵化學作用激增，但隨後逐漸消失。即使你不想喝更多的咖啡，你肯定會渴望要更多的糖。還有一個原因是，咖啡蛋糕也是你獲得咖啡因和糖的來源。血糖解方十日斷糖排毒法的目的，是讓你的大腦從成癮物質中完全解脫出來。無咖啡因咖啡還是含有一些咖啡因，所以整整十天中都應該避開。

我希望你把自己原來的身體找回來，看看是什麼樣的感覺。從那裡，你可以自己決定要吃什麼或不想吃什麼。但是，一定要給自己一個機會，去注意完全排毒後是什麼感覺。

在準備階段，我會帶你一步步開始逐漸戒除咖啡，盡可能減低你過渡期的不舒服，等到排毒計畫開始時，你已經準備好了，知道擺脫咖啡因對你的系統所帶來的益處。

媒體超載

【經驗分享】

在這個排毒期間有很多奇妙的變化，其中之一是我學習如何在吃東西時不看書、也不看電視。它讓人感到如此地輕鬆和喜悅，可以集中精神在食物的味道和口感上，品嘗食物的美。這會讓我放慢吃東西的速度，細嚼慢嚥，而不是狼吞虎嚥，讓我吃得少一些。

——黛安娜・史蒂夫

大部分人，每天都被大量的媒體摧殘，壓迫我們的神經系統，包括新聞、電視、廣播、網路、智慧型手機、電子郵件、簡訊、臉書、推特、微博、照片分享網站、即拍照片分享……似乎每天都有愈來愈多的訊息來襲。

雖然這些媒體是消息、娛樂和連結的來源，但它們也有負作用。它們吞沒了我們的注意力和我們的能量，製造微細但不停的壓力，令我們分心，無法更深入康復。

我最近花了十天的時間在不丹的喜馬拉雅山上徒步旅行，完全除去所有的媒體刺激。我注意到自己處於一個冷靜、深層的寧靜中，焦慮程度大大降低了，睡得非常好、感到無比幸福。當然，遠離工作和在山上度假是有幫助的，但它不僅只如此。我經常發現，自己就像上癮一般，時不時查看智慧型手機有沒有新電子郵件、簡訊、新聞、消息，這非常損耗能量，會對自己產生負面的影響，可謂另一種形式的癮。事實上，在最新的《精神疾病診斷和統計手冊》中，「網路成癮症」被列為「有待作進一步研究」。哎呀！

我鼓勵你進行媒體齋戒，從所有不必要的電子資訊中放個假，包括電視和廣播。把這個計畫看成不只是身體上的排毒，同時也是心靈上的排毒，減輕所有精神上的負擔和包袱的好機會，注意看看什麼才是你生活中真正重要的。

加進好的

接下來是加進好東西的時候了！

在血糖解方十日斷糖排毒法中的每個元素，都是由於其強大的效能，可以幫助身體療癒、解毒，並剷除多餘的體重。這種由食物和生活方式的特殊組合，是經由科學設計來相互協同工作，促進並優化成果。以下這些強有力的療癒和解毒的元素會被加進來：

- 能幫助排毒通路的食物
- 能減少發炎的食物
- 改善腸道功能的食物
- 平衡血糖的食物
- 運動
- 營養補充品
- 補充水分
- 日誌
- 放鬆
- 生活節奏
- 睡眠

能幫助排毒通路的食物

這個計畫中的食譜是專門設計讓身體沉浸在超級食物和植物營養素中，令每個細胞深入最大限度的排毒過程。正常健康的身體，在排毒過程中會進行得很順利。然而，當身體有毒素時，肝臟中的解毒機制變得很遲緩，某些毒素依然保持活躍，比身體系統可以處理的時間活得更長。這會讓人生病，阻礙正常的新陳代謝，也導致尿液滯留、浮腫和虛胖。

如果你超重，就被定義為內在有毒素，因為大多數的環境化學物質，如殺蟲劑和塑膠，都儲存在你的脂肪組織中。當你瘦身時，要將這些毒素清洗掉，從脂肪組織中釋放；否則，它們可能會毒害新陳代謝系統，影響瘦身。

有些食物會加速排毒過程，讓瘦身更有效率。這些能幫助排毒通路的食物都含有豐富的維生素B群、維生素A、維生素C和抗氧化劑，以及能排化學物品毒的植物營養素，在白菜、青花菜、芽球甘藍、包心菜、花椰菜、辣椒、香菜、綠葉甘藍、大蒜、生薑、羽衣甘藍、檸檬、洋蔥、洋香菜、迷迭香、西洋菜，以及海裡的蔬菜如裙帶菜、海草和海帶中都能發現。雞蛋不是植物性食物，但含有能解毒的營養素和硫。

【經驗分享】

我知道什麼是好的食物……我只是還在吃更多壞的食物，所以食物沒有同步產生作用。這一次，我真正明白不同的食物對我的身體有不同影響，有好有壞，而這幫我做出明智的選擇。

——傑基．伍茲

能減少發炎的食物

發炎是身體的正常反應，用以擊退細菌或治癒感染或傷口。發炎對我們來說並不陌生，常見的有：喉嚨痛、腳踝扭傷發生的腫脹、身上傷口感染發紅、發熱、一碰就痛等等。但是，我們現在關注的發炎是隱性的，並不一定會痛。是你的免疫系統試圖抵禦壞食物、壓力、毒素、過敏原、腸道內增生的壞菌，甚至低度感染的方法。

任何會造成發炎的原因，反過來會導致胰島素阻抗。我們已經知道，胰島素阻抗造成身體產生腹部脂肪，為親愛的人生綁緊這個備胎。所以，我們要專注於把如同悶燒火團的發炎現象冷卻下來，就是它一直在暗中破壞你瘦身的努力。

你已經學會用許多方式來為內在的發炎降溫，包括刪除糖、精製碳水化合物、反式脂肪、來自加工植物油過多的ω-6脂肪酸、人工甜味劑、味精、麩質、穀物和乳製品。為了最大可能地提高降溫效果，十天排毒膳食計畫包括許多含有豐富ω-3脂肪酸的食物，比如像鮭魚、ω-3雞蛋、草飼牛肉、奇亞籽、大麻籽、亞麻籽和核桃。食譜中的香草和香料（例如薑黃），以及完整的、真正的、新鮮的食物也有助於降低發炎，尤其是漿果類、深綠色葉菜、特級初榨橄欖油、堅果類和酪梨中健康的脂肪，以及高品質的蛋白質（如有機家禽、野生海鮮和非基因改造豆腐及天貝）。

改善腸道功能的食物

在我們的消化系統中，住著五百多種控制消化、新陳代謝和炎症的細菌。如今有個全新的研究領域正在崛起，研究人體的「微生物群系」（在人體腸道內的微生物和它們的基因構成的微生物群系），因為你體內細菌吃了什麼，可能比你吃什麼更能影響體重。

腸道細菌的茁壯取決於你餵食它們的東西。吃完整的、真正的、新鮮的食物能讓好菌增長。那些好菌會消耗你高達五〇%的卡路里攝取量，剩下較少的食物讓你吸收。好菌會提高你的新陳代謝。而另一方面，吃垃圾食物會導致壞菌成長。壞菌會製造出討人厭的毒素和毒氣，導致體重增加、發炎、虛胖、可怕的腹部腫脹，以及糖胖症。

當你吃進錯的食物，共生現象（你和你的腸道細菌之間的互惠關係）就沒了，你創造了一個有害的失調狀況，傷害你的腸壁，造成腸漏現象。部分消化的食物分子和微生物毒素會從腸道滲出，引起發炎反應（這是身體保護自己對這些「外來」蛋白質的方式）。這種發炎現象會轉而損害新陳代謝，影響大腦對食物的控制，造成胰島素阻抗和體重增加。

食用完整的食物、高纖維、低澱粉和低糖的飲食，這個排毒是基於餓死壞菌和餵養好菌，攝取含有豐富的維生素和礦物質的食物，來改善腸道功能，例如南瓜籽和白菜，含有很高的鋅；芝麻菜、羽衣甘藍、番茄和胡蘿蔔，都富含維生素A；還包括含有胺基酸和抗氧化劑的食物，如雞肉、火雞、鮭魚、洋蔥和洋香菜，可促進腸壁癒合；以及在泡菜中可找到的益生菌，減少腹部腫脹。

平衡血糖的食物

要平衡你的血糖，蛋白質是關鍵。每個午餐和晚餐都包含些精瘦的（最好是有機的）動物蛋白，輔以美味的蔬菜類。

有一個關於舊石器時代飲食法與純素食的飲食爭論，似乎值得一提。雖然以植物為基礎主導的飲食（表示你吃了很多真正的植物，而非從植物製成的麵粉和糖），肯定是健康的，但是純素食在體重上，可能成為很多人的問題。雖然它並非總是如此，但我已經看到很多純素食主義者有嚴重的健康和體重問題，因為他們採用替代肉類的食物是澱粉：包括白米飯、白麵條、麵包，和其他碳水化合物重、營養差的食物，一旦食用，便轉成糖在他們的身體驅使嗜吃的渴望。

穀類和豆類對於某些素食者也可能是個問題，因為它們提升血糖和胰島素的能力比動物性蛋白質還高。除非你真的知道自己吃得很營養，否則這樣吃可能是不健康的。是的，為了我們的地球，絕對應該少吃工廠養殖的肉類，但動物性蛋白質對很多人來說非常重要。如果是來自可持續的野生或牧場飼養，相信可以是很健康的。

怎樣的飲食是正確的？這取決於你的健康和新陳代謝的狀態。就你可以安全攝取的糖總量而言，病情愈重，愈少迴旋的餘地，但在你瘦身後，適應的彈性便會增加。十天排毒後，你可以實驗看看，使用穀物和豆類做為蛋白質來源。但如果你有顯著的體重或健康問題，就目前來說，我勸你還是避開它們。

在為期十天的排毒膳食中，你會發現，兩項傳統的黃豆蛋白質被包括進來：豆腐和天貝。雖然很明顯地，黃豆是豆類，但這兩種食物都是血糖指數明顯較低的，不像其他豆製品做的食物那樣會引起血糖升高。

談到植物性蛋白質，堅果類和種子類是例外。它們不會提升血糖，對於沒有堅果過敏的人，特別是那些有糖胖症的人，堅果和種子是完美的零食。堅果已被證明可以減少患糖尿病的風險、提升新陳代謝，並有助於瘦身。它們是蛋白質、好的脂肪、纖維和礦物質（包括鎂和鋅）的重要來源，這些都是扭轉糖胖症的關鍵。

運動

【經驗分享】

許久以來，我的身體一直希望自己吃正確的食物和運動，直到現在我才這麼做。我減輕三公斤，疼痛幾乎都消失了，現在有更多的精神去運動！真是感謝。

——提娜．佩特里

十天中，每天都以三十分鐘的適量運動做為開始。這對你的一整天都會效果非凡，啟動你的新陳代謝引擎，平衡大腦化學作用、血糖和荷爾蒙，讓你做出更好的選擇。運動能減少嗜吃的渴望並調節食欲，改善胰島素敏感性，增強你的粒線體（改善整體代謝）的數量和功能，鼓動排毒途徑，以幫助消除導致肥胖的環境毒素，降低皮質醇（壓力荷爾蒙，會促進腹部脂肪囤積），減少發炎，促進更好的睡眠。這是最好的抗憂鬱藥，最好的抗焦慮治療，能夠提高你的能量、健康和自尊心。重點在於：運動能提高這個計畫中你所做的一切！

如果你已經有規律的健身習慣，在那三十分鐘內，可以繼續做自己喜歡的運動。如果到現在為止，運動並非你生活規律的一部分，可以從三十分鐘的輕快步行開始，甚至慢慢走也行，如果你只能做到這些。若是你只能走五分鐘，就這樣開始，每天兩次，然後在一星期中逐漸增加。走路是很容易的，幾乎適用於每一個人，它不需要任何會員資格或高檔的設備。當你變得更強壯，就可以增加你運動的強度，並試試其他各類型活動。

營養補充品

現今關於營養補充品和與其相矛盾的報告充斥，對營養補充品的優點、效果和安全性說法不一而足，令人產生許多混淆。這很不幸，因為我相信對絕大多數人來說，在人類生存和最佳健康兩方面，營養補充品都是不可或缺的。事實上，「維生素」（vitamin）這個詞，是源於「維持生命所必需的胺」（vital amine），也就是在我們飲食中所發現的重要因素。沒有它，我們可能會病得很重或死亡。但九〇%的美國人缺乏一種或多種必需營養素，因為大多數人以加工食品和營養貧乏的食品維生。事實上，有一〇%的人沒有獲得足夠的維生素C，以防止壞血病（是一種深層的營養缺乏症，最早是從那些吃不到新鮮水果和蔬菜的水手們身上所發現），以及高達八〇%的人維生素D不足。

這裡簡單地解釋維生素和礦物質的作用。它們不是藥，並非以藥物的方式產生作用，所以不能用研究藥物的方式做研究，這就是為什麼你在媒體上聽到這麼多有關營養學研究混亂的訊息。維生素和礦物質，是我們的生物機制中重要的組成部分，讓我們的身體機能做出化學反應，包括新陳代謝和燃燒卡路里。每個化學反應需要一種催化劑（酶），每個催化劑具有「助手」或輔因子（輔酶）。維生素和礦物質就是幫手。

如果沒有維持維生素和礦物質在最佳水平，生物化學作用將不能正常運轉。為了燃燒在細胞中的卡路里，需要維生素和礦物質。

大部分人對營養素的想法，是以避免嚴重疾病（如壞血病和佝僂症）的最少需要量為主，而不是理想的、或增強生物學功能和健康的需要量。

當談到瘦身，營養品扮演至關重要的角色。當重要營養素很低的時候，身體會渴望更多的食物，希望尋求獲得這些營養素。我們吃愈來愈多的加工垃圾食品，尋找養分，但養分並不存在那兒。人們在營養過剩中挨餓，吃得太多卻營養不良，永遠得不到滿足。

在我們吃真正的食物時，因為其中含有多種營養成分，身體會比較滿意，吃得也比較少。但儘管如此，高品質的營養素需要有一定基本的量，以幫助運行身體的內在引擎。攝取足量的維生素和礦物質，可以幫助更有效地燃燒卡路里、協助調節食欲、降低發炎現象、增強解毒、幫助消化、調節壓力荷爾蒙，並幫助你的細胞對胰島素變得更加敏感。

在血糖解方十日斷糖排毒法中的營養補充品，既簡單又容易遵循，而且特別強調解決胰島素阻抗，和增強排毒過程。推薦的補充品包括一種特殊的超級纖維，名為ＰＧＸ，它吸收糖和脂肪，有助於控制食欲、降低血糖和促進瘦身。你會在第117－118頁準備階段中看到營養補充品的完整列表，以及每一項對排毒的重要性，還有可以在哪裡買到。

補充水分

許多人都長期處於脫水狀態，而喝含咖啡因的飲料會讓人更加脫水。簡單地補充水分已經與體重減輕產生關聯，透過沖洗掉在腎臟裡新陳代謝和環境中的毒素，有助於加強排毒，促進健康的腸蠕動，並且增加能量。這就是在排毒期間還有未來的日子裡，每天至少喝八杯水如此重要的原因。

研究顯示，在你吃東西之前，只要簡單喝兩杯水，可能就會顯著地瘦身。人們常犯的錯誤，是把渴了當成餓了，然後就吃東西，而非喝水。所以，每天要備有一大瓶新鮮過濾水在身邊，以方便常常喝。如果不確定該不該喝，喝就是了！

日誌

未經過濾地將自己的經驗和感受寫下來，這樣簡單的動作已被證明可以減少壓力，任何瘦身或改變行為計畫的效果都可以加倍。要打破盲目進食的循環，和用積極、健康的生活方式處理想法和情緒，日誌是最有效的方式之一，不再被壞食物和不良的生活習慣所擊垮。正如我常說的，描述飲食的文字和自我探索往往可以讓體重下降。寫作幫助人們更好地代謝自己的情感和熱量。還有，它讓我們對自己誠實和負責任，這正是成功的關鍵。

在準備階段，去買一本空白的筆記本，做為正式的排毒日誌，或是可以在www.10daydetox.com/resources免費下載排毒日誌。十天中每天早上，我會提醒你將進展記錄下來；每個晚上，你要對那一天具體關注的焦點做反思。請不要低估或忽略計畫中這個重要的部分。

放鬆

「你需要放鬆。」

有多少人聽過這樣的勸告？又有多少人紛紛點頭，表示贊同？多少人發誓有時間時要放鬆？然後，就被瘋狂的生活（和瘋狂的飲食）帶走了。

但如果你需要一些真正的動機，認真地把放鬆當回事，請想想這個：壓力會讓你的胰島素、細胞荷爾蒙（引起發炎，免疫系統的傳令兵）和皮質醇（在促進腹部脂肪的堆積上已惡名昭彰）升高。壓力也會增加食欲和想吃碳水化合物與糖的渴望，引發代謝功能障礙，導致體重增加。所以，如果你想瘦身，就從舒緩壓力重重的身體和心靈開始吧。

我設計兩個重要的放鬆練習，融入血糖解方十日斷糖排毒法中：終極排毒浴，和數到五呼吸小憩（吸氣、屏氣、吐氣時各數到五的深度呼吸法）。

終極排毒浴結合特殊的成分，幫助神經系統減壓，放鬆肌肉和大腦，鹼化並排除身體中的毒素，幫助深層的、恢復性的睡眠。數到五呼吸小憩是一個簡單而強大的呼吸技巧，會對頭腦和身體產生深遠的影響。你會從第四單元了解如何及何時該做這些練習。但現在，只要記住這一點：壓力會讓你胖，放鬆會讓你瘦！

生活節奏

身體是個生物有機體，不管我們喜歡與否，有沒有傾聽它們，它們都有非常特別的節奏。要讓生物機制重返正軌，取決於在對的時機做該做的事。包括早上醒來和晚上就寢的時間，吃東西的時間，運動的時間，還有放鬆的時間。

簡單地改變行為、重新平衡你的生活節奏，可能會有令人驚訝的強大效果產生：能量增加、睡眠改善和瘦身等。這就是為什麼我建議你在十天排毒過程中，每天為睡覺、吃飯、運動和放鬆設立時間表，並且持之以恆。

科學證明顯示，跳過正餐不吃、晚餐吃得很晚，和不吃早餐等習慣，保證會弄糟你的新陳代謝和增加體重。造成糖胖症的一大主因是夜食症候群，在夜間大吃特吃，或在半夜起來吃。原因幾乎都是由於白天總是吃不夠，血糖震盪所引起的。

在進食、運動、放鬆和睡眠等各方面，試著建立規律的生活節奏，然後看身體自然調節到健康的狀態，並且自動瘦下來。還有一個額外的好處，當遵守設立好的作息，你很省事，不用每天浪費精力在規畫要如何及何時做練習和飲食上面。

規律地吃三餐（如果餓了，可以吃點零食）可以讓你保持血糖和荷爾蒙的平衡。在一天的開始吃早餐能啟動新陳代謝，使一整天的熱量燃燒更充分。睡前兩、三小時避免進食，以免儲存為脂肪，食物也才能燃燒成為需要的能量。睡眠時，身體會處於修復、重建和生長的狀態，但你最不希望看到的生長是腹部的增長。這就是為什麼遵循適當的日常飲食作息是非常重要的。

睡眠

睡眠不足與許多疾病有關，包括肥胖症在內。我最近看了一本很棒的書叫《熄燈：睡眠、糖和生存》（*Lights Out: Sleep, Sugar and Survival*），由T. S. 威利（T.S. Wiley）和班特．福姆比（Bent Formby）所作，它記載了從燈泡發明後不斷上升的疾病。由於能夠透過人工光源延長一天的時間，人們錯失與自然季節同步的節奏，並失去身體原始睡眠模式的平衡。簡單地說，人們可以熬夜、更晚不睡，大家所做的，基本上是欺騙自己的身體，以為一直處於夏天狀態，那段期間的身體從生物機制上設定會儲存脂肪，並減緩新陳代謝，以便於度過冬季食物匱乏的幾個月，只不過，對大多數現代食客而言，這樣的時刻從來沒有真正到來。

如果剝奪身體的睡眠，會刺激食欲荷爾蒙——飢餓素的釋放，同時抑制控制食欲荷爾蒙瘦體素的水平。睡眠是一種天然的食欲抑制劑，尤其是對糖而言。

在我三十多歲時，長時間徹夜在急診室工作，那時總是渴望吃糖、餅乾、冰淇淋等，任何可以想到的東西，吃東西讓我能繼續工作。如果身體不能從睡眠中獲得足夠的能量，就會從食物中來尋找。想想看：如果累了，是不是更容易想到「我需要吃點東西」？

這十天是個很好的機會，看看睡眠充足對食欲和脂肪儲存機制有多麼強大的效果。我建議每晚至少要睡七個小時（但理想是八小時）。在第四單元，你會看到我最喜歡的讓睡眠品質良好的祕訣。

接下來，為你的十日斷糖排毒準備就緒吧。

▲ 第三單元

準備階段

【第六章】

準備開始

瘦身和健康的關鍵在於規畫和準備。在現實情況中，很多人往往在計畫宴會和度假上，比計畫自己的健康花更多的時間。你必須為自己生活的成功做設計，並創造能引導自己走向正確選擇的環境。舉例來說，如果你的儲藏室裡放的是堅果，而不是蛋糕，你更可能做出對的選擇。把你的想法、廚房、工作或學校環境設置好，對長期的健康和瘦身是不可或缺的。

在開始進行血糖解方十日斷糖排毒法之前，保留兩天做必要的準備，這會優化你的成果，避免走冤枉路和拖延，把你需要的一切都準備好。

在準備階段期間，需要做六件簡單的事：

1. 為廚房排毒。
2. 採買日用品。
3. 逐漸減少咖啡因、酒精和糖。
4. 調整自己的想法與目標。
5. 為自己做測量。
6. 加入血糖解方十日斷糖排毒法線上社群（www.10daydetox.com/resources）。

為廚房排毒

到目前為止，你的廚房可能已陷於食品行業的殘酷統治之下。現在就是你的機會，好好地改革一番，重新回收你的廚房！我們要從這裡開始，就是現在，把有礙瘦身和健康的東西都從廚房裡清掉，改頭換面，把廚房變成一個真正有助於營養和恢復健康的地方。

理想情況下，在準備階段的第一天，保留幾個小時為食物櫃、抽屜和冰箱排毒。首先，扔掉下列項目中的任何東西。（如果你不確定它是否符合標準，別傷腦筋，丟掉它，不用手下留情！）

- 任何不是真正的食物（例如，任何由工廠製造、罐裝、盒裝，或一包一包的食品），除非它是整體裝罐的食物（如沙丁魚或朝鮮薊），裡面只含有少數的成分（如水或鹽）。
- 食物或飲料含有任何形式的糖（包括蜂蜜、糖漿、龍舌蘭、楓糖漿、有機甘蔗汁和人工甜味劑），特別是含糖飲料或果汁。
- 凡是含有氫化油或精煉植物油（如玉米油或大豆油）的食物。
- 任何食物中含有人工甜味劑、防腐劑、添加劑、色素，或任何食品染料。基本上，任何有標籤或以任何方式處理過的食物。

下列項目也要清掉，但如果你覺得扔掉不舒服，在排毒期間把它們放在遠離視線的位置，只要覺得自己可以安全地避開它們就行。你可以選擇在過渡階段重新納入其中的某些食物，在第五單元你會讀到：

- 所有麩質產品（包括麵包、麵條、貝果等等）。
- 所有穀物（即使是那些無麩質的）。
- 所有乳製品（包括牛奶、優格和起司）。在家裡，這些東西是為家人準備的，但你的家人，可能不一定能很好地消化乳製品。如果他們食用大量的乳製品，試試全家十天都不吃乳製品，會是個明智的嘗試。如果你不想承擔這個風險，就自己避免食用乳製品，那麼它們可以保留下來。
- 所有的豆類。

採買日用品

為即將到來的十天，以下是需要用的一切。

雜貨

現在，你已經把冰箱和櫥櫃清理好了，接下來就是放進完整的、真正的、新鮮的食物，這是在十天排毒中所要吃的。在第277－278頁，你會看到十天排毒採買清單，其中包括我建議你在廚房放的必需品。無論是在這十天或是之後的日子，這些不易腐壞的物品將讓你能夠做出各種健康的膳食。我也建議你先讀十日斷糖排毒膳食計畫（始於第281頁），所以你可以先選擇三餐要吃什麼，並提前去採買這些食譜上所需要用的材料。

因為購買完整的、新鮮的、品質好的食物費用會比較高，許多人可能會在心中有所掙扎。但是，如果你考慮長期成本，包括花在治療疾病（食用加工、有毒食品的結果）的費用，更別提超重讓自己犧牲快樂和幸福的代價，你可能會有不同的看法。我鼓勵你誠實地面對，看看每週自己花多少錢在咖啡、汽水、便利食品外賣上，你可能會大吃一驚。如果放棄每天的拿鐵咖啡，一年可以省下將近一千五百美元。你也許會看到其他隱藏的資金，值得你花在建立良好的健康之上，可以拿來購買品質好的食物。

話雖如此，我有幾個聰明購物的祕訣，讓你買到經濟實惠的好東西。尋找當地的農夫市場（farmers’ markets），在那裡你可以用少一點的錢買到新鮮的農產品；或到價格低於一般超市的商店，如有機超市 Trader Joe’s，或去會員量販店如 Sam’s Club 或是好市多（Costco）購買蔬菜、橄欖油、水果、堅果、罐裝豆類和魚。也可以考慮加入當地的消費合作社，這是以社區為主的組織，也是當地農民和企業的後盾，可提供你以稍高於批發價的價格訂購整批的食物。請上 www.10daydetox.com/resources 發掘更多資訊，或上 www.localharvest.org 查詢當地有哪些資源。環境工作小組做了一本小冊子《在有限預算下買好食物》（*Good Food on a Tight Budget*），你可以在 www.ewg.org/goodfood 找到。

這是個天大的好機會，不只是在採買和飲食習慣上做出改變，也改變你的家庭。一名排毒參與者告訴我，在第一次買這些「奇怪的」新的食物時，她的丈夫給她一個悲哀的眼神，但是到最後，他愛她所煮的每一道菜，成為她最大的支持者。

經由為自己排毒，潛移默化中，也會悄悄地讓你的家庭更健康。家中某些成員可能會抵制，但在某種程度上，要他們改變飲食習慣，即使只是一點點，他們都會感覺更好。我總是告訴自己的孩子，我們的廚房不是餐廳；如果他們想吃，煮什麼晚飯就吃什麼，你有兩種選擇：要麼接受，要麼不吃也行。爭取家人的支持與合作，一起進行廚房的排毒。把閱讀食物標籤、找到有毒成分當成遊戲來進行。十天中只提供家人真正的食物，這將給你生活中重要的人一個機會，看到容光煥發的健康可以怎樣展現出來、感覺又是如何，到時候，他們會等不及要加入！

【經驗分享】

孩子每天都告訴我，我看起來很棒，並且更瘦了。他們問我今晚要吃什麼，他們說：我同意這些菜。表示他們喜歡這些菜！

——海倫・艾倫

終極排毒浴必需品

以下是十天中，在夜間沐浴所需要的用品（你會在第138頁第四單元看到準備終極排毒浴精確的說明）：

- 瀉鹽（總量約四五〇〇公克，足夠每晚兩杯）
- 小蘇打（總量約二三〇〇公克，足夠每晚半杯）
- 純薰衣草精油（一小瓶應該足夠，可以在大部分賣天然食品的商店買到）

排毒日誌

在整整十天裡，排毒日誌將成為你忠實的夥伴。買一本空白筆記本或日記本，記錄你測量的結果、想法和經驗。或者你可以使用在 www.10daydetox.com/resources 的線上日誌，它上面有所有的問題讓你回答。

營養補充品

在 www.10daydetox.com/resources 有我推薦病人的營養補充品，並可幫助你輕鬆選購取得。你需要的是十天排毒基本營養補充包。

在排毒期間，這些都會非常有幫助，但對大多數人而言，基本的營養保健也很重要，是為長期攝取而設計的。或者你可以在當地的健康食品店找到效果相當的營養補充品。我建議如下（見下方圖表的摘要）：

- 高品質的綜合維生素和綜合礦物質的補充品。包含維生素B群、抗氧化劑和礦物質，幫助新陳代謝運行、改善血糖，和胰島素功能。
- 二克純淨的魚油（EPA／DHA），是抗炎、胰島素增敏、血糖平衡、預防心臟疾病和補腦的補充品。
- 二千單位的維生素D3，有助於胰島素的功能。高達八〇％的人缺乏這種重要的維生素。

營養補充品	每日總劑量
綜合維生素	如標籤指示
純淨的魚油（EPA / DHA）	2 克
維生素 D3	2,000 單位
鉻*	500 至 1,000 毫克
鋅*	15 至 30 毫克
硫辛酸*	300 至 600 毫克
肉桂*	500 至 1,000 毫克
綠茶兒茶素*	100 至 200 毫克
PGX（粉末或膠囊）	2.5 至 5 克，每餐餐前服用；如果需要控制食癮，可選擇在其他時間另外服用
檸檬酸鎂	200 至 300 毫克（2 至 3 粒）每日一至二次

*鉻、鋅、硫辛酸、肉桂和綠茶兒茶素等，經常會被組合在一個特別的補充品中；可以在當地的健康食品店找找看。

- 額外補充血糖平衡和胰島素平衡的營養素，包括（每日總劑量）五百至一千微克的鉻，十五至三十毫克的鋅，三百至六百毫克的硫辛酸，五百至一千毫克肉桂，和一百到二百毫克的綠茶兒茶素，這些經常會被組合在一個特別的補充品中，能優化胰島素量、血糖平衡和新陳代謝。
- ＰＧＸ（粉末或膠囊形式）是一種超級纖維，能延緩血糖和胰島素升高，也可以減少嗜吃的渴望和減輕體重。餐前服用二．五至五克，配一大杯水喝。可以服用粉末狀的（半至一勺），或三至六個膠囊；粉末狀的往往效果更好。如果你在晚上特別想吃東西，也可以在晚餐後服用。
- 二百至三百毫克檸檬酸鎂，一天一次或兩次，如果有便祕問題，在排毒上這很重要，可能是因額外的纖維而引起，諸如ＰＧＸ，如果你的身體無法適應它。如果每天沒有排便一或二次，在這個計畫中可能會感到不適，所以一定要注意多久排便以及應對措施，讓每一天都順利進行。鎂也是能讓人放鬆的礦物質，有助於減少焦慮、改善睡眠、改善血糖控制，甚至讓肌肉痙攣消失。

【專欄】PGX：神奇的纖維

大多數美國人攝取的纖維不夠。人類這個物種，我們已經從古代狩獵採集時期每天吃進一百克的纖維，變成現在每天吃八到十五克或更少（在加工食品的飲食中）。纖維有助腸道好菌的健康、改善排便、防止癌症和心臟病，它也可以幫助瘦身。這種特殊的超級纖維稱為PGX（polyglycoplex的簡稱）在過去幾年已被廣泛研究，是從魔芋根（葡萄糖甘露蜜）和海藻纖維而來的一種獨特的超級多醣複合物，它減緩糖（和脂肪）被吸收到血液中的速度，並具有平衡血糖和胰島素、降低食欲的整體效果，還可以幫助瘦身。

我的一名糖尿病患者僅服用這種特殊的纖維，就降低了一百個單位的胰島素，另一名則減重十八公斤。這就是為什麼我建議在十天排毒期間，每頓飯前服用PGX。如果你選擇只用一種營養補充品，PGX是排毒過程中最重要的。

請注意：為了保證纖維以它應該運行的方式通過你的系統，每天喝八杯水是不可缺少的。否則，可能會發生便祕。如果有便祕的傾向，請參閱第三天（第159頁），以了解如何安全地排便，免於受這個問題的困擾。在十天排毒過程中，最糟糕的事情就是便祕。在第三天的部分會解釋服用纖維、鎂和維生素C，應能解決大部分難處理的便祕情況。

可選擇的檢驗工具

如果預算允許，我強烈建議你去買下列檢驗工具，才能真正在十天斷糖排毒後徹底改觀（見www.10daydetox.com/resources）：

- 一個血糖機。

- 一個 FitBit 追蹤的 Wi-Fi 智慧型體重計或 Withings 體重計，直接上傳你的體重、BMI，和各種圖表到你的智慧型手機上。
- 一個血壓計，同樣可上傳血壓到你的智慧型手機上，以便於追蹤。
- 一個個人運動追蹤器，追蹤你的日常活動和睡眠，例如 FitBit、UP by Jawbone 手環、Withings Pulse，或耐吉 FuelBand 等的活動追蹤設備都不錯。

運動服裝

我盡可能每天都去跑步。通常我會準備一雙跑鞋和一套適合天氣的衣服，放在一起，每當我準備好要去跑步時，衣服也隨時可用。以同樣的方式想想烹飪：把需要用到的食材和用具準備好，是不是比你每次要用東西時，再跑去店裡買更容易許多？請記住，在這裡我們的目標是要創造最大的成功，人性使然，東西準備好，去做的可能性會更高。

把你的運動鞋從櫃子裡拿出來，或者去買一雙。選擇你覺得用來走路最舒適的衣服，確定它是乾淨的，隨時可以用上。讓我們把一切準備好，清除所有障礙，當排毒第一天開始時，你已經蓄勢待發。

過濾水和瓶子

確保自己喝乾淨、純淨的水最簡單的方法，是用一個簡單的活性炭過濾器（如 Brita 牌濾水壺）過濾，然後用隨身攜帶的不鏽鋼或玻璃瓶裝水。可以在大多數家庭用品店、甚至在超市買到這些用品。

逐漸減少咖啡因、酒精和糖

為期兩天的準備階段正式開始，我稱之為你的休毒期（drug holiday），這些毒物是指咖啡因、酒精和糖。這些東西可能會暫時使你感到精力充沛、很清醒，但它們的效力很快會消失，讓你需要更多，或者進入崩潰與渴望的惡性循環中。

把這像雲霄飛車一樣瘋狂的毒物停掉，幾天下來你就會明白到底這些物質是如何暗中破壞你的能量、健康，和瘦身的努力。

我建議分階段逐漸減少咖啡因。第一天準備期喝正常量的一半，第二天再減少一半量，然後在排毒的第一天完全不喝。如果你累了，休息一下。做緩和的運動、喝大量的水、泡個熱水澡，並額外補充維生素C（一千毫克，每天兩次）可以幫助減輕戒斷性頭痛。如果真的讓你很難受，試試四百毫克布洛芬解熱鎮痛劑（我知道，這是一種藥物，但我相信不必要的痛苦可以不用承受，一劑沒有大妨害）。

【經驗分享】

我沒想到自己真能放棄咖啡和乳製品，但感覺好多了是很好的交換。最初幾天我感到非常累，但迷霧逐漸散開，我開始體驗到更多的活力、更清晰的頭腦、注意力更集中、更好的心情……和額外的獎賞，就是瘦身。

——寇麗．布萊克

在十天排毒的第二天，我們的重點將是處理排毒症狀。如果你在逐漸減量階段需要一點額外的支持，請參看本書第157－158頁的內容。

趁這個時候戒除酒精，並停止喝任何加糖或含人工甜味劑的飲料。停止所有的加工食品，現在也是時候了。不是逐漸減量，而是完全停掉。好像撕下OK繃帶一樣，慢慢地撕反而會更痛。在排毒第一天，你會避開所有的糖和任何會轉成糖的東西。但首先，由停掉致命液體開始！

調整自己的想法與目標

體內革命始於想法。在過去，不僅因為錯誤的飲食習慣，也由於錯誤的想法，讓你瘦身的努力受動搖，現在要調回正確的位置。

在準備階段，排毒日誌猶如你的生命線，用來剷除那些破壞你成功的心理障礙、看法和態度。目標是警覺到什麼東西在妨礙自己，有意識地把注意力轉移到你的期望，並且知道自己能夠做到。

在這兩天準備期間，保留一點時間出來，讓你可以完全集中注意力，回答下列問題，想到什麼就寫下來（這裡的關鍵字是「寫」，若只是精神上注意答案，無法讓你懷有責任感或得到相同的效果）。如果其他想法和感受湧現，也都寫下來。寫下你未經修改的內心世界，這個簡單的行為會發揮改變作用。

- 我為什麼要進行這個排毒？我對自己的身體和生活有什麼夢想，要透過這個排毒來達成？
- 對於這十天，我有哪三個具體的目標？
- 妨礙我瘦身，排前三名的是哪些事情？（例如：情緒化進食、食糖成癮、選用劣質食品、忙礙的生活、食品業者鼓勵壞習慣、害怕失敗、害怕成功。）

- 內心什麼樣的看法可能會限制自己？（「我以前曾經試過但失敗了」或「瘦身太辛苦」或「我不值得給自己這麼多時間和精力。」）
- 我與食物的關係是什麼，我想要如何滋養自己？
- 超重或生病如何傷害自己的幸福，和實現人生目標的能力？
- 經由學習適當的滋養和照顧自己，我怎麼看待自己生活上的改變？
- 從吃得好、實踐自我照護和滋養，過去我曾有什麼樣正面的經驗？

用愈多的光點亮內在隱藏於潛意識的障礙，愈有機會能跨越它們。也許更重要的是，從深處連接到你的目標和意圖上，會啟動你的內在動機，可能令你大吃一驚。

說真的，你為什麼進行這個計畫？是為了誰呢？如果你獲得了充滿活力的健康，你的生活會有什麼不同？

【經驗分享】

我有個八歲的女兒，她有第一型糖尿病、甲狀腺功能減退和麩質過敏。所以，我對血糖很清楚。但我從來沒有想過自己也有這種問題！我做血液檢測的結果出來，空腹血糖是91，這對理想的健康狀態而言是太高了，碰巧同一天我開始了排毒計畫。我在排毒過程中瘦了近兩公斤，腰圍和臀圍各減少7.5公分，BMI從超重回到正常的24.7，腹脹也消退了。但真正讓我吃驚的是，空腹血糖從平均90降到78。我意識到自己有個問題——就是那些「健康」無麩質的零食！

> 進行十天斷糖排毒膳食計畫是為了治療我的女兒。希望她和食物與營養有良好的關係。對她來說，這是生死攸關的，現在我意識到對自己而言也是一樣。我是個老媽，若是我想處於長時間有品質的生活中，我要承諾自己維持一定水準的自我照護。我進行這個計畫是為了長壽、活力，和我的孩子們。
>
> ——特麗・弗里德曼

為自己做測量

在開始排毒前一天，做下列的幾種測量，並在日誌中記錄下來（或上www.10daydetox.com/resources，找到線上健康追蹤工具）：

- **體重**。早上起來第一件事情是量體重，不穿衣服和上廁所之後。
- **身高**。看是多少公分。
- **腰圍尺寸**。用捲尺測量，找到肚臍處最寬的地方，而不是在繫腰帶的地方。
- **臀圍大小**。同樣用捲尺測量，找到你臀部最寬的地方。
- **大腿圍**。分別測量你兩隻大腿的最寬處。
- **血壓**。可以經由你的醫生或在藥房檢測，或買血壓計回家測（可上www.10daydetox.com/resources）。

此外，請務必填寫在第21－23頁的毒素測量問卷。如果你打算做膽固醇分析或基本的實驗室檢驗（我強烈建議你這麼做！），現在是時候了。該做的具體檢驗請參見88頁（接受醫師的檢驗）。

加入十日斷糖排毒法線上社群

血糖解方十日斷糖排毒法不只是一個計畫或一本書，而是一個團體。記住，瘦身和健康是一種群體活動！你可以獨自一人進行這個計畫，但如果你找到一個死黨、加入或組成一個小團體，或加入線上社群 www.10daydetox.com/resources，不僅可以在過程中找到支持和同伴，在有疑問或氣餒時，才有幫助的力量，效果將會事半功倍。

【經驗分享】

我認為這個計畫最棒的部分是有個支持小組，每天我可以加入小組好幾次。我只發表過兩三次，但看到其他人做得這麼好，讓我覺得備受鼓舞。

——安琪拉．克里斯汀

你還可以參加我們的小型線上支持團體，或從任何一個我親自培訓的營養學專家得到線上，或個人營養的專業指導。我鼓勵你加入血糖解方十日斷糖排毒法線上課程，獲得你需要的所有工具，並加入一個小團體或線上社群，找到志同道合的人互相支持。

我是人生教練（life coaching）的支持者，它可以幫助你走出自己的習性。我已經成功地用它許多年，幫助我成長、改變阻止我向上提升的種種行為。這些資源都可以在 www.10daydetox.com/resources 找到。

我對你的特殊要求

當你踏上這個激動人心的旅程，我鼓勵你把撥出的這十天當做一場靜修。你多久沒有機會這樣做了呢？把它當做送給自己的禮物，一個度健康假期的機會。清除身體裡的垃圾、清除頭腦中的垃圾、清除周圍環境中的垃圾、清除生活裡的垃圾。人很容易被淹沒在日常生活的混亂中，所以把這個時候當做個人的靜修，知道它會徹底改變你的身體。

準備階段核對清單

- 為廚房排毒。保留幾個小時來做，大膽一試！
- 檢查十天排毒採買清單，把膳食計畫預先讀過，選擇每天的三餐，並為即將到來的日子採購食材。
- 如果家裡沒有，要買營養補充品。
- 為終極排毒浴購買材料。
- 買一個簡單的活性炭過濾器，和一個不鏽鋼或玻璃瓶以便隨身攜帶。
- 戒掉酒精和所有的液體糖（飲料和果汁）。
- 逐漸減少咖啡因、加工食品，以及其他形式的糖。
- 把運動鞋和運動服裝準備好。
- 準備一本排毒日誌，並回答第122-123頁上的問題。
- 為自己測量（體重、身高、腰圍、臀圍、大腿、血壓）。

- 填寫在第21–23的毒素測量問卷。
- 可選擇：買一個血糖機，並學會使用。
- 可選擇：買一個 FitBit 追蹤的 Wi-Fi 智慧型體重計或 Withings 體重計和血壓計。
- 可選擇：一個個人運動追蹤器，如 FitBit、UP by Jawbone 手環、Withings Pulse，或耐吉 FuelBand 等。
- 非必要：考慮進行基本的實驗室檢驗。
- 在排毒期間，加入線上社群尋求支持。見 www.10daydetox.com/resources。
- 考慮以 www.10daydetox.com/resources 中的營養和／或人生教練來支持排毒旅程。

第四單元

十天排毒

【第七章】

每天的實踐事項

這十天的生活模式很簡單。每天的待辦事項都一樣，食譜和每天的主題都已經定好了，所以你會知道該怎麼做菜、怎麼吃，並專注於每一天的進行。你需要做的就是仔細遵循每個步驟，結果就會自動發生。

日常作息表

下列是十天中每天要遵循的計畫。我鼓勵你每天在大致相同的時間做這些練習，來平衡你的生物節奏，幫助身體療癒：

1. 為自己做測量，並在排毒日誌或線上追蹤工具記錄結果。
2. 步行三十分鐘（或做其他形式的適度運動）。
3. 依照指示吃營養補充品。
4. 做早餐排毒精力湯（早餐進食前先服用ＰＧＸ配一杯水）。
5. 吃點心（可隨意選吃或不吃）。
6. 吃午飯（進食前先服用ＰＧＸ配一杯水）。

7. 吃下午點心（可隨意選吃或不吃）。
8. 享用晚餐（進食前先服用ＰＧＸ配一杯水）。
9. 寫排毒日誌，記錄你的體驗，並回答當天的焦點問題。
10. 練習數到五呼吸小憩五分鐘。
11. 做終極排毒浴。
12. 睡七至八個小時。
13. 一整天：喝八杯乾淨、過濾過的水。
14. 一整天：不要小看在排毒期間媒體齋戒的力量，在工作或個人活動中減少使用手機、電子郵件和螢幕的時間。我保證，當你回來時世界還在。

組成排毒的療癒元素

十天排毒所用的元素是設計好要一起搭配運用的，以創造最有效的結果。你不必相信或了解它們，只要做就是了，它們會自動展現成果。一旦你做了，你會發現它們隱性相輔相成的療癒力量。以下是進行每個練習的細節。

走路（或其他運動）

早上起來的第一件事是運動，以啟動新陳代謝，為一天邁出正確的前進步伐。如果你以前從來不運動，就從慢慢走三十分鐘開始。如果運動已經是生活的一部分，或者覺得可以做稍微劇烈的運動，就放心大膽一試！你可能會對自己感覺這麼積極和充滿活力而驚訝。

追蹤結果

每天早上，在走路和吃早餐前，在排毒日誌或線上追蹤工具上記錄以下的測量。研究顯示，單從記錄這些數字的簡單行為，就更能幫助你瘦身成功：

- 體重
- 腰圍尺寸（在最寬的地方測量，在肚臍附近）
- 臀圍（在最寬的地方測量）
- 大腿（在最寬的地方測量）
- 血壓
- 血糖（可任選時段；理想上早餐前測，吃過兩個小時後再測一次，也可以晚飯後兩小時測，看你的飲食如何影響血糖）

每天晚上，在排毒日誌或線上追蹤工具做如下記錄：

- 你前一天晚上睡多久？睡得如何？（深睡還是淺睡）
- 你那天吃什麼？
- 你運動多久？
- 你花在放鬆的練習上多少分鐘？
- 你有發現和上述任一個或全部相關的任何效果嗎？

【經驗分享】

我從來沒有堅持過任何一個計畫，朋友鼓勵我試試這個，說她知道我能達成，因為我喜歡管理和組織。我要很高興地說，我堅持下來了，這比我想像的要容易得多！每天做統計表檢查，產生了巨大的動力。

——費伊．史威特斯基

營養補充品

請記住，就像油脂潤滑車輪，營養品也能讓新陳代謝更順利進行，幫助控制食欲、促進瘦身。可參考以下列表，依照指示每日服用這些補充品，：

- 高品質的綜合維生素和綜合礦物質，每日依標籤指示服用。
- 一克純淨的魚油（EPA／DHA），每日兩次。
- 二千單位的維生素D3，每日一次。
- 二五〇至五百微克的鉻，每日兩次。
- 十五至三十毫克的鋅，每日一次。
- 一五〇至三百毫克的硫辛酸，每日兩次。
- 二五〇至五百毫克的肉桂，每日兩次。
- 五〇至一百毫克的綠茶兒茶素，每日兩次。
- 二．五至五克PGX（粉末或膠囊狀）每餐飯前服用。

• 可吃或不吃：一百至一五〇毫克檸檬酸鎂，每日兩次，以預防或改善便祕。

所有的營養補充品中，PGX是排毒過程裡最有效的補充品。因為它抑制胰島素飆高，藉由增加飲食中纖維的量（參見119頁PGX：神奇的纖維），幫助清理腸道。如果有便祕的情況，如上所述，一定要添加檸檬酸鎂。

早餐排毒精力湯

早餐排毒精力湯可點燃新陳代謝之火，讓你在一整天燃燒更多熱量，促進瘦身。精力湯的內容充滿著超級食物、蛋白質、健康油脂和植物營養素，讓血糖維持平衡，一整天中能量都會很高。此外，它們讓人感到飽足和滿意，不用擔心會挨餓。一名十天排毒參與者說：「吃過早餐精力湯，我一天都充滿精力，還得強迫自己吃午餐呢！」

我放了幾個自己最喜歡的食譜配方在後面的食譜單元。我鼓勵你每道都嘗試一下，找到你最喜歡的為止。

營養補充品	每日用量
綜合維生素	每日依標籤指示於早餐服用
純淨的魚油（EPA / DHA）	1 克，每日兩次，早餐和晚餐
維生素 D3	2,000 單位，每日一次，早餐
鉻*	250 至 500 微克，每日兩次，早餐和晚餐
鋅*	15 至 30 毫克，每日一次，早餐
硫辛酸*	150 至 300 毫克，每日兩次，早餐和晚餐
肉桂*	250 至 500 毫克，每日兩次，早餐和晚餐
綠茶兒茶素*	50 至 100 毫克，每日兩次，早餐和晚餐
PGX（粉末或膠囊）	2.5 至 5 克，每餐飯前服用；如果需要控制嗜吃的渴望，可以在其他時間服用額外的劑量
檸檬酸鎂	100 至 150 毫克，根據需要每天兩次

*這些營養品經常會被組合在一個特別的補充品包中；可以在當地的健康食品店找找看。

天然健康蛋白質精力湯（參見288頁）是我個人最喜歡的，它嚐起來好極了，並能整天保持你的血糖平衡。

正餐和點心

【經驗分享】

我喜歡知道要吃什麼，不用做複雜的選擇。有了事先制定好的計畫真是太棒了！我採買那些需要用到的東西，擺在屋子裡的同一個地方，用起來就很方便。要規畫三餐對我而言一直很有壓力，一旦我看到這些菜做起來這麼容易，壓力頓時解除。在日常進行的基礎下，它變得更輕鬆了。這增強了我的信心，知道自己可以規畫健康的飲食，比我想像中要容易太多了。

——凱倫．科爾

每天都有具體規畫好的菜單，不用花精神想要吃什麼，並確定你獲取平衡的食物和營養，讓你感到飽足又能排毒。以下是你的三餐：

早餐：選擇你最喜歡的早餐排毒精力湯。

午餐：每天，你有兩種基礎方案的午餐選項：可以從食譜單元裡任選一道湯，配上蛋白質食物；或選海曼博士的超級沙拉，配上蛋白質食物。另外，也可以選擇同一天的探險方案裡的午餐選項。

晚餐：可從當天基礎方案的晚餐食譜（非常簡單和容易），或探險方案的晚餐食譜（如果有時間並想要探索食物的話，可有更多點額外的樂趣）二選一。

點心：上午點心，每天吃一小把堅果（十至十二粒堅果），例如杏仁、核桃、美洲山核桃或夏威夷堅果。視狀況而定，如果覺得吃過早餐精力湯還很飽，就不需要點心。至於下午的點心，則享受食譜單元裡任一種沾醬和塗抹醬搭配蔬菜沙拉（新鮮蔬菜切片：如胡蘿蔔、黃瓜、椒類或芹菜）。十天中，這些沾醬和塗抹醬可以用你喜歡的方式混合搭配。或者可選擇下午用堅果當點心（替代沾醬和蔬菜）。

正如我先前解釋的，若是你真的趕時間，或者不喜歡基礎方案或探險方案裡某一天的食譜（我鼓勵你保持開放的心態，嘗試新的東西！），你可以選擇用基本蛋白質食物（雞肉、魚、豆腐或瘦紅肉，十天中紅肉限用一次）和非澱粉類蔬菜（清蒸、炒、燒烤或烘烤）。這些非澱粉類蔬菜，只要你喜歡，想吃多少就吃多少，每一餐都盡可能吃多種不同類型的蔬菜，如番茄、黃瓜、青花菜、任何類型的綠葉蔬菜、蘆筍和四季豆。在第二十章，你會看到「烹飪基本知識」，提供你超簡單的方法來準備這些蔬菜和蛋白質食物。

日誌

每天晚上，留點安靜的時間來寫下一天的經歷。你的感覺如何？有什麼興奮或者沮喪的事嗎？注意到身體有什麼樣的變化嗎？心情有何轉變？這是你的個人時間，讓自己的想法和感受真正傾瀉出來。想到什麼就寫下來，沒有任何過濾或壓抑！研究顯示，寫作對療癒和促進瘦身有重要的改變力量。

每晚的日誌時間裡，還要針對當天的焦點問題作答。這些問題是專門用來指導讓你的內在探索進入更深的層次，並清除可能出現在這條路上的任何精神或情緒障礙。

數到五呼吸小憩

【經驗分享】

今天是個讓我非常緊張的一天，在某個瞬間，我想去買一杯冰茶。事實上，我真的把車停在買茶的地方，然後又想，「為什麼要放棄自己已有的進展？」於是我就在車上坐了一會兒，進行深呼吸運動，然後從容地開車回去上班。我很為自己感到驕傲。

——艾娜琳．雷德

請記住，壓力會讓你胖，放鬆會讓你瘦。放鬆可以幫助你重新設置新陳代謝，並降低皮質醇。每天一段清醒的、從容的，集中的深度放鬆和自我覺知，將會深刻地影響健康和體重。

每一天，我要你花五分鐘靜靜地坐著，練習下面的深呼吸運動：

1. 坐在椅子上，或坐在床上用枕頭做靠背，或在地板上放墊子盤腿。
2. 閉上你的眼睛和嘴巴。
3. 用鼻子緩慢吸氣的同時，數到五。
4. 屏息，數到五，然後慢慢呼氣，同時數到五。
5. 持續進行五分鐘。

如果用餐前這麼做，可以緩解你神經系統的壓力，消化和新陳代謝都會運行得更好。當你吃東西之前進行這項練習時，只要循環呼吸五次。然後觀察，經由這種簡單的覺知行為，你的食欲和你與食物的關係有何變化。

即使只是進行這樣的呼吸循環五次，也能完全改變大腦化學作用，創造深層的寧靜和幸福，屢試不爽。每個人都會做，在任何地方，任何時間。如果你說自己一天找不到五分鐘來做這個重要的練習，那麼我認為你需要認真地重新審視自己的生活了！

終極排毒浴

【經驗分享】

我喜歡排毒計畫中放鬆的這個部分。終極排毒浴令人極其愉快……我用蠟燭和柔和的音樂。日常生活中，我從來沒有為自己這麼奢侈過！

——杜拉．康拉德

終極排毒浴結合瀉鹽（硫酸鎂）、小蘇打（鹼化），和薰衣草精油（皮質醇和降壓芳香療法）。每天晚上使用，能有深度的放鬆和排毒。

以下是做法：

- 把水加熱到你可以忍受最熱的程度。
- 加入二杯瀉鹽、半杯小蘇打粉和十滴薰衣草精油（可任加：燭光、舒緩的音樂，以增加氣氛）。

- 放進一個緊張的人。
- 浸泡二十至三十分鐘。

你一定會很喜歡這個放鬆的儀式，排毒計畫結束後，可能會想繼續泡下去。我幾乎每天晚上都泡終極排毒浴。它幫助我入眠，抹去白天的匆忙和擔心，並獲得頭腦和肌肉放鬆，以及全身排毒的三重效益。旅行時我會泡浴，特別是當我長途旅行回來後，它幫我調整時差。與你的伴侶一起泡終極排毒浴，會創造一個更加神奇的療癒時段，可連接和重新啟動你的身體系統。

【經驗分享】

我已經結婚二十六年，在這段時間我的丈夫很少泡浴。現在他每天晚上泡終極排毒浴，並且很享受。對我們緊張生活，它真的幫了不少忙。

——克里斯．沃佩爾

充足的睡眠

在這十天中，你每天晚上最少要有七小時（理想是八小時）的睡眠。請記住，缺乏睡眠不僅損害認知功能和健康，也會導致想吃糖和碳水化合物的渴望。足夠的休息與睡眠是個強大的工具，能停止嗜吃的渴望，並且促進瘦身。

除了放鬆的終極排毒浴和數到五呼吸小憩，這裡提供一些我最喜歡的放鬆技巧，讓你能輕易入眠：

- **每天在相同的時間就寢和醒來**，形成有規律的睡眠節奏。
- **你的床僅用於睡眠和做床第之事**。
- **創造一個乾淨、舒緩、寧靜的睡眠環境**，幫助你入眠。臥室應該是個身心休息的殿堂，在你忙碌了一天之後，提供清靜和安寧。
- **讓臥室環境全黑和安靜無聲**（眼罩和耳塞都是很棒的用具）。移除任何有燈光的鐘或電子數字顯示鐘，或把它們用東西蓋起來。
- **每天至少曬太陽二十分鐘**，最好一早就曬太陽。陽光進入眼睛，會觸發大腦釋放出特殊的化學物質，如褪黑激素，這對健康的睡眠週期和平衡情緒至關重要，而且有助於防止早衰。
- **睡前三小時不要進食**。睡前吃太飽會導致夜裡睡不安穩。原本應該用來修復和療癒身體的能量，會被轉移到消化吃的東西上。進食太晚也一定會增加體重，因為身體會傾向於存儲所吃的熱量，而非燃燒它們。
- **睡前避免看太明亮的、有刺激性的螢幕**。它們會改變大腦裡自然睡眠的化學作用。不要檢查電子郵件、看 iPad 或檢查手機。睡覺前看電視也可能會明顯干擾睡眠。
- **用一小時（或至少二十分鐘）完成放鬆，讓自己慢下來**。泡終極排毒浴會很有幫助，或試著躺在床上讀些能讓人舒緩的書。
- **把你掛慮的事寫下來**。你已經將排毒日誌發揮得很好，需要時可以隨意使用，把一切造成你焦慮和可能擾亂睡眠的因素都寫下來，減輕負擔。並且訂定隔天的待辦事項，讓頭腦自由放空，幫助你進入放鬆的狀態。

- **睡前按摩或做伸展運動**，放鬆身體。或學習一些簡單的、有恢復作用的瑜伽姿勢。一個簡單的姿勢是靠牆抬腿：躺在地上，把你的腿靠在牆上伸直。這種類型的伸展可以幫助身體安靜下來，讓頭腦平靜，並重設神經系統。在www.10daydetox.com/resources，可以找到許多DVD和資源，學習簡單的瑜伽動作。或更好的是，到住家附近的瑜伽教室上課，直接嘗試一下。
- **保持腹部的溫暖**。這可以提高體內的核心溫度，有助於啟動適當的化學物質來幫助入睡。一個熱水袋、電毯，或枕邊人溫暖的身體，都會有幫助。
- **避免服用干擾睡眠的藥物**。包括鎮靜劑（它最終將導致破壞正常的睡眠節奏）、抗組織胺劑、興奮劑、感冒藥、類固醇，以及含有咖啡因的頭痛藥。
- **使用草本療法**。試著服用三百至六百毫克西番蓮（passionflower），或睡前一小時服用三二〇到四八〇毫克的纈草根萃取物（Valeriana officinalis）。
- **試試其他幫助睡眠的營養補充品和草藥**。你可以嘗試一至三毫克褪黑激素、一五〇至三百毫克的鎂、二百至四百毫克的茶胺酸、五百至一千毫克GABA（一種讓人放鬆的胺基酸）、五十至二百毫克的5羥色胺酸、三六五毫克木蘭。這些營養補充品最好睡前服用。剛開始時可以試褪黑激素，然後補充鎂。如果你還是睡不好，你再添加其他的。見www.10daydetox.com/resources可以找到緩和、不會讓人上癮的助眠補充品。
- **讓自己放鬆、冥想或意象引導式的CD**。在www.10daydetox.com/resources，你會看到稱為終極平靜（UltraCalm）的引導式放鬆CD課程，可以幫助你從壓力中紓解身心，並讓身體休息和恢復。

【經驗分享】

我以前從來就不是個早起的人。現在，我很早就起床，早點到辦公室……老實說，我很難相信自己是個早起的鳥兒！如果可以，以前白天我會打盹一小時。現在我的能量已經改變很多，醒來後立刻就起床，一整天都充滿活力。我以前認為自己睡得很香，但現在我才真的感覺早上是精力充沛的。

——傑基．伍茲

補充水分……八次

每天至少要喝八杯乾淨、純淨的水，幫助控制食欲，並透過腎臟沖洗掉新陳代謝和環境中的毒素。也可以試試飯前先喝兩杯水，僅僅這樣做已被證明可幫助瘦身。如果你喜歡，也可以喝熱水，擠點檸檬汁，或喝不含咖啡因的藥草茶（熱的或冰的都可），例如瑜伽茶（Yogi tea）、美國純手工茶（Mighty Leaf tea）或泰舒茶（Tazo），一天裡的任何時間皆宜。

注意：如果你正在服用ＰＧＸ，喝足夠的水就特別重要，以避免便祕。這再怎麼強調都不為過！

關機，進行媒體齋戒

關掉電視、把智慧型手機關靜音、從網際網路中走出來。為了未來十天，除了重要的溝通往來之外，從科技和資訊中給自己放個短期假。花時間與家人、朋友相處，或只是沉浸在自己安靜的想法中，它們都是你滋養、恢復和靈感的來源。你的頭腦、幸福感、健康和腰圍，都會感謝你的。

【經驗分享】

我發現一間安靜的屋子是種令人欣然的寧靜……

——朵娜．斯坦菲爾德

十天應做清單

- 做各種測量和記錄結果。
- 做三十分鐘運動。
- 服用營養補充品（每餐飯前服用ＰＧＸ，配一杯水。其他的營養補充品，在吃早飯前服用）。
- 做早餐排毒精力湯。
- 按照每日膳食計畫吃點心、午餐和晚餐。
- 寫排毒日誌。
- 練習數到五呼吸小憩五分鐘。
- 泡終極排毒浴。
- 七至八小時睡眠。
- 一天至少喝八杯乾淨、過濾後的水。
- 享受媒體齋戒。

【第八章】

第一天：滿足

【經驗分享】

我發現最令人驚訝的事是，我幾乎沒有像以前一樣渴望要吃甜點或鹹的食物。同事會帶餅乾、糖果和其他零食來公司，我超級喜歡的。事實上，我很慚愧地說，自己會偷偷多拿一點放到辦公室，想留到晚點再吃……但總是很快就被我一掃而空。

因為排毒產生的變化，我能夠走過放零食的地方，當某人專門帶零食來給我時，我能禮貌地拒絕。這對我真是個不凡的禮物！看著朋友們吃我以前吃的東西時，我不會再被影響，也不會大驚小怪的怨嘆：「哦，可憐的我，不能吃那個。」老實說，我只是不想再吃那樣的東西了。

——艾娜琳．雷德

歡迎來到你身體改造的第一天！

以下是今天待辦事項的核對清單，接著是完整的膳食計畫：

上午：

- 做各種測量，並在排毒日誌或線上追蹤工具記錄結果。同時記錄你前一天晚上睡眠時間有多少，和睡眠品質好不好。

- 以三十分鐘的輕快步行或其他運動開始新的一天。
- 在早飯前，服用二．五至五克ＰＧＸ纖維：三至六粒或半勺至一勺的粉末，配三〇〇c.c.的水一起喝。
- 隨早餐服用其他營養補充品（參見133頁）。
- 做早餐排毒精力湯（參見下文膳食計畫）。
- 可任選：享受上午點心（參見下文膳食計畫）。

下午：

- 午飯前，服用二．五至五克ＰＧＸ纖維，配一杯水喝。
- 吃午飯（參見下文膳食計畫）。
- 可任選：享受下午點心（參見下文膳食計畫）。

晚上：

- 晚餐前，服用二．五至五克ＰＧＸ纖維與水。
- 隨晚餐服用營養補充品（參見133頁）。
- 吃晚餐（參見下文膳食計畫）。
- 花十五分鐘記錄你的體驗，並回答151頁上列出的第一天日誌問題，寫下今天你所吃的和所做的一切，你有什麼感覺，在精神和專注力上有任何改進或變化，而這些變化讓你在身體上、精神上和情感上有何感覺。

- 做數到五呼吸小憩（參見137頁）。
- 泡二十至三十分鐘終極排毒浴（參見138頁）
- 七至八小時的睡眠。

今日膳食計畫：

- 早餐：你選擇的排毒精力湯（參見288頁）
- 上午點心（可隨意）：十至十二粒堅果（杏仁、核桃、美洲山核桃、夏威夷豆）
- 午餐：
  - 基礎方案：可選擇湯加上蛋白質食物（參見292頁）或海曼博士的超級沙拉（參見291頁）加上蛋白質食物
  - 探險方案：涼拌羽衣甘藍紅高麗菜佐火雞肉丸（參見305頁）
- 下午點心（可隨意）：新鮮蔬菜配任選一種沾醬和塗抹醬（參見329頁）
- 晚餐：
  - 基礎方案：烤鮭魚佐洋蔥醬與沙拉（參見296頁）
  - 探險方案：椰子咖哩魚或豆腐（參見315頁）

注意：請記住，當你真的趕時間，或者只是想超快速和輕鬆地選擇，你可以隨時從第二十章「烹飪基本知識」一節中，用簡單的蛋白質食物和蔬菜搭配出午餐或晚餐。

【今日焦點】滿足

我們大多數人都感受過那種迫切的內在需求，那不可阻擋的渴望驅使自己去尋找甜食，並在瞬間狼吞虎嚥地吃下去。就是那無法控制的渴望讓你想吃餅乾、蛋糕或冰淇淋，或者有整籃麵包在召喚你這麼做。為什麼這些餅乾對你有這麼大的吸引力，即使你知道吃它會讓你變胖和生病？

大多數人無法控制食物，是食物在控制我們。正如你現在已知的，這並不是道德的缺陷或缺乏意志力的象徵。科學顯示，那是一個強而有力的大腦內置反應，讓我們去搜刮麵包或餅乾。幸運的是，這種反應可以被重新設置。今天，你已經邁出讓它發生改變的第一步，而這一步非常重要。

在第一天，控制食欲和嗜吃的渴望可能是你想法的核心，也是當務之急。渴望可以平息，或你可以用優雅的方式，在飢餓與滿足之間達到平衡，這對現在的你來說似乎不可思議，因為你從來沒有經歷過。你可能一直試圖「征服」嗜吃的渴望，但嗜吃的渴望不能用意志力去抑制。你真的無法趕走嗜吃的渴望。但是可以重新設置自己的生物和神經通路，讓嗜吃的渴望自動消失，祕訣就是你現在進行這種排毒。

真正的科學能讓人滿足。胰島素震盪驅使你嗜吃的渴望。糖或任何會轉成糖的東西會驅使你嗜吃的渴望。會讓人上癮的食物中包含如海洛因般的成分，來自於糖、麵粉和化學物質（如薯片、餅乾、糖果、速食、汽水，甚至健怡飲料），這些都驅使你嗜吃的渴望。如果能夠丟出一個扳手，插入食物成癮的生物循環中，突然間，你就得到自由了。再也不用掙扎著要控制嗜吃的渴望，因為它們根本不存在。食欲是由荷爾蒙和神經傳導物質來控制，而這些反過來又被所吃的食物控制。所以大幅改變飲食，可以對大腦化學作用造成很大的轉變，繼續往下發展，你的食欲也會改變。好消息是，這種轉變發生得非常迅速。

對某些人，嗜吃的渴望會立刻消失。許多進行十天斷糖排毒的人寫信告訴我，他們對糖的渴望能這麼快就自動消失感到目瞪口呆，真的太驚訝了。對其他人，會需要一兩天。嗜吃的渴望有多快消失，取決於失衡的生化作用和新陳代謝何時開始重新運作。如果你按照排毒計畫進行，大腦的化學作用絕對會在幾天之內修復。這個計畫既合乎科學，又足以滋養你，很快會讓你獲得解脫。

除了有生化因素導致成癮，另外還可能有情感因素，造成非常深地影響。對於某些人來說，吃東西是強而有力的充電。這顯現在我們與食物的關係、我們對食物的看法和態度，以及我們使用它的方式：當成一種安慰、藥物、一種逃避方式、融入社交活動的方式，或獎勵自己、甚至麻痺自己感覺的方式。如果這類情感問題目前發生在你身上，這些更深層次的探索是十天排毒的一部分，會在第五天談到，讀者可以隨意先看（參見174頁）。

如果對於自己吃不到的食物反應過度激動、恐慌，或者無法把注意力從食物轉移，你就知道自己有伴隨身體的情緒反應。提供你一個額外的幫助，我推薦兩本精采的書，由著名的營養心理學家馬克．大衛（Marc David）所著。《吃，讓生命更豐富》（*Nourishing Wisdom*）處理一些對食物有障礙的情感議題，為你提供支撐。《慢下來的飲食》（*The Slow Down Diet*）為情緒化進食的迷宮提供一個指南。你還可以從他的飲食心理學研究所取得援助（www.psychologyofeating.com）。

無論你與食物的關係如何，只要堅持這個「休毒期」，看看會發生什麼。這可能很難令人相信，但一天後你就能站在一個甜甜圈或糕點店前，看著那些甜點卻不會動心想吃。它們不再會吸引你了。那時，你就知道自己已再度擁有這個身體。

我知道這很難相信，如果你做一些簡單的改變，在進食時間、吃什麼，以及如何吃等方面做調整，身體會毫無掙扎的做出回應。這有點像我要你跳下懸崖，而你不知道下面有什麼。但我已經在成千上萬的病人和十日斷糖排毒法參與者身上看到證明，確實有效。所以，請相信你的身體有療癒的能力。除了不再有嗜吃的渴望，你沒有什麼可失去的！從最壞的地方結束，那兒就是你開始的地方。

如果你還沒有加入十日斷糖排毒團體，現在是加入的好時機。看其他人的體驗如何，讓你也可以在自己身上見到奇蹟與快速的轉變。在下面「控制渴望食物的策略」，你會看到一些有用的技巧，幫助你順利通過。

【經驗分享】

排毒期期間，我把家裡所有的穀物產品都打包，捐贈給附近的食物銀行。你不知道對我來說那有多重要。與其戒掉其他食物，無論有毒無毒，我寧可戒掉碳水化合物。我之前已經把所有形式的糖都清理掉了，除了碳水化合物。而現在這一刻，家裡沒有任何碳水化合物（除了蔬菜），我感覺很平靜，這是以前從來沒有過的感受。

——安琪拉．吉娜塔

【策略】控制渴望食物

- **不折不扣地遵循排毒計畫**。這個由精心挑選食物、規律作息，和特殊的生活方式所組成的計畫，以合乎科學根據的設計，是專門用來消除你嗜吃的渴望。
- **完全戒除讓你上癮的東西**。一點點毒品就會觸發大腦的化學作用。一支香菸、一杯酒……我們現在要處理的是食物成癮，即使只吃一點點，這些能控制你的東西還是會把你往回拉。糖、麵粉、加工食品、酒精，和讓人成癮的添加劑如味精，全都會刺激大腦的愉悅中樞。增加多巴胺，讓我們感到快樂、敏捷、精力充沛。人們都喜歡這種感覺，這就是古柯鹼的作用，也是糖的作用。這些快感中心得到刺激後，會讓你想要更多同樣的感覺，更多……更多……更多……

- **避免誘惑地帶**。最初的關鍵幾天，要小心控制自己的環境，和你所去的地方。如果你是個酒鬼，你不會在戒酒最初的那幾天（或一週）進入酒吧。在你從最初的戒斷期清醒之前，最好避開周圍的觸發點，例如自動販賣機、便利商店，或回家時會經過的速食店，同事辦公桌上裝滿的糖果、雞尾酒會裡的開胃小菜等等。即使這意謂著要把社交活動減少或延期，就目前而言，也沒問題。這只是暫時的中斷，很快就會讓你再興高采烈地擁抱和享受生活，從食物的統治中解放出來。
- **用正確的食物組合為一天充電**。要吃得早，吃得對，正確的早餐是關鍵。早餐排毒精力湯有效的原因在於它營養豐富。含有豐富的蛋白質、纖維和健康的油脂，這些都能削減渴望食物，改變你的荷爾蒙。種子和堅果中含有蛋白質、脂肪和纖維，還有豐富的鎂、鋅、硒等。椰子油能提供持續的燃料讓你感到飽足。如果想要更強化精力湯，還可以添加一勺好蛋白粉，如大麻籽、奇亞籽、大米、豌豆，或是非基因改造的黃豆粉。我在早上七點喝精力湯，直到中午前都不會餓。
- **每餐前服用ＰＧＸ吸收水分**，會讓你有飽足感，降低食欲，減低胰島素飆高。用來關掉那些產生食欲的荷爾蒙，這是個很快的方式。記得服用時配上滿滿的一杯水。
- **保持日常飲食節奏**，每天在大致相同的時間進食，會讓血糖和胰島素更平衡。血糖高低起伏會讓你本能地渴望食物。如果兩餐之間會感覺到餓，就是血糖低落的跡象。當血糖低的時候，你會飢不擇食。不要等到很餓時才吃東西。把膳食計畫中可隨意選的點心納進日常生活，以保持你的血糖平衡。

- **睡眠優先**。你不睡覺時，刺激食欲的荷爾蒙飢餓素會上升，抑制食欲的荷爾蒙多肽ＹＹ會下降。然後你開始用食物，而非睡眠，來支撐自己的能量。想想看：如果累了，你是不是會本能地想要吃東西，幫助自己保持清醒。

第一天日誌問題

- 今天我的身體感覺如何？
- 今天我出現哪些想法和情緒？
- 我對自己與食物的關係有何看法？我在控制之中嗎？
- 我對自己嗜吃的渴望可能有哪些錯誤看法？
- 如果不嗜吃糖、咖啡因、麵粉，我的生活將是什麼樣子？
- 對未來的展望讓我感覺如何？
- 如何能建立新習慣，讓我維持下去？

【第九章】

第二天：排毒

【經驗分享】

我五十七歲了，有病態肥胖。我在過去十天內減輕七公斤。第一天，我頭痛得簡直要炸了。第二天，只有中等頭痛。第三天，我醒來時，沒有任何頭痛，而過去小腿上一直持續的疼痛也消失了。第四天，四個月以來首度我可以穿上跑鞋。到了第八天，我穿上鞋子走去教會，這是一年多來的第一次。

——蘿蘋．詹森

上午：

- 做各種測量，並在排毒日誌或線上追蹤工具記錄結果。同時記錄你前一天晚上睡眠時間有多少，和睡眠品質好不好。
- 以三十分鐘的輕快步行或其他運動開始新的一天。
- 在早飯前，服用二．五至五克PGX纖維：三至六粒或半勺至一勺的粉末，配三〇〇c.c.的水一起喝。
- 隨早餐服用其他營養補充品（參見133頁）。

- 做早餐排毒精力湯（參見下文膳食計畫）。
- 可任選：享受上午點心（參見下文膳食計畫）。

下午：

- 午飯前，服用二．五至五克PGX纖維，配一杯水。
- 吃午飯（參見下文膳食計畫）。
- 可隨意選：享受下午點心（參見下文膳食計畫）。

晚上：

- 晚餐前，服用二．五至五克PGX纖維與水。
- 隨晚餐服用營養補充品（參見133頁）。
- 吃晚餐（參見下文膳食計畫）。
- 花十五分鐘記錄你的體驗，並回答158頁上列出的第二天日誌問題，寫下今天你所吃和所做的一切，你有什麼感覺，在精神和專注力上有任何改進或變化，而這些變化讓你在身體上、精神上和情感上有何感覺。
- 做數到五呼吸小憩（參見137頁）。
- 泡二十至三十分鐘終極排毒浴（參見138頁）
- 七至八小時的睡眠。

今日膳食計畫：

- 早餐：排毒精力湯（參見288頁）
- 上午點心（可隨意）：十至十二粒堅果（杏仁、核桃、美洲山核桃、夏威夷豆）
- 午餐：
  - 基礎方案：湯加上蛋白質食物（參見292頁）或海曼博士的超級沙拉（參見291頁）加上蛋白質食物
  - 探險方案：白菜沙拉配豆腐或生杏仁（參見306頁）
- 下午點心（可隨意）：新鮮蔬菜配任選一種沾醬和塗抹醬（參見329頁）
- 晚餐：
  - 基礎方案：烤鯛魚佐沙拉（參見297頁）
  - 探險方案：雞胸肉佐普羅旺斯燉菜和清蒸青花菜（參見317頁）

【今日焦點】排毒

【經驗分享】

這個過程並不容易。我有頭痛和關節痛，失眠了一段時間，想吃東西的強烈渴望充滿在腦海中，危險的訊號「我想吃！」嗡嗡作響。但我堅持下來了，你知道嗎？那訊號逐漸安靜下來了。我的能量提升，而逆流問題也消失了。我無法想到其他比「奇蹟」更適合的字來形容這一切。

——珍．威爾果辛斯基

本書用「排毒」這個字不是偶然的。你的參與是為了從食物成癮中釋放自己，如同任何毒物在戒毒期間會產生一段不適期。這些作用強大的毒素，已經占有你大腦的化學機制，讓你有生物性的成癮，理所當然的，當你要清除它們時，身體會有同樣強大的反應。現在要重置這根深柢固的化學與神經通路，各種症狀都可能會出現，這就像在你的身體裡清理房子一樣，是為了恢復健康必須要做的。

以下症狀是在排毒初期會普遍發生的：

- 口臭
- 便祕
- 疼痛、類似感冒症狀
- 疲勞
- 頭痛
- 飢餓
- 煩躁
- 皮膚搔癢
- 噁心
- 身體發出令人作嘔的氣味
- 睡眠不正常（睡眠過多或過少、失眠）
- 腦霧

這些排毒症狀很真實，斷癮的過程有時候會是困難和痛苦的。在身體更好之前，排毒症狀往往會變得更糟，但當身體在清理毒素時，這就是過程的一部分。開始時你體內的毒素愈多、病得愈重，可能發生的症狀會更強烈。我知道這可能令人感到沮喪，因為你希望感覺更好，不是變壞！不過不用擔心，再過一兩天你就會感覺好多了。雖然現在可能覺得不舒服，四十八小時內症狀通常會過去。

當人們明白發生的原因時，我發現大多數人都能把排毒症狀處理得不錯（當他們相信路的盡頭有曙光，成功有望，我保證有！）。這是生物機制療癒自己時所做最好的運作。排毒症狀會出現其中之一的原因，是因為身體產生抗體來對抗它不喜歡的食物，當你停止再吃那些食物，這些抗體就會尋找一些別的事情來做。因此，它們相吸相聚，形成巨大的免疫複合物。這些大的閃示警號告訴你體內有不好的事發生了，它們會啟動你的免疫系統。戒斷症狀是身體試圖擊退這些抗體的方式，這種現象其實是有名字的：稱為血清病（serum sickness）。

你可能一直在糟糕的感覺中畏縮地生活著，也許根本沒有意識到這一點。吃垃圾食物和糖時，血液實際上是有發炎現象的，裡面含有毒素，只是隨著時間的推移逐漸習慣了。當你停止吃那些食物時，免疫系統還在活動中，所以你會有幾天感覺更糟。這幾天中身體會把發炎現象和有毒食物的影響從系統中清洗掉。

這些負面的症狀如煩躁不安、情緒激動，或焦慮產生的另一個原因，是一種從上癮物質產生的生物戒斷現象。這和發生在戒酒、戒尼古丁或古柯鹼上的症狀是完全一樣，甚至在嗜吃糖的老鼠身上也會發生。

幸運的是，通常只需要幾天就會好轉。記得幾年前我舉辦一個排毒工作坊，在短短的五天內，參與者從臨床實驗計畫中看到了根治的成果，跟你現在遵循的計畫很像。在最初的幾天，他們很疲倦，躺在地上，感覺神色呆滯、心情鬱悶。但到了第五天，一名女性擺動她的手指，疑惑地看著。我問她在做什麼，她說：「多年來，這是我第一次沒有感覺到手中的痛。」其他人也發現自己減輕和解除許多症狀，如慢性偏頭痛、失眠、關節疼痛、腸躁症、逆流、過敏和充血。他們減少體內多餘的液體，體重迅速下降。許多人離開時說，他們感覺自己就像是個完全不同的人。

從這個經驗我知道：只要過幾天你就會感覺良好了。

如果遵照以下的策略和技巧，走過排毒的初步階段，這些你都會安然度過的。就像嗜吃的渴望一樣，排毒症狀也會很快消失。堅持一下，直到你到達彼岸，因為很快就會感覺到比能想像的更好。

【策略】紓解排毒症狀

- **一定要給自己停機時間**。在最初幾天，無論是休息、午睡、或放鬆都好，這在排毒過程中不可或缺。積極配合副交感神經（「休息和放鬆」）系統，讓交感神經（「戰鬥或逃跑」）系統休息，幫助恢復你的能量，身體需要進行自我修復。騰出短暫的靜修時期，如果有需要，允許自己有幾天感覺沒那麼好，並相信這一切都會過去。請記住，最初的四十八小時是很多排毒奇蹟發生的時刻，症狀出現證明排毒正在發生。這現在可能很難相信，如果你覺得心裡亂糟糟的，其實是個好兆頭，表示身體正在做該做的——從身體中排除毒素。
- **清洗系統**。泡桑拿浴、享受按摩、做溫和的瑜伽，或伸展運動，清洗你的血液循環和淋巴系統，或泡額外的終極排毒浴，這些都會增進循環、減少發炎現象，從而降低疼痛、排除毒素、清掉化學物質、幫助淨化身體。
- **確保腸道乾淨暢通、運作良好**。這樣可以防止頭痛。如果你有便祕，請參閱第三天的做法

（參見159頁）找出對你有效的策略。

- **運動**。溫和運動保持身體循環，清洗所有存在淋巴系統的有毒液體。即使只是抬腿靠牆（背部平躺地面，把腿靠在牆上向上伸直）二十分鐘，都可以產生巨大的變化。
- **服用二千毫克能起緩衝作用的**維生素C，一天一次或兩次，可以幫助緩解症狀。
- **多喝水**。每天至少八杯水。如果你喜歡，也可以喝藥草茶（試試瑜伽茶裡的身心淨化茶）。

第二天日誌問題

- 我的身體感覺如何？
- 今天我出現哪些想法和情緒？
- 我正在經歷什麼樣的排毒症狀（如果有的話）？
- 在精神上和情緒上我如何應對這些症狀？（例如，這些症狀是否讓我感到沮喪、擔心，還是積極？）
- 我是否可以把這些心理反應當成只是「化學物質」在說話，沒有什麼不對的事發生？還是我仍然相信，這些心理反應都是真實的和合理的？
- 我能允許自己有幾天情緒低落，接受所發生的事情，讓這個過程展開嗎？
- 我怎樣才能滋養和支持自己，度過這最初的排毒過程？

【第十章】

第三天：清空

【經驗分享】

我以前認為每兩到三天上一次廁所是正常的。我一生都是這樣過的。但透過改變飲食、增加纖維、攝取額外的鎂，現在我每天都上廁所，從來沒有感到這麼清爽過，我的精神、消化、腦霧都好多了。我的脹氣消了，感到更輕鬆和快樂。我以前從不知道正常的感覺是怎樣的。

——蘇珊．伯恩斯坦

上午：

- 做各種測量，並在排毒日誌或線上追蹤工具記錄結果。同時記錄你前一天晚上睡眠時間有多少，和睡眠品質好不好。
- 以三十分鐘的輕快步行或其他運動開始新的一天。
- 在早飯前，服用二．五至五克ＰＧＸ纖維：三至六粒或半勺至一勺的粉末，配三〇〇c.c.的水一起喝。
- 隨早餐服用其他營養補充品（參見133頁）。
- 做早餐排毒精力湯（參見下文膳食計畫）。

- 可任選：享受上午點心（參見下文膳食計畫）。

下午：

- 午飯前，服用二・五至五克PGX纖維，配一杯水喝。
- 吃午飯（參見下文膳食計畫）。
- 可任選：享受下午點心（參見下文膳食計畫）。

晚上：

- 晚餐前，服用二・五至五克PGX纖維與水。
- 隨晚餐服用營養補充品（參見133頁）。
- 吃晚餐（參見下文膳食計畫）。
- 花十五分鐘記錄你的體驗，並回答164頁上列出的第三天日誌問題，寫下今天你所吃的和所做的一切，你有什麼感覺，在精神和專注力上有任何改進或變化，而這些變化讓你在身體上、精神上和情感上有何感覺。
- 做數到五呼吸小憩（參見137頁）。
- 泡二十至三十分鐘終極排毒浴（參見138頁）
- 七至八小時的睡眠。

今日膳食計畫：

- 早餐：排毒精力湯（參見288頁）
- 上午點心（可隨意）：十至十二粒堅果（杏仁、核桃、美洲山核桃、夏威夷豆）
- 午餐：
  - ■基礎方案：湯加上蛋白質食物（參見292頁）或海曼博士的超級沙拉（參見291頁）加上蛋白質食物
  - ■探險方案：核桃帕特醬佐鮮番茄墨西哥莎莎醬（參見307頁）
- 下午點心：新鮮蔬菜配任選一種沾醬和塗抹醬（參見329頁）
- 晚餐：
  - ■基礎方案：亞洲風味雞肉串與水油煮綠葉蔬菜（參見298－299頁）
  - ■探險方案：鮭魚或豆腐蔬菜串烤（參見318頁）

【經驗分享】

第三天：喔，快樂的一天！我很清醒，腳踝沒有浮腫，小腿也沒有。看起來，我的肚子正在縮小中。我相信自己會成為令人難以置信的、變瘦的女人！希望血糖也一樣，很快跟著落入正常範圍內。這種新生活方式正在產生成效。加油，繼續跑，大家都會到達終點線！

——溫蒂．弗里曼

【今日焦點】清空

第三天帶領大家到每個人最喜歡的話題。是的，沒錯：排便。隨著你的進展，從身體中清除毒素是至關重要的。

你要確定自己有排便，以及很多次的排尿，並且流很多的汗。也就是說，你可以為飲食、想法排毒，也得把身體這個屋子弄乾淨。

身體有內建排毒系統，但如果它們已經反應遲緩、功能不良，就必須啟動它們。尤其是腸道，許多人的腸道從來沒有完全清空過。如果囤積大量的糞便，會讓人中毒，引起不同症狀，從脹氣和浮腫到皮膚出疹。

即使你比較健康，也有可能在腸道裡堆積令人驚訝的（和不健康的）糞便量，需要好好清除。原因是：你排毒時，身體會把毒素從細胞和組織移送到肝臟。然後，它們包在一起，透過膽汁分泌，進入消化系統，接下來的工作就是確保它們離開身體。否則，它們會以濃縮的形式被重新吸收，那會讓人覺得很難受。便祕會讓人懶散、疲憊、臃腫、胡思亂想、煩躁，甚至引起頭痛。如果想感覺順暢，確保你的腸道至少每天蠕動一次，多一點更好。

許多人有便祕問題，甚至自己都不知道。我經常看到：人們每隔一天才上廁所，並認為這是正常的。但是，這不正常！一名參加我實驗的女性說，她定期地上……定期是指每週一次的意思。但是，如果腸道蠕動少於每天一次，就是有便祕。即使你每天都上，但沒排乾淨，也有危險。便祕的人患癌症的風險會更高、甚至帕金森氏症。帕金森氏症眾所周知的是由毒素所引起，無論是由殺蟲劑或糞便！

便祕是內在系統有地方出錯的象徵。原因可能是飲食，尤其是如果你吃了很多乳製品和缺乏纖維。乳製品可能會導致某些人乳糖不耐症和腹瀉，但對其他人則可能導致便祕。事實上，嬰兒便祕的頭號原因就是乳製品。如果缺乏鎂、腸道菌群失衡（有血糖問題的人，酵母過度生長是很常見的），或者處於壓力之中，就可能發生便祕現象。缺水是便祕的一大原因，這就是為什麼我建議至少一天要喝八杯水。如果你服用像ＰＧＸ的纖維，並且沒有喝足夠的水，可能就會有便祕，因為纖維在腸道中會變成像水泥般地堅硬。不管原因如何，排便的藝術是健康的基本要素。

在排毒時期要特別警惕，每天至少排便一次，清空腸道。下列這些技巧和策略，對任何人都有效。不要一次全部都做，先試前三個，然後，如果不是每天都排便，再試列示中的其他項目。

【策略】易於排便

- **確保喝大量的水**，以清除糞便和沖洗腎臟。
- **每天加兩湯匙亞麻籽**在沙拉、湯或早餐排毒精力湯中。亞麻籽會吸收大量水分並含有豐富的纖維。
- **服用兩粒一百至一五〇毫克的檸檬酸鎂膠囊**，一天兩次。可以安全地增加鎂的劑量（除非有腎臟疾病），最多可達六粒膠囊，每天服用兩次，直到能夠輕鬆上廁所。這是定期排便的最佳方式。如果大便變得太稀，就減少或停止服用鎂。
- **服用一千至二千毫克具緩衝作用的**維生素C，每天一次或兩次。
- **服用藥草潤腸通便**。如果按照以上的策略，這招很少會需要用到。若還是發生便祕，可以服用藥草潤腸通便，如藥鼠李（cascara）緩瀉劑、番瀉葉（senna）或大黃（rhubarb）（試試Vitanica 廠牌的散肚祕錠〔Senokot〕或通便劑〔Laxablend〕，是我最喜歡的），睡前服用。請注意：我不建議經常使用這些，因為它們會造成結腸運動緩慢。但如果在這十天裡你需要用它們，一點問題也沒有。

- **如果真的便祕，試試液體檸檬酸鎂**。這經常被用於結腸鏡檢查前沖洗腸道，可在當地藥店買到，它的作用很強，可以讓你排便，所以要準備好，不要離開家。通常在不到四小時內藥效會開始。
- **使用栓劑或灌腸劑**。如果上述的方法都沒效，可以嘗試樂可舒腸溶糖衣錠 Dulcolax 或排便劑 Bisacodyl 或灌腸劑，可在藥店買到。
- **運動讓腸蠕動**。運動對刺激腸道效果很大。每天運動（見第四天：運動，參見165頁）刺激結腸做該做的事，這只是運動的諸多好處之一！
- **至少每天一次全身流汗**。除了刺激結腸，劇烈運動可以讓身體透過皮膚釋放毒素。若日常例行的運動沒有讓你大汗淋漓，如果可以，試用蒸汽浴或紅外線桑拿浴。
- **如果以上沒有任何策略奏效**，就該看醫生了，看看到底是怎麼回事。

第三天日誌問題

- 我的身體感覺如何？
- 我注意到身體有什麼變化嗎？
- 今天我出現哪些想法和情緒？
- 一般我多久上廁所一次？（問問自己，用你平時的排便習慣做判斷。）
- 我平常有喝足夠的水，或在飲食中攝取足夠的纖維嗎？如果不是，我能做什麼樣的改變？
- 如果我在排毒期間定時排便，結果讓我有什麼感覺？

【第十一章】
第四天：運動

【經驗分享】

開始排毒時，我九十五公斤，為身體健康寄予厚望。最初的血液檢查發現自己有貧血，這給我更多理由來吃得更好。在過去一年中，我常常喘不過氣來，每當試圖做任何體力活動，心臟就跳個不停。最初兩天上跑步機是很艱難的，我所能做的，僅是在三十分鐘內完成一．五公里。到了排毒的第十天，我已經每小時可走五公里，二十五分鐘最多可達二．五公里。

我親眼見到自己的健康在恢復，為此，我非常感謝。到今天我減輕四公斤，腰圍和臀圍都縮小十公分。才十天，簡直太神奇了，並且沒有食癮、沒有缺乏食物、沒有剝奪。

——妮娜．麥弗

上午：

- 做各種測量，並在排毒日誌或線上追蹤工具記錄結果。同時記錄你前一天晚上睡眠時間有多少，和睡眠品質好不好。
- 以三十分鐘的輕快步行或其他運動開始新的一天。
- 在早飯前，服用二．五至五克PGX纖維：三至六粒或半勺至一勺的粉末，配三〇〇c.c.的水一起喝。

- 隨早餐服用其他營養補充品（參見133頁）。
- 做早餐排毒精力湯（參見下文膳食計畫）。
- 可任選：享受上午點心（參見下文膳食計畫）。

下午：

- 午飯前，服用二．五至五克ＰＧＸ纖維，配一杯水。
- 吃午飯（參見下文膳食計畫）。
- 可任選：享受下午點心（參見下文膳食計畫）。

晚上：

- 晚餐前，服用二．五至五克ＰＧＸ纖維與水。
- 隨晚餐服用營養補充品（參見133頁）。
- 吃晚餐（參見下文膳食計畫）。
- 花十五分鐘記錄你的體驗，並回答171頁上列出的第四天日誌問題，寫下今天你所吃和所做的一切，你有什麼感覺，在精神和專注力上有任何改進或變化，而這些變化讓你在身體上、精神上和情感上有何感覺。
- 做數到五呼吸小憩（參見137頁）。
- 泡二十至三十分鐘終極排毒浴（參見138頁）

• 七至八小時的睡眠。

今日膳食計畫：

• 早餐：排毒精力湯（參見288頁）
• 上午點心（可隨意）：十至十二粒堅果（杏仁、核桃、美洲山核桃、夏威夷豆）
• 午餐：
  ■ 基礎方案：湯加上蛋白質食物（參見292頁）或海曼博士的超級沙拉（參見291頁）加上蛋白質食物
  ■ 探險方案：鱈魚餅佐綜合蔬菜沙拉（參見311頁）
• 下午點心（可隨意）：新鮮蔬菜配任選一種沾醬和塗抹醬（參見329頁）
• 晚餐：
  ■ 基礎方案：熱炒蔬菜佐杏仁（參見302頁）
  ■ 探險方案：韓式風格辣味鍋（Bibimbap）蔬菜搭配雞蛋或豆腐（參見323頁）

【今日焦點】運動

如果你一直抗拒運動，你並不孤單。美國人中八八％沒有足夠的運動。隨著排毒日新月異，你的身體正在日益發展，愈來愈健康，所以現在是向內看的好時機，探索有什麼在阻擋自己運動。

很多人內在對自己的運動能力有根深柢固的看法（或者更多時候，是無法運動的能力）。有些看法是在幼年時期就醞釀的，經由自己接收到的訊息而形成。十天排毒的參與者，安吉拉，小時候有過兒童哮喘，在學校裡她不是在運動場邊看、就是只能參加最枯燥乏味的體育活動，她童年的歲月就是這麼過的。當班上的其他同學在上體育課，安吉拉就獨自被送去體育室騎健身車，那對她是非常羞辱的。她內在形成一個看法：「我不能進行任何體育運動。」天啊，多麼糟糕的想法！

到了四十多歲時，安吉拉的體重已經飆升至一二一公斤。她有腰痛和膝關節疼痛、腳踝也是腫脹的，上樓梯時像蝸牛爬行一樣緩慢，每一步都要停一下，沒有辦法一步接一步地走。坐上椅子和起來的時候都會痛。安吉拉說：「我時時刻刻都覺得身體不舒服，疼痛和不適對我來說是常態，我準備要遠離這種狀態。十天排毒計畫裡，運動的部分比食物的變化更讓我關心。我知道所有組成元素要共同運作，才能恢復健康——食物、運動和其他自我照護的方式。而那正是我想要的，我非常願意去做。」所以安吉拉轉移她負面的看法，改成「我可以找到適合自己的體育運動。」她穿上運動鞋，並且首度開始定期的步行。很堅定地，沒有任何藉口（而那時是一月，在明尼蘇達！）。一步又一步，安吉拉實際上走出自我破壞的想法，進入健康的思維模式。兩個月後，她寫信給我：「我還有很長的路要走，但今天我覺得比兩個月以前要好多了。我身體的動作更輕盈，睡得更好了。以前我從停車場坡道步行到辦公室要十五分鐘，現在只需要十分鐘。外表看起來，我可能還是很胖，但內在我覺得自己是個超級名模。隨著能量在發光，我發現一個超級喜愛的運動——水中有氧運動。它帶給我非常多樂趣！而且對我關節的負荷比較輕鬆，對我的哮喘病也沒有影響。事實上，我很期待做水中有氧運動，每週去三次。這對我真是像奇蹟一般。」我們都忙於工作和應付家庭的要求，很多人都認為自己根本沒有時間運動。但美國人居然能每天騰出兩小時在瀏覽網路。大家花在看電視烹飪節目的時間比做運動更多，也花更多的時間在看體育節目，而不是自己做運動。

在我的演講中，經常分享一個有趣的卡通漫畫。漫畫裡有一名醫生對病人說：「在你忙碌的日程中是哪一個更適合你？是每天運動一小時，還是每天死二十四小時？」

談到運動，一點點都算。做一點總比沒有好！只要每天進步一點就是好的。停車時停離公司遠一點的地方，走樓梯代替電梯或自動扶梯，買個計步器（如FitBit），並和朋友、家人或同事比賽，每天走一萬步。或者只是每天戴著計步器，當你開始計算自己的步數，就會激勵自己走更多。找朋友一起走。或者在你用手機時，繞著圈子走。

無論何時何地，爭取更多可以運動的機會。只要認真找機會去運動，你就會找到。我開車外出時，總是備著一雙跑鞋，這樣我就可以在工作空檔，出去跑個三十分鐘。我最近發現一個新的七分鐘間歇訓練，很多時間都適合做，起床後、晚餐前或外出前（參見172頁專欄更多關於間歇訓練的內容）。只需要一點點的規畫和目標。

一個讓自己運動的好方法，是在生活中建立可輕鬆地做「對的事情」的連結機制。例如，我討厭做伏地挺身，但我知道如果想維持上半身強健必須要做，於是我決定在洗澡前做伏地挺身。因為我每天洗澡，就會順便提醒自己做伏地挺身，只需要不到一分鐘的時間。簡單、自動、又方便（好吧，記起來簡單，做起來還是難！）。但這已經造成我很大的影響，我開始從十下伏地挺身做起，現在已經可以一次做四、五十下。

如果安吉拉能克服她的運動障礙，你也可以克服你的。你所需要的是一些策略，放開那些限制你運動的想法，用經過科學證明的方式來激勵自己。且待下文揭曉。

【策略】產生動力

- **與好友一起或加入一個健身小組**。研究顯示，對他人負有義務會更易於堅持規律的運動。同儕壓力是最好的一種，用來激勵自己多做運動是再好不過了。我最近和一些朋友去滑雪，他們帶我去一個陡峭的高級雪道（double-black-diamond）進行穿越探險，就是需要雪崩信標機和鐵鍊的那種路線。通常我會說沒辦法，但他們向我保證我可以做到。這些都是我信任的朋友，所以我深吸了一口氣，就往下滑了……結果，我愛的不得了！在朋友的鼓勵和支持下，我可以做到比自己想像中更多能做的事。

- **找到原因**。為什麼你要讓體型更好？是因為能夠生活沒有痛苦？是當做個健康的榜樣，為孩子而長壽？為了自我感覺良好？為了穿衣服更好看？或者，為了在你所愛的人面前更好看？沒關係！不管怎麼樣，和你的理由連結是產生改變最大的動力之一。

【經驗分享】

我需要重新反轉生活，這個計畫正能助我一臂之力。我剛剛離婚，五十二歲，希望能遇見新的對象。若想吸引一個健康而活躍的男人，我知道需要照顧好自己，並讓身材更好！我這麼做主要是為了自己，也為兩個孩子和我未來的夥伴。這個計畫讓一切成為可能……或者應該說很有希望！

——莎拉．彼得斯

- **花點時間和精力去發現自己喜歡的運動**。就個人而言，我討厭去健身房，我更喜歡打網球、籃球、滑雪、騎自行車、做瑜伽，或一些其他類型的運動。某些人可能喜歡跳舞，某些人喜歡強力瑜伽。找出你的最愛，讓你覺得有趣，而不是折磨。
- **盡情探索健身設備**。走一趟體育用品店，為自己買些感覺有趣和令人興奮的東西，例如新的運動鞋、跳繩、一件運動上衣、很好的泳鏡，或是挑選幾本精采的健身雜誌帶回家看。可以不用花很多錢就讓自己感到振奮。

- **設置自動觸發的機會**。每天早上醒來，無論如何先穿上運動衣。把健身音樂放在 iPod 或把DVD放在播放機裡隨時待用，並設鬧鐘提醒自己去按「播放鍵」。參加運動健身課程，讓自己每天或每週的某個時間必須定期出現。做所有你可以做的，讓運動成為日常作息的一部分。
- **設定目標**。有時候，一個確定的目標會對激勵自己有所幫助。也許你要和孩子們走一趟特別的徒步旅行，騎八十公里長的自行車，或參加路跑比賽。無論是五公里步行或鐵人三項，有確定的目標會讓你繼續前進。每年夏天，我和朋友們會去羅德島州鱈魚角附近的外島騎自行車環島，這會激勵我騎腳踏車，並且讓我的臀部有優美的線條！致力於某些事情，常常意謂著「有做什麼」和「沒做什麼」之間的差別。試著計畫一件事，當它實踐後，再計畫新的。只要保持運動和不斷前進，會隨著每個達成變得愈來愈輕鬆、有趣！
- **今晚用一點額外的時間回答日誌問題**，並探索內在可能阻礙自己運動的想法和恐懼。過去四天來，你已經走這麼遠的路了，現在有特別的機會，讓你做些重要的深層且根本的轉變。

第四天日誌問題

- 我的身體感覺如何？
- 我注意到身體有什麼變化嗎？
- 今天我出現哪些想法和情緒？
- 我真的相信我對自己和運動認真嗎？
- 過去是什麼在阻攔自己健身讓身材更好？
- 哪些新的看法會讓自己更好，幫助自己健身？（例如，改變你沒有時間的看法，到可以為對自己很重要的事騰出時間。）

- 自己想讓身材更好的前三個原因是什麼？
- 如果我身體健康，那生活將會是什麼樣子？有沒有任何關於那樣的想像讓自己擔心或害怕？我一直想嘗試什麼樣的運動？
- 我可以探索這些運動？（提示：像嬰兒學步般開始……做些研究，買DVD，試試初學者的課程等等）
- 什麼方法可以讓自己每天的運動進展順利？（例如，找個朋友每天一起散步，參加每週健身課程，或者設置小型和具體的運動目標，以力圖實現。）

【專欄】準備好要提升？

在目前這個階段，如果你已經準備好要加重每天的運動，我建議加上間歇訓練到你的例行運動中。燃燒熱量的能力和每分鐘能消耗多少氧氣有關（簡稱最大耗氧量）。如果有非常高的最大耗氧量，就會比較容易瘦身。如何讓你的細胞消耗更多的氧氣呢？不是經由讓呼吸變快，而是讓細胞更聰明、更強壯。可以透過間歇訓練來達成這個目的，做運動的時候，快與慢交替，或高低強度輪流。間歇訓練可以幫助形成更多的粒線體（在細胞中的小小能源燃燒廠），改變你的新陳代謝。

間歇訓練也有助於充分運用時間。高強度間歇訓練，或稱HIIT，會先做爆發性高強度運動四十五至六十秒，然後用散步或慢跑當恢復期三分鐘，然後再回到高強度運動四十五至六十秒。如果你能一直維持這種循環交替，即使是幾分鐘，都會非常快看到顯著的健身效果。可以選擇的項目很多，如走路、跑步、騎自行車、跳繩、跳舞、甚至游泳。要注意，在高強度時得讓運動強度到達9（以1到10的範圍而言），然後在恢復期讓你的系統盡可能慢下來，並且做好會滿頭大汗的準備！

即使你不覺得自己能勝任強度高的運動，仍然可以從間歇訓練中得到益處。一般來說，在三十分鐘之內，快／慢／快／慢循環交替的運動模式，效果要比靜態健身好很多。例如，如果你是走路三十分鐘，你可以以類似下列的固定模式進行：

- 先用緩慢至普通步伐熱身兩分鐘。
- 以普通步伐走四分鐘。
- 快走或跑兩分鐘（快得足以讓你喘粗氣）。
- 繼續交替三次：普通步伐走四分鐘／快走或跑兩分鐘。
- 最後用三分鐘緩慢行走來降溫，做為結束。

我有一個病人每天跑十三公里路，他的體型狀況不是很好。我要他大大減少運動強度，但用快與慢間歇的方式運動，後來他減輕了二十三公斤！沒錯：你可以做少一點運動，但減輕更多體重。有研究顯示，做間歇訓練可以做較少的運動，但仍然多燃燒九％的身體脂肪。

如果你的體格良好，可能需要再勤奮點以達到高強度的水準。如果你身材已經走樣，那就慢慢地開始。若是你有心臟病或糖尿病，在開始劇烈運動計畫之前，應該做個壓力測試，或去看醫生。但請記住，任何人都可以從走路開始！

有許多不同類型的間歇訓練計畫可以供你探索。最近的一項研究發現，一個簡單的七分鐘高強度訓練，可以顯著改善健康和新陳代謝。

我最近一直在做間歇訓練，它很難，但值得去做。經過七分鐘，我感覺精力充沛，如同我剛做過很好的健身操一樣。請上 www.7-min.com，了解該怎麼做以及何時做。我有很多讀者在另外一個間歇訓練練習後有不錯的效果，稱之為配速快車（Pace Express）。請上 www.10daydetox.com/resources 對這兩個訓練做更多了解。

【第十二章】

第五天：傾聽

【經驗分享】

在進行十天排毒計畫之前，我已經相信再也看不到以往那個自信、輕鬆、積極的自己了。在過去二十年中，食物已經成為我的敵人，而不是我的朋友。我甚至不了解食物和我情緒之間的關聯，因為我相信自己一直遵循健康的飲食原則……那就是，食物金字塔。現在回想起來，我才了解，那些一直在吃的食物帶給自己的其實是鬱悶、煩躁，和午後的昏昏欲睡。我那湊熱鬧的態度，讓我用無奈和不耐煩的方式回應周圍的事。經過二十年試著要「吃得正確」的努力，我的體重已經上升二十七公斤，甚至已經不像自己了。我覺得自己陷入困境、不可愛，並且很羞愧，覺得自己卡在某個不歸路上。

進行十日斷糖排毒法之後，我的情緒奇蹟般地改變了。感覺更加自信、少了焦慮、有著更多的熱情和生命活力。那些毒素排掉後清理了我的思維。我現在覺得自己能找到長期的健康，從過去在黑暗中的迷失清醒過來，以積極的態度和決心向前邁進。我已經減輕四公斤，並且繼續朝更健康的生活方式運行。我永遠不會回到過去的飲食方式。排毒後，我的身體和頭腦已經恢復清明，希望我創造的這個內在自我能一直停留在我身體裡，我真的很喜歡她。

——溫蒂．弗里曼

上午：

- 做各種測量，並在排毒日誌或線上追蹤工具記錄結果。同時記錄你前一天晚上睡眠時間有多少，和睡眠品質好不好。
- 以三十分鐘的輕快步行或其他運動開始新的一天。
- 在早飯前，服用二．五至五克PGX纖維：三至六粒或半勺至一勺的粉末，配三〇〇c.c.的水一起喝。
- 隨早餐服用其他營養補充品（參見133頁）。
- 做早餐排毒精力湯（參見下文膳食計畫）。
- 可任選：享受上午點心（參見下文膳食計畫）。

下午：

- 午飯前，服用二．五至五克PGX纖維，配一杯水。
- 吃午飯（參見下文膳食計畫）。
- 可任選：享受下午點心（參見下文膳食計畫）。

晚上：

- 晚餐前，服用二．五至五克PGX纖維與水。
- 隨晚餐服用營養補充品（參見133頁）。
- 吃晚餐（參見下文膳食計畫）。

- 花十五分鐘記錄你的體驗，並回答181頁上列出的第五天日誌問題，寫下今天你所吃的和所做的一切，你有什麼感覺，在精神和專注力上有任何改進或變化，而這些變化讓你在身體上、精神上和情感上有何感覺。
- 做數到五呼吸小憩（參見137頁）。
- 泡二十至三十分鐘終極排毒浴（參見138頁）
- 七至八小時的睡眠。

今日膳食計畫：

- 早餐：排毒精力湯（參見288頁）
- 上午點心（可隨意）：十至十二粒堅果（杏仁、核桃、美洲山核桃、夏威夷豆）
- 午餐：
  - 基礎方案：湯加上蛋白質食物（參見292頁）或海曼博士的超級沙拉（參見291頁）加上蛋白質食物
  - 探險方案：蔬菜捲配雞絲和堅果醬（參見308頁）
- 下午點心：新鮮蔬菜配任選一種沾醬和塗抹醬（參見329頁）
- 晚餐：
  - 基礎方案：烤香草雞胸肉佐大蒜（參見299頁）
  - 探險方案：焗烤魚（Casserole）佐茴香和青蒜（參見320頁）

【今日焦點】傾聽

今天是往內的一天，傾聽自己的心和頭腦。進入排毒幾天，開始要往更深入的層次做改變，常會感覺到讓人措手不及的情緒波動。就在第五天，我們看到許多十日斷糖排毒參與者經歷深刻的變化，以及獲得在生活、人際關係、工作等方面感覺更清晰。

你以前可能從來沒這樣做過，四天不吃糖、加工食品和咖啡因。隨著身體恢復健康，某些和食物有關的情緒、感受、想法和議題，就會展現出來。在排毒之前，內在充滿了酒精、糖和咖啡因等毒品帶給你的人為刺激，讓注意力無法集中，不能體驗自己真正的感覺。事實上，你有可能故意吃某些這樣的毒品，好讓自己不用去感覺。

如今，與其吞沒自己的感覺，你得要覺知自己的感覺。不再處於被毒品麻木的影響下，你要和那些真正發生在生命中的事產生連結，無論是好的或壞的，去關心注意這個是很重要的。雖然有時候會很痛苦，但它可能是極大的淨化和生命的轉型。在最深層次對自己的生活和情緒排毒是一個機會，這樣才能夠解決根本的問題，而不僅是解決症狀而已。讓你的感覺健康，恢復和諧，這種做法對健康帶來無比珍貴的價值。我們的感覺在如何照顧自己上扮演重要的角色，在身體層面意義重大，現在是你打掃房子的機會，並為長期成功做好準備。

也許你在調整中，發現自己不開心、孤單或是害怕。注意那些被自己壓抑多年的感覺會很有益處，那是你需要在生活中做改變的警訊。這聽起來似乎令人震驚，但美國四人中有一個人，曾經被性侵犯／性騷，他們之中很多人要用食物填塞自己，讓自己不必面對與此有關的情緒。我在許多病人身上看到過這種例子。當食物不再分散自己的注意力，就打開一個深層治療的機會，去處理情緒的源頭。處理這些情緒時，最好是在受過專業訓練的治療師或諮商師的支持之下，他們可以幫助你整理類似的問題。

我的一名病人，莎拉，長期被母親虐待，從小到大都在這樣的關係中生活著。幾乎是每天，她的母親都斥責、輕視、羞辱她。莎拉在事業上非常成功，但就是不能控制自己的體重。與其勇敢面對母親，她用食物和糖來矇騙自己的感覺，最後得了第二型糖尿病。為了改善她的糖尿病，我建議她，也許不用節食或運動，但要搬出去！莎拉與母親之間需要有真正並坦誠的對談，她們之間才能建立更健康的關係。

當檢視自己的感覺時，你會發現，對沒有照顧好自己而感覺內疚。這是當人們從對自己身體做的慣性事情上覺醒時，一個會浮出表面、相當普遍的感受。這些感受會非常有益，因為能讓你看到自己過去是如何破壞自己的。更好的是，它們是你準備做更好選擇的象徵。用這些教訓來建立錯誤示範的準則。確保你不要沉湎於內疚和後悔的情緒中，因為它們會和食物一樣，變成分散你注意力的另一個元素。只要注意從那些感覺和教訓中能學習到什麼，然後繼續前進就可以了。

你也可能體驗到正面的感覺，注意到這些同樣也很重要。也許你感覺更清醒、警覺，和充滿活力。也許你終於從腦霧中解脫出來，關節不像以前那麼痛，或者很高興自己的衣服穿起來更好看。一名十日斷糖排毒參與者說，她一整天在小孩後面跑來跑去，褲子常常往下掉讓她感覺很火大。直到她意識到，「等一下，我褲子掉下來……這很多年沒有發生過了！」感激和慶祝一個正面的結果，有助於你建立動力和信心，去承擔生活中更大的事情，所以不要錯過感激自己出色表現的機會。

重要的是停下來，注意看，理解內在到底發生什麼，不急著要收拾、控制，甚至產生執著。一個最強大的技巧之一是，只是簡單地注意、觀察自己的想法和感情，而不被它們帶著走，我們就會學到很多。情緒變化多端，它們自己會轉移，我們不用做任何事情來轉移它們。

當我在大學時，我跟一位禪師學打坐。基本的做法只是坐下來，看著自己的呼吸，並且注意到內在思緒像大海表面的波浪一樣，來來去去。這個體驗對我來說影響深遠，簡單的覺知行為，卻蘊含著比我徘徊的思緒更深層和更重要的東西。透過慢下來、呼吸，和輕輕地觀看內在的想法升起又落下，無論是愉快的或愚蠢的，我開始了解到，我不是我的想法或觀念，有「我」，然後有「我的想法」，它們不是同一個。這讓我在生活中更放鬆，不用緊捉過去或太在乎未來。

今天是個重要的日子，用日記探索自己的情緒，包括好的和壞的。寫下你的挑戰，同時也慶賀已有的成功。花一點額外的時間來傾聽內在的聲音，探索這個一直在不知不覺中控制自己行為的內心世界，並寫下你的發現。這是一個深入傾聽的機會，不加入任何判斷。覺知自己並寫下來，這就是讓自己前進最好的耕耘。你已經覺知到發生在自己身體和生活上的是什麼，這些情緒一再被埋藏在食物迷霧中，過去的你真是走過頭了。

今天，記得要接觸其他也參加這個排毒計畫的人，你並不是孤單的。這是團體能真正幫助你的地方。

【策略】傾聽自己

- **做基本的打坐練習**。這是能深入心靈和情感最具影響力的方式（還能讓心平靜，我們在第七天會談到）。有很多打坐的方式可以嘗試，以下是我最喜歡的，任何人都可以做：

1. **靜靜地坐在一個舒服的地方**。以舒適的坐姿，也許盤腿，雙手輕輕地放在腿上；或挺直坐在椅子上，如果這對你更好。你要能夠不帶煩躁的坐十分鐘。
2. **用鬧鐘設定十分鐘**。隨著你的深入，每天增加五分鐘，直到三十分鐘為止。

3. **閉上眼睛，用幾個深而清淨的呼吸做為開始**。
4. **把你的注意力往內看**。注意你的呼吸，當它進進出出通過你的鼻子，呼吸是穩定的，來來回回一次又一次。不要想事情，也不要故意不想。如果想法或感覺浮現，讓它們自動展現。無論發生什麼，都沒關係。不要判斷或試圖引導。在這十分鐘內，你可能會在不同情緒間來回擺盪，從開心的、平靜的，到悲傷的或憤怒的想法和感覺。只是讓想法和感受來來去去，當它升起時，觀察，然後輕輕地放下（你可以想像它們就像雲一樣飄走，或像一縷青煙消失在空中），然後回到你的呼吸上。除了傾聽、注意、呼吸和放下，你不需要做任何事情。
5. **當鬧鐘響了，輕輕地、慢慢地睜開眼睛**。花幾分鐘寫排毒日誌，寫下在打坐練習中出現了什麼：體驗到什麼，有什麼感覺，有什麼領悟或變化。

隨著時間推移，你會愈來愈平靜和清晰，這種做法會改變大腦和回應自己想法與感受的方法。有關打坐的更多訊息，請上www.10daydetox.com/resources。我的《終極平靜ＣＤ》提供了一套簡單的指導放鬆、冥想和意象的體驗，可能會很有幫助。

- **傾聽你的身體**。現在要更深地注意，在沒有糖和其他你一直用來處理自己感覺和精神的物質下，自己的身體層面有何感受。你身上正發生什麼變化？對飲食改變有什麼感覺？你的慢性症狀現在怎樣了？睡得如何？現在的能量如何？目前，慢下來是關鍵，這樣就可以真正收聽到身體告訴自己的訊息。嗜吃的渴望消失了嗎？（現在，大多數人應該是的）你接收到哪些自己認為是真實的訊息，它們在說什麼？
- **讓自己是怎樣就怎樣**。善待自己是療癒的關鍵。你現在不需要進行任何修復，只要簡單地注意自己的感受。傾聽身體和頭腦在說什麼，然後全部寫下來。弔詭的是，你愈接受事情的本身，就有更大轉變的空間。你對自己新的覺知和領悟全然開放，相信自己會持續做正面的改變，而這信任的本身就是你自己的養分。

- **今晚盡可能延長寫日誌的時間**，回答下面的問題。記錄所有展現在你面前的一切，關鍵是趁它在腦海中記憶猶新時寫下來。雖然你認為自己會記得在覺知打坐過程中深刻的頓悟，但當我們回到日常的忙碌生活中，它們往往消失得無影無蹤。把一切都寫下來，讓你可以完全地保留它們。然後，過幾天或幾週後，再回去重讀你所寫的，在生活中做出適合反映內在變化的各種改變。寫作這樣簡單的行為不僅影響深遠，並具有療癒效果。科學已經證明，誠實地記錄自己感覺、想法和情緒二十分鐘，對健康會有很深刻的益處，同時也會幫助瘦身。

第五天日誌問題

- 我的身體感覺如何？
- 我注意到身體有什麼變化嗎？
- 今天有什麼帶有挑戰性的情緒浮現嗎？我是否傷心、憤怒、孤單、鬱悶、沮喪？
- 對於這些帶有挑戰性的情緒，我有什麼洞察和領悟？
- 我之前如何一直使用食物來避免處理自己的感受？（為了舒緩壓力、麻痺自己，或做為獎勵等等）
- 我在未來如何以更具建設性的方式處理棘手的情緒？（例如運動、寫日記、做最喜歡的活動、跟一個朋友或專業顧問傾訴、上十日斷糖排毒法線上社群，或者只是和自己喜歡的人在一起，就足以停止負面的情緒飛升、振奮自己的心情。為了撫慰自己，盡量用能帶給自己喜悅的事情，而不要用食物。）

- 我現在能夠做的是哪種方式？
- 我是否需要額外的幫助或支持，來走過這些舊有的模式、想法，和無意識的行為？
- 今天我有什麼樣正面的感覺浮現嗎？我是否覺得興奮、自豪、開心？
- 對於這些情緒，我有什麼洞察和領悟？它們跟我身體的變化有關嗎？跟我的排毒經驗有關嗎？它們如何影響我的心態？
- 我打算用什麼樣的策略，來維持今天感覺到的正面情緒？（提示：重新看日誌，提醒自己今天在打坐時的突破，是一個讓自己保持正向的有力方式！）

【第十三章】

第六天：思索

【經驗分享】

我終於能在晚上不再感到飢餓了，這對我非比尋常。以前在晚上，不管我吃進肚子多少東西，總是感覺不夠。我在早上常常覺得胃很撐，因為前一天晚上吃太多的糖。這個排毒計畫幫助我確認自己不想把身體當做垃圾處理機。海曼博士分享的觀念如食物與我們的細胞對話，以及食物的效用如同藥物一樣強大。讓我了解到，我可以療癒自己，而不是傷害自己，只要對每一叉所吃進的東西更謹慎，現在我更明白了。

——希瑟．卡明斯

上午：

- 做各種測量，並在排毒日誌或線上追蹤工具記錄結果。同時記錄你前一天晚上睡眠時間有多少，和睡眠品質好不好。
- 以三十分鐘的輕快步行或其他運動開始新的一天。
- 在早飯前，服用二．五至五克PGX纖維：三至六粒或半勺至一勺的粉末，配三〇〇c.c.的水一起喝。

- 隨早餐服用其他營養補充品（參見133頁）。
- 做早餐排毒精力湯（參見下文膳食計畫）。
- 可任選：享受上午點心（參見下文膳食計畫）。

下午：

- 午飯前，服用二・五至五克PGX纖維，配一杯水喝。
- 吃午飯（參見下文膳食計畫）。
- 可任選：享受下午點心（參見下文膳食計畫）。

晚上：

- 晚餐前，服用二・五至五克PGX纖維與水。
- 隨晚餐服用營養補充品（參見133頁）。
- 吃晚餐（參見下文膳食計畫）。
- 花十五分鐘記錄你的體驗，並回答189頁上列出的第六天日誌問題，寫下今天你所吃的和所做的一切，你有什麼感覺，在精神和專注力上有任何改進或變化，而這些變化讓你在身體上、精神上和情感上有何感覺。
- 做數到五呼吸小憩（參見137頁）。
- 泡二十至三十分鐘終極排毒浴（參見138頁）。
- 七至八小時的睡眠。

今日膳食計畫：

- 早餐：排毒精力湯（參見288頁）
- 上午點心（可隨意）：十至十二粒堅果（杏仁、核桃、美洲山核桃、夏威夷豆）
- 午餐：
  - ■基礎方案：湯加上蛋白質食物（參見292頁）或海曼博士的超級沙拉（參見291頁）加上蛋白質食物
  - ■探險方案：蔬菜沙拉配鮭魚（參見309頁）
- 下午點心：新鮮蔬菜配任選一種沾醬和塗抹醬（參見329頁）
- 晚餐：
  - ■基礎方案：烤鱈魚佐橄欖和香蒜酸豆醬（參見300頁）
  - ■探險方案：烤杏仁亞麻酥皮雞胸肉（參見321頁）

【今日焦點】思索

現在，你可能開始覺得滿不錯的（如果之前還沒感覺到的話！）。毒素被清除出身體系統，所以正是做心理除塵的好時機。昨天你審視自己的感覺，今天要審視自己的想法。

種瓜得瓜，你可能相信自己生活中所有的結果，都源於自己的行為。畢竟，如果吃得很乾淨，會有健康的身體；如果吃有毒素的東西，身體就會生病。但是，這些行為的源頭是來自哪裡？到底是什麼讓一個人吃得很健康，而另一個人卻隨便亂吃？

你的想法是內在的控制中心，它決定你採取何種行動。每次走過一家麵包店，如果你想：「嗯，真好聞。我想吃個牛角麵包應該沒什麼問題。今天過得不太順，所以應該好好款待自己一下。」那麼，有很高的機率，你會急急走進麵包店去買牛角麵包。另一方面，如果你想：「健康的身體讓我感覺好棒。這些天有這麼高的能量，我感到很驕傲。當我咬牛角麵包的那一刻，這就消失了……嗯，不值得！」那麼，你吃牛角麵包的可能性就很低。所以，你可以看到，學習如何構思內在對話去達成你的理想，而不是反其道而行，這非常重要。

第一步是要意識到，每天有哪些想法是不健康的。我們每天都有數以百計的想法出現，如果相信每個愚蠢的想法，會把自己弄瘋的。可悲的是，很多人是這麼做的，導致了深深地不快與不滿。但是，我們今天有機會停下來，不僅把垃圾食品中的毒排掉，也把垃圾想法排掉，好好清理自己的身體和頭腦。

要做到這一點，花點時間去反省你生活中的一個夢想。可以是對身體的、事業的，或是與伴侶之間的關係，或任何其他的夢想，放寬你的視野，用不同角度。你自己最想要什麼？什麼事情會帶給你深深地成就感和喜悅？

接下來，問問自己，你是否認為有可能把夢想變為真實。如果不是，為什麼你認為不可能呢？是什麼在阻擋你？用具體的文字把腦袋中的聲音完全記錄下來。

舉個例子來說，當想到健康的障礙，阻擋自己擁有充滿活力的身體，也許你內在的聲音會說：「我沒有苗條的基因。家裡每個人都超重，沒有什麼我可以做的。再說，即使有可能透過吃正確的食物來變瘦，我根本就沒有時間準備做菜。」你內在已經積累許多證據，證明自己是對的，你的基因和作息無法讓自己瘦身。

當你閱讀這樣的內在對話（也可稱為我們告訴自己的故事），很多人都可能會暗自發笑。一旦把自己的內在對話寫在紙上，這些曾經顯得那麼讓人相信和真實的想法，往往看起來有點傻。用這樣來淨化自己的思想，可能會開始更清楚地看到那些限制自己的概念，知道什麼是可能的，什麼是不可能的。這些看法通常不是絕對的真實。大多數時候，是自己虛構出來的。這些我們告訴自己的故事，加上準確的「證據」，就是卡住我們的東西。

思想干擾自己情緒和心理上健康的方式有很多種，而這些想法會自己發展起來。它們聳立在腦海中，似乎很真實；即使它們看起來不那麼真實，若是不好好檢查它們，對我們也會有巨大的支配力量。

比如說，假設你認為無法瘦身是因為自己的基因。沒錯，你家裡許多成員可能超重，但你怎麼知道這是遺傳？你是否有做過基因測試，在裡面發現「超重」的基因？（請記住，只有三十二個肥胖基因，即使你全部都有，只會增加十公斤的體重。我們從父母那裡養成的習慣比他們賜予的基因更重要。）你是否遵循這本書中的膳食計畫但是沒有結果（這幾乎是不可能的！），差距在於你的想法並不真實。也許你只是堅持那種看法，因為它是不用去做獲得健康的努力的一個方便藉口而已。或者你的看法以一個非常明顯和正面的方式，給自己一個方便的理由，就不用冒險去改變生活。

如果你已經找到內在思維中不能讓自己過得更好的想法，現在正是更新想法的時候。在上述基因的例子中，一個更好的概念可能是「我可以有自己想要的身材和健康，不管家裡其他人是什麼樣子。」那你就會開始收集證據，來支持這個新概念。你會發現體重超標的家庭裡也有苗條成員的例子。回想起過去，你也曾經很苗條。甚至你想證明新的概念是正確的，就堅定參與本書中的十日斷糖排毒計畫，看看會發生什麼。

哪些地方你在自我破壞？我想邀請大家誠實地看看以往內在有哪些想法和概念在阻礙自己，甚至這些想法現在正讓你出差錯。你認為健康是不可能的嗎？幸福的婚姻是不可能的？成功過自己想要的生活是不可能的？我們期待找到那些讓你能善待自己的內在信念，而不是滿腦子的有毒思想，暗中破壞自己的概念，和造成腹部脂肪的內在壓力。

想法影響行為。你心裡想，然後想法變成行為。如果你有混亂的想法，就有混亂的行為。如果你有不健康的想法，就會產生不健康的行為。要做的就是把那些阻礙你身材健美、快樂、健康的想法統統洗乾淨。

今天的策略是非凡的：傾聽你內心的對話，找出限制自己健康的想法，就是這些想法阻礙你成為最健康的自己，扔掉它們！然後，你就可以專注於能讓自己夢想實踐的想法。要做到這一點，用下面的日誌問題，引導你穿越，建立新的、有力的內在對話。

【專欄】考慮找人生教練

在我的生活中，一直在與限制自我的想法對抗，把事情合理化，為什麼我要避免衝突，或重複讓我卡住、不開心、做錯誤選擇的消極思維模式。這就是為什麼我要找教練諮詢，在個人和專業生涯兩方面尋求指導。如果有人正要在想法、選擇和行為上做重大轉變，我經常推薦這個策略給他們。

一個我特別喜歡的方式就是韓德爾團體教練模式（Handel Group coaching model）。它讓我的思維更有條理、行動更清晰，能和自己的理想和目標一致。如果你有興趣找教練來支持你的旅程，助你一臂之力，並教你如何走出自己的路，請到 http://offerings.handelgroup.com/drhyman.

第六天日誌問題

- 我的身體感覺如何？
- 排毒之後我注意到身上有哪些變化？
- 今天我出現哪些想法和情緒？
- 我對健康和幸福有什麼理想？（盡可能詳細描述。明確表達你對理想生活的憧憬，包括你的外表和感覺、在什麼地方、將會做什麼、誰將與你一起做。夢想要遠大！）
- 我對自己設定的體重和健康目標有多少能力達到有何看法？我認為是可能的嗎？
- 我相信阻礙自己達成這些目標的想法嗎？
- 我有在腦中收集哪些證據來「證明」不利自己的想法嗎？
- 我可以接受這些想法可能不是完全正確的事實嗎？
- 有哪些積極的想法，可以讓我更好？
- 有哪些例子可以證明這積極的想法？
- 我可以創建哪些新的、正面的、有改變能力的內在敘述，引導自己朝向健康和幸福？

【第十四章】

第七天：滋養

【經驗分享】

從我有記憶開始，我就發現自己常常無意識地吃。我怎麼吃光一袋薯片或餅乾？那一盒冰淇淋哪裡去了？我經常站著吃東西、在車上吃，或者一邊吃一邊做別的事情，從來沒有真正感到滿意過。就好像食物減少時，我不在那裡一樣。每頓飯前的數到五呼吸小憩改變我的一切。我注意到自己的感受，讓身體平靜下來，而非在壓力的狀態下吃東西（那總是讓我吃更多）。不再猛吃猛喝，我開始品嘗食物，就能注意到自己何時感到滿意。如此簡單的練習卻讓我與食物的關係改變這麼大，是很令人驚訝的。我甚至能注意到在一天的其他時間裡，感覺更快樂、更平靜了。

——珍妮佛．吉納拉

上午：

- 做各種測量，並在排毒日誌或線上追蹤工具記錄結果。同時記錄你前一天晚上睡眠時間有多少，和睡眠品質好不好。
- 以三十分鐘的輕快步行或其他運動開始新的一天。

- 在早飯前，服用二．五至五克ＰＧＸ纖維：三至六粒或半勺至一勺的粉末，配三〇〇c.c.的水一起喝。
- 隨早餐服用其他營養補充品（參見133頁）。
- 做早餐排毒精力湯（參見下文膳食計畫）。
- 可任選：享受上午點心（參見下文膳食計畫）。

下午：

- 午飯前，服用二．五至五克ＰＧＸ纖維，配一杯水喝。
- 吃午飯（參見下文膳食計畫）。
- 可任選：享受下午點心（參見下文膳食計畫）。

晚上：

- 晚餐前，服用二．五至五克ＰＧＸ纖維與水。
- 隨晚餐服用營養補充品（參見133頁）。
- 吃晚餐（參見下文膳食計畫）。
- 花十五分鐘記錄你的體驗，並回答198頁上列出的第七天日誌問題，寫下今天你所吃的和所做的一切，你有什麼感覺，在精神和專注力上有任何改進或變化，而這些變化讓你在身體上、精神上和情感上有何感覺。
- 做數到五呼吸小憩（參見137頁）。

- 泡二十至三十分鐘終極排毒浴（參見138頁）
- 七至八小時的睡眠。

今日膳食計畫：

- 早餐：排毒精力湯（參見288頁）
- 上午點心（可隨意）：十至十二粒堅果（杏仁、核桃、美洲山核桃、夏威夷豆）
- 午餐：
  - 基礎方案：湯加上蛋白質食物（參見292頁）或海曼博士的超級沙拉（參見291頁）加上蛋白質食物
  - 探險方案：黃瓜沙拉佐葵花素鮪魚（參見310頁）
- 下午點心：新鮮蔬菜配任選一種沾醬和塗抹醬（參見329頁）
- 晚餐：
  - 基礎方案：迷迭香烤雞胸肉（參見301頁）
  - 探險方案：牛排佐白菜（參見322頁）

【經驗分享】

我對自己在十日斷糖排毒計畫的進展真是高興極了。我從九十二公斤開始，腳踝浮腫得很厲害，坦白說，我對自己的體重和外表很羞愧。許多年都不穿裙子，因為不想讓任何人看到自己浮腫的腳踝，甚至緊繃的鞋子。

如今，在實行這個驚人的計畫六天之後，我的外表和感覺都好極了。今天早上，我的體重是八十八公斤。女兒說我看起來小了一圈。我沒有對任何一種食物產生嗜吃的渴望！沒有想念以往所沉迷的糖、麵包或麵食。我覺得重新找回自己的生活……就是感覺更好。

——桃樂絲．李．史普林

【今日焦點】滋養

談到健康，有一個因素比任何其他的都更重要。如果生活中缺少它，會導致或惡化九五％的疾病。它與顯著減少疾病、長壽和瘦身都相關。它不是來自藥物，不能在醫生辦公室裡看到，因為它住在你裡面。

到底是什麼關鍵因素能夠決定你是健康還是生病，肥胖或苗條？就是你頭腦和心靈的健康。事實上，除了吃早餐之外，想要長壽，最大的預示是心理恢復能力，能夠從容應對生活，兵來將擋水來土掩。換句話說：我們如何應對壓力決定了生命長度，更重要的是，決定生命的品質。

正如我之前說過的，慢性壓力會導致大腦萎縮，還有增加腹部脂肪。這是因為主要的壓力荷爾蒙皮質醇會損害大腦，使記憶中樞（海馬體）萎縮。壓力會縮短端粒（telomeres），就是在我們染色體尾端的小帽子。端粒愈短，壽命就愈短。而且，正如你在第五章所讀到的，壓力也刺激身體中讓人感覺飢餓的生物反應。它會升高胰島素和皮質醇，點燃吃碳水化合物和糖的渴望，並在同一時間，也增加身體中存儲的腹部脂肪。

不過，這還不算。慢性、未經處理的壓力會逐漸破壞身體中的每個系統，破壞你的免疫力，讓細胞過早的衰老，甚至腐蝕你的人際關係和生活的樂趣。

壓力就像太陽一樣，不斷放射出來。每一天，我們要面對各種責任和要求，要處理工作、家庭和抵押貸款。有很多機會要面對衝突和危機處理。從某種程度上說，現代生活中的形形色色，讓壓力無法避免。

這就是為什麼我經常告訴病人：「壓力走向你，但你必須走向放鬆」不管你喜歡與否，就看你能否想辦法停下來並處理壓力，為了身心靈的健康，一切都取決於你！

我在前面提到過，神經系統由兩部分組成：交感神經和副交感神經。交感神經系統負責戰鬥或逃跑反應，面臨挑戰時生物機制賦予你向前衝的力量。相比之下，副交感神經系統支配休息和放鬆效應，當你放下戒心，平靜呼吸，只是停留在當下，那種沉穩的感覺便是。

問題是，對於許多人來說，我們的交感神經系統活躍的時間太多，好像它們已經卡在「開」的位置上。如果想療癒大腦、新陳代謝和染色體，你需要學習如何按下「暫停鍵」，讓交感神經系統休息，並開啟副交感神經系統來替代作用。

但是，這並不表示要一邊看電視一邊喝著夏多娜白酒，或採用「購物治療」。我們想要的放鬆是有恢復的效果，必須是積極的，而非被動的。坐在沙發上可能讓人很愉快，但它不是放鬆。我說的放鬆是在體內的生物性放鬆效應，被某些行為所啟動，例如呼吸練習、瑜伽、打坐冥想、按摩，甚至泡終極排毒浴都算，所有這一切都能幫助深呼吸和神經系統深度地放鬆。

放鬆效應引發的關鍵在於呼吸。當你深呼吸時，會刺激迷走神經，這是神經系統中非常特殊的一部分，可以幫助你放鬆心情，並打開一連串的療癒過程。迷走神經從大腦貫穿胸腔到所有的器官，像章魚伸出觸角到體內的每個細胞。你的免疫細胞、幹細胞，和體內所有其他的器官和組織，都和這個神經相連結。

刺激迷走神經表示產生放鬆神經系統的荷爾蒙、降低皮質醇、幫助代謝食物、提高大腦的功能，和自然調節食欲。只需藉由深呼吸和刺激迷走神經，身體便開始啟動新陳代謝，增加脂肪燃燒。可以說是相當驚人的。

科學已經證明，透過刺激迷走神經（直接連接到脂肪細胞和內臟），可以引發所有下列的變化：

- 降低食欲和食物攝取量。
- 降低食物轉變成脂肪的機率。
- 增加新陳代謝和能量消耗或燃燒卡路里。
- 增加細胞中的脂肪燃燒。
- 降低刺激食欲荷爾蒙。改善胰島素敏感性。
- 減少發炎現象。
- 增加腦細胞之間的連結與數量。
- 減輕體重。

最酷的部分在於：你具有這種力量來刺激迷走神經，隨時都可以。不需要成本，做起來很容易，隨時可用。不需要任何特殊的設備或藥物。藉由改變呼吸，你真的可以改變心跳速率、腦細胞、腦波和體重。就是這麼厲害。

【策略】自我滋養和釋放壓力

- **記得做數到五呼吸小憩**。若是你還沒有做，今天就開始吧，永遠不嫌晚（或重新開始）。

- **尋找各種能放鬆的方式**，幫助你重新啟動副交感神經系統。還有效的方法，讓你能進入深度地放鬆狀態，瑜伽、打坐、太極拳、氣功、生理回饋治療、放音樂等，找到一些你喜歡也能啟動放鬆效應的活動。看電視或看書不算。對我來說，身處大自然中會有深刻的治療效果。我最喜歡按下「暫停鍵」的方式，是走向戶外，去海邊、山裡、河邊，或在森林裡。在大自然寂靜與美麗之中，幫我重新連結自己的想法、身體和心靈。我很幸運的是住在鄉村，有山、有湖，還有河流和森林，因此，我需要做的就是走出大門。但是，即使你住在城市裡，也可以上到大樓的屋頂、或到公園看日出和日落，都具有很棒的療癒力量。
- **運動身體**。劇烈運動是經詳細研究過的有效方法，能釋放壓力引出的化學分泌和恢復心靈健康。運動有助於改善情緒，提高能量，並且降低身體和精神上所有的壓力。
- **使用熱療法**。泡終極排毒浴或桑拿浴來打開放鬆效應。血液循環增加和體溫升高具有療癒的益處，可以重設自主神經系統。桑拿浴可以提高心率變異分析的結果，這是一種測量你壓力應變能力的方法。你的心率愈複雜多變，你愈健康，有更大處理壓力的能耐。
- **連結，連結，連結**。我們對意義的認知、生活目標，以及連結感在決定健康和幸福上扮演極

【專欄】打坐緩解壓力

打坐不僅刺激迷走神經，啟動放鬆效應，它經科學證明，會讓大腦容量更大、更好。壓力縮短端粒（在染色體末端的小帽子），而這直接影響壽命，打坐則會逆轉這種狀況。除了上述這些理由還有更多好處，我鼓勵你開始練習打坐，即使是每天五分鐘也好。另請參見第十二章第五天：傾聽。如要了解更多，請上www.10daydeto.com/resources。

重要的角色。你覺得和誰有連結？是什麼帶給你生命的意義？你來到這個地球要做什麼？產生連結的方法很多：花時間與你愛的人相處，加入一群志同道合的夥伴，參與社區活動，或當志工，為他人服務。這些都是很棒的滋養自己的方式，並且加強歸屬感和連結的樞紐。

- **嘗試藥草**。可以採用那些已被科學證明，能提高應對壓力的藥草。甚至連太空人都用藥草，幫助他們忍受艱苦的太空旅行。我經常推薦給我的病人下列藥草，其中大部分可以在營養補充品的組合配方中找到（見www.10daydetox.com/resources）：
  - 每天服用兩次四百至八百毫克的人參。
  - 每天服用兩次一百至二百毫克的紅景天。
  - 每天服用兩次一百至二百毫克西伯利亞人參。
  - 每天服用兩次八百至一千六百毫克冬蟲夏草。
  - 每天服用兩次五百毫克南非醉茄（也稱印度人參）。

  有些藥草存在於營養補充品的組合配方中，在面臨壓力時，可用來幫助支援腎上腺和提升身體恢復的能力。
- **找到減壓的工具**。有些智慧型手機可以說是個生理回饋機！iPhone5可以內置心率監測器。《赫芬頓郵報》發明一個名為靈魂GPS的應用軟體，包含很多簡單的放鬆工具（其中一個是從我這邊來的），幫助你重設和測量心率變異分析（你的心率愈複雜多變，你愈健康）。打坐、呼吸、瑜伽、甚至桑拿浴，都會增加心率變異分析。這直接關係到整體健康，甚至能延年益壽。你還可以在www.10daydetox.com/resources 找到其他緩解壓力的生理回饋工具。

第七天日誌問題

- 我的身體感覺如何？
- 我注意到身體有哪些變化？
- 今天我出現哪些想法和情緒？
- 什麼最能讓我放鬆？（請記住，我們正在談的是主動放鬆，而不是被動放鬆。）
- 我該如何安排這些活動，更有規律地放入我的生活中？
- 在生活中，什麼樣的事件或情況常會引發壓力？
- 我通常如何回應壓力？
- 我想要如何回應壓力，勇往直前？
- 我如何才能做到這一點？
- 在困難的情況下我能如何提醒自己，練習減壓？

【第十五章】

第八天：設計

【經驗分享】

不誇張地說，十日斷糖排毒計畫對我而言，是個打開視野和改變生命的經驗。這個計畫提供的正是我需要的：一個讓我如何拾回健康的完整藍圖。我想不到比「奇蹟」更適合的字來形容。我減輕四公斤，腰圍少七．五公分。當我上樓梯時，心臟不會像以前一樣怦怦跳。頭髮不再一撮一撮的掉下來。我的能量回來了。可以和我那剛學走路的雙胞胎小孩一起玩耍而不用休息。還有，我可以早上醒來一躍而起，不用翻就能下床！

我丈夫在軍隊已經二十多年，最近在重新部署，當他打電話回家，注意到我的聲音有改變。他說，他很為我驕傲，這是排毒過程最好的地方。我一直對他所做的感到驕傲，現在他對我說相同的話，這對我意義極其重大。

要怎麼感謝像海曼博士這樣的人，為你提供如此改變生命的機會？對他所給你的新生活，你能做些什麼來表達感激？所有我能想到的是繼續在這條道路上……保持健康，並把家人一起帶入旅程……繼續做下去，並為這個計畫做見證。我能想到最好的感謝，就是在我生命中的每一天充分利用這個禮物，而這正是我要做的。

——珍．威爾果辛斯基

上午：

- 做各種測量，並在排毒日誌或線上追蹤工具記錄結果。同時記錄你前一天晚上睡眠時間有多少，和睡眠品質好不好。
- 以三十分鐘的輕快步行或其他運動開始新的一天。
- 在早飯前，服用二．五至五克ＰＧＸ纖維：三至六粒或半勺至一勺的粉末，配三〇〇c.c.的水一起喝。
- 隨早餐服用其他營養補充品（參見133頁）。
- 做早餐排毒精力湯（參見下文膳食計畫）。
- 可任選：享受上午點心（參見下文膳食計畫）。

下午：

- 午飯前，服用二．五至五克ＰＧＸ纖維，配一杯水。
- 吃午飯（參見下文膳食計畫）。
- 可任選：享受下午點心（參見下文膳食計畫）。

晚上：

- 晚餐前，服用二．五至五克ＰＧＸ纖維與水。
- 隨晚餐服用營養補充品（參見133頁）。
- 吃晚餐（參見下文膳食計畫）。

- 花十五分鐘在日誌上記錄你的體驗，寫下今天你所吃的、和所做的一切，你有什麼感覺，在精神和專注力上有任何改進或變化，而這些變化讓你在身體上、精神上和情感上有何感覺。
- 做數到五呼吸小憩（參見137頁）。
- 泡二十至三十分鐘終極排毒浴（參見138頁）
- 七至八小時的睡眠。

今日膳食計畫：

- 早餐：排毒精力湯（參見288頁）
- 上午點心（可隨意）：十至十二粒堅果（杏仁、核桃、美洲山核桃、夏威夷豆）
- 午餐：
  - 基礎方案：湯加上蛋白質食物（參見292頁）或海曼博士的超級沙拉（參見291頁）加上蛋白質食物
  - 探險方案：烤鯛魚佐沙拉（參見297頁）
- 下午點心：新鮮蔬菜配任選一種沾醬和塗抹醬（參見329頁）
- 晚餐：
  - 基礎方案：烤黑胡椒牛排（參見303頁）
  - 探險方案：雞胸肉塞番茄乾香醬佐炒菠菜（參見325頁）

【今日焦點】設計

在過去幾天裡，我們已經探討如何由內而外變的健康，了解並處理自己的感覺、想法，以及那些限制自己的概念。現在則是集中於由外而內的時候：重點在如何設計外部環境，來創造自己的健康，讓你可以在十天過後，繼續很容易且自動地做出健康的選擇。如果在身邊設置各種提示，改變行為就變得更容易。你愈不用想，就愈容易做。如果在家裡能吃的點心只有生堅果或涼拌菜，那就是你要吃的。如果自己累了，或感覺有壓力時，而在櫃子裡有一包自己最愛吃的巧克力餅乾，那可能會整袋吃光光（儘管應該不會這麼笨）。但如果要開車十六公里去買餅乾，我就不會這麼做！其實很簡單，就是在周圍環境中設置對你好的設計，而不是對你有害的。不過，當環境中每個角落充斥加工食品和垃圾食品時，這可是個非常具有挑戰的任務，但今天我要告訴你如何置身於成功之中。

一〇〇九年，長壽專家也是暢銷書《藍色寶地》（*Blue Zones*）作者丹・布特尼（Dan Buettner）到了明尼蘇達州一個小鎮，希望改變人們的生活架構，設計成為自動創造健康的行為。進行的方式是讓社區裡每個小單位變得更健康，深入學校、工作場合、家庭、餐館、雜貨店和鄰里之間。他召集了小鎮及社區領袖人物和其他專家，一起重新思考健康的疑難問題。這是個以社區為基礎的解決方案，期望能在環境中做些簡單的改變，導致健康上有好的成果。

治療盲目進食的專家們（研究無意識進食習慣如何讓人發胖和生病）讓居民把家裡標準尺寸的平盤，換成較小的直徑二十五公分盤子。布特尼讓人們把家中垃圾食品放到不易拿到的高層架子上（或乾脆扔掉）；把水果和堅果類放在隨手可得的地方。他說服雜貨店老闆將有助於健康長壽的食物做特別標明和介紹；鼓勵企業團體用更健康的零食代替甜甜圈、糖果和汽水；餐廳在菜單中增加健康的選項。交通專家們在城市中設計環湖步道。透過讓爺爺奶奶走路陪孫子去上學，鼓勵「步行校車」。丹和他團隊的專家們鼓勵大家形成互助團體，即一群人在生活上彼此支持（參見第十天：連結），一起走路或運動，而不是在社交媒體上做「連結」。

丹沒有要人們多運動，或者告訴他們吃什麼。他只是簡單地改變周圍的環境。換句話說，他為這小鎮做些重新的調整，方式是讓人們更容易做正確的事。結果是，這個小鎮在醫療保健的成本降低了二八%。孩子們不再被允許在學校教室或走廊吃東西，總體而言，孩子們的體重減輕一〇%。這些戲劇性的變化發生只在於改變一些基本設施和運作方式。這是個突破性的實驗，證明設計環境因素，可以對成功有強大的影響。

改變習慣的關鍵，是要了解變化實際上如何發生。在大多數情況下，它的發生是由於設計，並非偶然，或僅一廂情願的想想而已。經由扭轉我們每天所做的各種無意識選擇，變化才會發生，把我們自動的、簡單的、習慣的選擇，轉換成為健康的，而不是有傷害性的。

史丹佛大學教授、社會學家福格（BJ Fogg）擅長創造系統以改變人類行為，他稱之為行為設計。福格解釋說，為了改變自己的行為，需要三種元素：改變的動機、改變的能力，以及引發改變的動作。如果想吃讓你精力充沛、富含蛋白質的早餐，那麼你就有動機了。接下來，你需要的是能力和一個觸發。

對於能力，你需要準備好做早餐的材料，放在櫃子裡或放冰箱中，用的時候才方便。你要將乾的食材（堅果類、種子類或蛋白粉）先量好分量，甚至在前一天晚上就把它們放在攪拌機中以節省時間。想一些不會讓你太抗拒的做法，因為這樣會很容易，甚至自然而然地去做。

接下來，需要一個觸發的動作。或許是你把蛋白奶昔食譜貼在冰箱上，加一個大標籤：「**早餐吃這個**。」也許你放棄吃其他早餐的選擇，或把它們收起來，讓肚子的飢餓感變成一個觸發。問題的關鍵在於，你要對自己新選擇的行為找一個刺激因素。要一個內設的推動力量，讓自己邁向正確的方向。

再舉另一個例子：如果你的動機是想吊單槓，但是每次都忘記，而且沒有做的地方，那麼吊單槓就不會發生。為了打造所需的能力和觸發的動作，你需要先買個單槓，然後裝在浴室或臥室的門口，每當你經過時都可以看到。藉由這樣在自己面前設置與觸發，自然會吊更多的單槓。

今天，我們把焦點放在重新設計周圍的環境，讓你可以很容易地做正確的事情，來創造健康。我們的世界對健康的環境並不友善（每個轉角都有特大重量杯汽水和巨無霸漢堡的世界），所以我們需要打造自己的「健康圈」。我希望你去發現如何讓自己的動機、能力和環境誘因同步運行，並且自動做正確的事情。為你周圍的環境做些設計，讓你在十天過後還能持續維持體重。

周圍環境中哪些地方幫你留在正軌，哪些地方讓你容易出錯？在食物、運動和減輕壓力上，你能夠做些什麼讓自己的行為更理所當然？讓我們一起把阻礙健康和好身材的障礙都清除掉！

以下，我結合了策略與日誌問題兩個部分，來幫助你發現障礙，並且以理想的健康和瘦身為目的，設計你的生活。我鼓勵你寫下答案，並在排毒日誌中做規畫，把你的想法鞏固為承諾。千萬不要跳過這個重要的步驟，它是你持續成功的關鍵。

【策略】設計健康生活

- **把廚房安排為準備健康膳食的地方**。你已經為十天排毒清理過碗櫃和冰箱，那是個很好的開始。現在再看看廚房的其他角落，有什麼祕方可以讓你一直很容易地準備和吃健康的餐飲？

也許你可以：

- 清理抽屜和櫥櫃，弄得整整齊齊的。
- 確保家裡有或去買所有需要用到的炊具。
- 安排鍋碗瓢盆的擺設，用起來更方便。
- 買比較小的盤子。
- 補充香料、調味品、油、醋和醬料，讓你可以在任何時間煮東西，而不必跑去超市買。

■在線上或烹飪手冊上尋找新的食譜（例如《血糖解方》食譜），並把它們放在一個好拿的地方，以方便你隨時可用。

今天要找出三件事情，能幫助廚房成為健康之源、烹調營養膳食的地方。在排毒日誌中，把你對廚房的計畫寫下來，做為對自己的承諾，包括如何以及何時你要做什麼。盡可能地具體，計畫愈清楚，愈遵照對時間表，你就愈有可能達成。你的計畫可能會像這樣：

健康廚房的新安排	我的策略	如何／何時我要做到
更方便找到和使用炊具	把鍋碗瓢盆排好	這個星期六下午做
改用小一點的盤子	買一套便宜的二十或二十五公分盤子	今晚線上訂購
為家人找些他們喜歡的新菜色	看血糖解方食譜	週五晚上為家人做一道新菜

- **廚房裡要儲存對的東西**。排毒之後，要持之以恆的是，櫃子和冰箱裡只放讓你健康的食物和食材。當你餓了或累了，或感到有壓力時，不可避免地會打開冰箱找東西吃。所以要確保你的選擇是幫助自己的，而非傷害自己的。安排放食物的技巧是，把最健康的食物放在最方便和吸引你的位置。可以先把蔬菜和水果洗好切好，放在小玻璃盒中，一個疊一個，方便你取用。庫存健康的零食（例如堅果、種子，或者青草餵養或有機的火雞、牛肉或牛肉乾），當你在趕時間時，可以容易拿了就出門。在排毒日誌中，寫下你最喜歡的健康出外食物和零食有哪些，從第十一天起，身邊隨時都有。
- **讓臥室成為身心休息的殿堂**。比起廚房，可能覺得臥室對健康和瘦身的影響力不那麼大，但其實很重要，不要小看臥室。你是否把臥室設計成一個平靜的、沒有壓力的環境，讓你能好

好休息？裡面有什麼會阻礙你獲得良好的睡眠嗎？環顧臥室四周，找出三樣可以調整的事情，把臥室變成讓你恢復活力的地方。可能的選項包括清除雜亂、裝個百葉窗或窗簾、買耳塞或眼罩，或睡前讀書而不看電視（參見139－141頁充足的睡眠，提供更多我最喜歡的技巧，讓你輕鬆入睡）。在排毒日誌寫下這三個想法，設計臥室成為寧靜的場所，並且寫下你如何，以及何時會做這些計畫。請記住，愈具體愈好。你的計畫可能會像這樣：

調整臥室	我的策略	如何／何時我要做到
清除雜亂	整理床頭櫃	週六下午
讓臥室更安靜	買能降低噪音的窗簾	量好窗戶的尺寸，下週日去買
不在電視機前睡著	只在客廳看晚間新聞	本週每天晚上

- **提前規畫食物**。事先想好！目標是要避免你在緊急情況下走進速食店或是便利商店。通常你在什麼樣的情況下會發生這種結果？很可能在下午五點，你非常累了，沒力氣做晚飯；或當你奔波於兩地，疲於奔命時。找出你「困難時刻」的前三名，記錄在排毒日誌上，並且做出相應的對策以解決這些困難的時刻。要具體點：哪些食物可以事先購買或預先準備，以避免常常會發生的緊急情況？如何、何時、何地要採買或準備這些食物？你也可以準備我所謂的生活應急包（參見209頁）隨身攜帶。你排毒日誌的計畫可能會像這樣：

困難時刻	我的策略	如何／何時我要做到
早上當我趕著要去上班	提前做早餐	今晚先把明天早餐排毒精力湯的材料準備好
週日傍晚，整天的活動讓我太累了，以至於無法做晚餐	週五和週六晚餐準備更多的量，所以週日晚上可以吃剩菜	這個星期五，我要做＿＿＿，週六我要做＿＿＿，週日我們就享受剩菜

- **讓買菜成為每週必行的儀式**。這與你提前規畫三餐是齊頭並進的。準備一張採買清單，把需要的項目隨時加上。每週選擇一個特定的日子和時間去採買，使其成為一個例行儀式。在排毒日誌上寫下每週採買的計畫。
- **在你周圍的環境中準備健康的零食**。把生堅果或其他健康的零食，放在雜物箱、抽屜、錢包或背包裡，隨時可派上用場，餓的時候就有東西吃，讓你安全地走過自動販賣機或速食店。在排毒日誌上寫下你的計畫，要把健康的零食放在身邊的哪些地方、什麼時候，還有會放什麼樣健康的零食。你的計畫可能會像這樣：

健康零食放哪兒	要放什麼樣的零食	何時以及如何我要做到
辦公室的抽屜裡	生杏仁	在採買清單上寫下多買一袋堅果，每週一早上帶去辦公室
旅行時的隨身攜帶背包	鮭魚肉乾，營養堅果棒（成分包含堅果、種子、乾果等），野生小藍莓乾	夾一張字條在隨身攜帶背包裡，讓自己記得放進零食
週末時在家裡	把蔬菜沙拉和沾醬放在冰箱裡	週六早上在做完運動後，先做沾醬，切好蔬菜

- **避開危險地帶**。如果每天早晨你上班經過的速食店，對你發出誘惑的聲音，走另一條路線。如果你上班經過的麵包店，發出你無法抗拒的香氣，就走另一條街。在實際發生的層面上，讓自己走在一條健康的路上，而不是誘惑之路！把那些對你而言最危險的地帶記錄在排毒日誌上，並做一個如下列的記錄：

我的危險地帶	我要如何避免	何時將實現新計畫
公司影印室的自動販賣機	到下一層樓去影印，那裡沒有自動販賣機	下次我需要去影印時
我孩子踢足球的運動場邊的小吃攤	把我的椅子放在運動場的另一邊，遠離小吃攤，並且帶自己的飲料和零食，我就不會受誘惑	這個星期六

- **社交場合保護你的健康圈**。什麼時候、和誰在一起，讓你覺得自己感受到壓力或誘惑，去吃或喝那些妨礙你健康的東西？是在上班的時候，同事帶來的午餐和汽水？當你和朋友外出時？在假日與家人在一起時？找出你誘惑地帶的前三名（目前發生的或即將發生），並在排毒日誌寫下你的具體計畫，以保護自身處於這些情況下不受引誘。可能的策略包括帶自己準備的食物出門；告訴家人你的膳食計畫，讓他們和你站在同一陣線上支持你；和朋友出外晚餐前先吃一些生的蔬菜和沾醬，所以在餐廳麵包上桌時，你不會太餓而任由麵包控制。你做的記錄可能會像這樣：

我的誘惑地帶	我的策略	如何／何時我要做到
朋友晚餐聚會	帶一樣我能吃的健康菜色	在三個星期後，我們去史密斯家吃飯時
和家人出去吃飯	要求家人支持我在瘦身上的努力（並且尊重我的決定，不與他們分享甜點）。或由我自己選擇，找一家有健康菜色的餐廳	這個星期五晚上
公司週五的午餐會議	帶自己的午餐，所以我不會被大盤子中的食物誘惑	每週四晚上事先準備週五午餐

- **讓運動簡單而順利**。找出阻礙你每天運動的前三名障礙。你的運動服裝是否乾淨，要用隨時準備著？天氣不好？如果天氣不好，做個雨天備案，替代你每天例行的走路（使用健身房的跑步機、試試運動健身ＤＶＤ等）。做整體性的考量，想想有哪些事情可引發你做正確的事。例如，我討厭做伏地挺身，但我喜歡沐浴，所以每天洗澡之前，我做三十到四十個伏地挺身（我開始時只能做十下！）。在排毒日誌寫下讓運動成為習慣的，和讓自己高興的具體計畫。其他的例子如下：

我的運動障礙	我的策略	如何／何時我要做到
天氣惡劣	使用健身房的跑步機	下一次下雨時
時間不夠	在每日作息上安排三十分鐘的運動時間，並且持之以恆	把這項決定輸入我的電子萬年曆，所以時間會自動保留下來。（用本書第四天結尾的七分鐘間歇訓練當備案。）
無聊	嘗試新的健身課程	今天就去註冊下週二晚上彼拉提斯（Pilates）運動的課程

- **把自我滋養的用品準備好**。哪三件事情可以讓你放鬆的練習持之以恆？例如在浴室櫃子裡放些額外的瀉鹽、小蘇打粉和薰衣草精油，要泡終極排毒浴時就不會缺東缺西。設好鬧鐘，提醒自己做打坐覺知練習。想想什麼會讓你覺得寧靜，並且引發放鬆效應，然後你就可以常常練習。在排毒日誌上建立一個如下列所示的記錄表：

我會繼續做的放鬆練習	我如何把它變得容易，並且成為習慣	何時我要實現這個計畫
每餐飯前先做數到五呼吸小憩	在碗櫃裡放個紙條，所以當我去拿碗時，會自動提醒	今晚
打坐練習	在手機的鬧鐘上設定每晚八點提醒自己	當排毒旅程完成後立刻開始
在星期六早上與最好的朋友一起走路	每週五晚上，與朋友確認第二天早晨的碰面	這個星期五晚上

【專欄】準備生活應急包

如果你有蜂螫過敏或花生過敏，你不會外出不帶過敏性休克急救用品（EpiPen）。同樣地，如果你有一副身體，你就需要一個生活應急包，讓你不會面臨不健康的選擇而飢不擇食。如果你想繼續在充滿毒素食物的環境中生存下去，就需要準備並攜帶自己的生存工具，這是不是很有道理。請上www.10daydetox.com/resources找特定的品牌，和生活應急包中最好該放哪些東西。我的包裡有以下的東西供你參考：

不易腐敗類

野生鮭魚罐頭
沙丁魚罐頭
鮭魚肉乾
天然的火雞肉乾，或草飼或牧養的牛肉乾（不含硝酸鹽的）
杏仁、核桃、南瓜子
堅果醬（杏仁、夏威夷豆、核桃）
椰子油（另用小盒裝）
有機原味餅乾（Mary's Gone Crackers）無麩質亞麻籽餅乾
罐裝朝鮮薊
營養堅果棒（Whole-food protein bars）
不加糖的野生小藍莓乾
水

易腐敗類（需放攜帶式冷藏箱中）

水煮蛋
鷹嘴豆泥（有不易腐壞的小盒裝可買）
切好的胡蘿蔔和芹菜條、黃瓜片、小番茄
蘋果或梨

在我的車裡、辦公室抽屜裡、和旅行袋中，都有應急食物。希望你打造自己的生活應急包，並充滿樂趣！

【第十六章】

第九天：覺知

【經驗分享】

自從上次身體檢查，已經一年多了，因為我不想知道那些數字。的確，拒絕不是個好的補救方式。所以我決定要知道自己的起點，這是必須的，讓自己可以追蹤進度。我要知道所有的數字，不只是實驗室結果，也包括身上的三圍。

我一頭跳進排毒的思維裡，「我會盡自己的一分力，海曼博士，看看只有十天，到底事情可以變得多好。」經過十天，幾乎所有的數字都改善了。我好驚訝！我瘦了三公斤，三圍一共減少三〇公分。血糖從88降到73，胰島素從11降到6，三酸甘油酯從197到140，總膽固醇下降了64點。

所有這一切的數字追蹤，給整個經驗一個截然不同的感受。首次，讓我覺得自己不是在試又一個的「瘦身餐」。追蹤數字讓我更確定自己的決心，幫助我更投入整個過程。就好像這是我自己的科學實驗，有著被保證過的正向結果。最好的部分是什麼？哈！是衣服的尺寸小了。由於進行血糖解方十日斷糖排毒法的結果，我整整小了一號。看著這些黑白分明的數字，真是有力的肯定和激勵。

從目前的情況往後還能發展到多好？我並不知道……仍在半路之中。在十天排毒之後，海曼博士鼓勵我們繼續這個計畫再做九十天。如果在僅僅十天裡就能改善這麼多，想想九十天後會發生什麼！

——安琪拉．吉娜塔

上午：

- 做各種測量，並在排毒日誌或線上追蹤工具記錄結果。同時記錄你前一天晚上睡眠時間有多少，和睡眠品質好不好。
- 以三十分鐘的輕快步行或其他運動開始新的一天。
- 在早飯前，服用二．五至五克ＰＧＸ纖維：三至六粒或半勺至一勺的粉末，配三〇〇c.c.的水一起喝。
- 隨早餐服用其他營養補充品（參見133頁）。
- 做早餐排毒精力湯（參見下文膳食計畫）。
- 可任選：享受上午點心（參見下文膳食計畫）。

下午：

- 午飯前，服用二．五至五克ＰＧＸ纖維，配一杯水喝。
- 吃午飯（參見下文膳食計畫）。
- 可任選：享受下午點心（參見下文膳食計畫）。

晚上：

- 晚餐前，服用二·五至五克ＰＧＸ纖維與水。
- 隨晚餐服用營養補充品（參見133頁）。
- 吃晚餐（參見下文膳食計畫）。
- 花十五分鐘記錄你的體驗，並回答217頁上列出的第九天日誌問題，寫下今天你所吃的和所做的一切，你有什麼感覺，在精神和專注力上有任何改進或變化，而這些變化讓你在身體上、精神上和情感上有何感覺。
- 做數到五呼吸小憩（參見137頁）。
- 泡二十至三十分鐘終極排毒浴（參見138頁）
- 七至八小時的睡眠。

今日膳食計畫：

- 早餐：排毒精力湯（參見288頁）
- 上午點心（可隨意）：十至十二粒堅果（杏仁、核桃、美洲山核桃、夏威夷豆）
- 午餐：
  - 基礎方案：湯加上蛋白質食物（參見292頁）或海曼博士的超級沙拉（參見291頁）加上蛋白質食物
  - 探險方案：五香火雞捲佐西洋菜和酪梨（參見313頁）
- 下午點心：新鮮蔬菜配任選一種沾醬和塗抹醬（參見329頁）

• 晚餐：
  ■ 基礎方案：蔥薑清蒸鯛魚（參見303頁）
  ■ 探險方案：泰式魚沙拉（參見326頁）

【今日焦點】覺知

大多數人無意識地走在生命之路上，對吃了多少、有多少睡眠、有沒有放鬆，甚至花了多少錢，可能都不太清楚。但是為了改變你的習慣，首先需要覺知這些生活點滴的狀況，這樣你才知道什麼需要改變。你可能一天喝六瓶健怡可樂，但卻一點意識都沒有！

在我有病人追蹤他們的飲食，以及血糖、血壓、體重、腰圍和臀圍的變化之後，突然間他們才了解到，自己的健康會被吃什麼所影響，甚至簡單如一碗早餐麥片也不例外。

不久之前，我才和印度北部梅日寺（Menri）藏族寺院的方丈住持在一起。他認為自己每天吃的早餐是健康的。就是藏族傳統的早餐，糌粑，幾個世紀以來犛牛牧民都這麼吃，其中包括烤大麥麵粉加犛牛奶酪和鹹茶。但這裡有一個問題：方丈不是在四千五百公尺高的地方放牧犛牛，而是趕小和尚們進禪堂。我說服他在吃了那頓飯後兩個小時，要助手幫他測試血糖，結果他的血糖高達350mg/dl（正常值為小於100mg/dl）。起初，他說機器壞了！我向他保證不是。為證明這一點，我測量自己的血糖，以及一起吃早餐另一名僧侶的血糖，兩人都正常。一方面我告訴方丈，這早餐對他並不合適，另一方面讓他用自己的眼睛看。他立刻決定改變自己的早餐，改成能夠平衡自己血糖的食物。現在他的血紅蛋白A1c或平均血糖，從超過8降到6之下，並且瘦了十四公斤。

有定期追蹤自己的想法、感覺和經驗的人，就有實際上改變的證明。在開始的時候做各種測量似乎讓人感覺很煩，要寫下各種數字，追蹤實驗室測驗結果，運動有多少，睡眠或休息有多少，但經科學證明，這樣做會明顯擴大成功的機會。換個想法來說：如果你瘦了九公斤，卻沒有追蹤；但透過測量和記錄各種結果，你有可能會瘦十八公斤。注意變化做起來很簡單，卻能改變你的行為和習慣。

這個排毒計畫還剩兩天，我想給你一些能在練習覺知上持之以恆的策略，這樣你就可以在完成正式的排毒計畫後，仍然不斷地進步。

【經驗分享】

我通常把注意力放在要吃什麼上，並沒有意識到自己已經變得如此馬馬虎虎。經由追蹤自己每天做什麼，我有更深的了解，知道自己如何在不知不覺中吃了不健康的食物，清楚自己如何能收回控制權，而仍然對所吃的東西感到滿意。

——雪莉．特雷貝

【策略】覺知

- 每天在排毒日誌上記錄下列事項（或者在十天過後，用一本新的過渡期日誌）。要盡可能具體：

各種測量

- 體重
- 臀圍
- 大腿圍

- 血糖
- 血壓

各種行為

- 你吃進什麼東西（什麼食物或飲料，加上分量多少），你吃了之後感覺如何，吃完之後和幾個小時後都測量一下。
- 你做多少運動？做了什麼運動？做了之後你感覺如何？
- 睡眠時間有多少？它如何影響你第二天的精神？
- 你做了哪些放鬆的練習（呼吸練習、終極排毒浴等），做了之後你感覺如何？

反映（Reflection）

- 在外表和身體感覺上你注意到什麼？
- 在心境和情緒上你注意到什麼？
- 在能量活力上，你注意到什麼？
- 在想法上你注意到什麼？（注意力放在哪裡，思維模式如何在改變，等等）

- **填寫前面第21–23頁的毒素測量問卷**。在十天排毒結束後要再回答一次問卷，然後每兩個星期追蹤你具體的健康變化。
- **採用新科技幫你了解狀況**。市面上現有許多新的智慧型產品和應用軟體，可以幫助你量化和追蹤各種活動和進度。我鼓勵你使用這些新科技。你可以與別人分享並比較彼此的成果，為你的成功取得支援，當偏離軌道時還能有一股幫你的力量。我最喜歡的產品是 FitBit 智慧型追蹤器，和 Withings Pulse活動追蹤器，它以無線方式同步把數據匯到電腦和智慧型手機；還有 UP by Jawbone 健康手環，記錄全天的活動和睡眠時間，並連接到你的 iPhone 手機，方便你追蹤數據。無線智慧型電子磅秤（FitBit Aria Wi-Fi）或 Withings 無線體重計，和血壓計都能自動同步上傳體重、身體組成分析、體重指數和血壓的數據，到你的電腦和智慧型手機上的個人資料中。也有線上課程如 heartmath.com 和 quantifiedself.com 提供很棒的方式，來幫助你清楚自己的狀況，同時也是靠近志趣相投者的社群。

【經驗分享】

當不吃糖的時候，我真的可以在能量層面看到其中的差別。一整天都很有活力，也沒有那麼多的頭疼。這個排毒計畫之後，我決定要改變吃糖的量。

——夏農・克里克謀

第九天日誌問題

- 我身體的感覺如何？
- 我注意到身上有哪些變化？
- 今天我出現哪些想法和情緒？
- 在這個計畫中要追蹤各種進度和體驗，我感覺如何？它如何影響我？
- 在各種結果和體驗裡，最讓自己感到驚訝的是什麼？
- 我在何處、何時，還有如何記下各種結果，以及其他注意到的身體上的進展？

【專欄】獎勵：回顧

今晚花點時間，把記在日誌上的內容重新看一遍，從第一天開始，你發現那時的感受和現在比起來有何不同呢？你還記得第一天的感受嗎？九天前和現在有何差異？大多數人都會驚訝他們已經有多少進展，你也有自己的記錄做為證明！

【第十七章】

第十天：連結

【經驗分享】

負面的生活型態和高度工作壓力，讓我開始濫用酒精和尼古丁，最後還動了心臟手術。恢復之後，我看著自己從酒癮和菸癮轉成食癮，嗜吃碳水化合物和糖，很快就胖了十四公斤。血糖持續上升，並且開始視力模糊、肌肉痠痛、頭暈等等，我知道自己面臨更多問題了。醫生讓我注射胰島素。我花了很多時間讀所有能找到有關飲食和營養的資料。我一邊猛吃、一邊讀資料，讀了資料、再吃。

顯然，我仍然缺乏行動的迫切性。

當姊姊發電子郵件告訴我，她報名參加十日斷糖排毒計畫，我知道時候到了。如果繼續在破壞性的飲食習慣中懲罰自己，我大概活不了太久。我有所需的知識……但是需要一些讓自己重新開始的計畫和支持。姊姊住在沃思堡，我住在休斯頓，所以我就開車北上和她一起，這樣我們就可以互相支持，一起體驗這個計畫。

總之，我和她都了解到，典型美國人的「慰藉食品」從長遠來看，並沒有給我們帶來真正的慰藉。我們一起學習如何用香料和更換以植物為基礎的油來烹調。我們一點都不覺得吃被剝奪，對結果感到很滿意、很受鼓勵。

我的血糖開始時是369，而十二天後的今天，已經下降到156，沒有用胰島素，甚至還有下降到138的時候！我已經瘦了五公斤，BMI從31.9降到30.1，腰圍減少4.5公分。

我們共同的計畫是一起再繼續九十天，看看會發生什麼。

——凱倫．謝爾頓

上午：

- 做各種測量，並在排毒日誌或線上追蹤工具記錄結果。同時記錄你前一天晚上睡眠時間有多少，和睡眠品質好不好。
- 以三十分鐘的輕快步行或其他運動開始新的一天。
- 在早飯前，服用二．五至五克PGX纖維：三至六粒或半勺至一勺的粉末，配三〇〇c.c.的水一起喝。
- 隨早餐服用其他營養補充品（參見133頁）。
- 做早餐排毒精力湯（參見下文膳食計畫）。
- 可任選：享受上午點心（參見下文膳食計畫）。

下午：

- 午飯前，服用二．五至五克PGX纖維，配一杯水喝。
- 吃午飯（參見下文膳食計畫）。

- 可任選：享受下午點心（參見下文膳食計畫）。

晚上：

- 晚餐前，服用二．五至五克ＰＧＸ纖維與水。
- 隨晚餐服用營養補充品（參見133頁）。
- 吃晚餐（參見下文膳食計畫）。
- 花十五分鐘記錄你的體驗，並回答226頁上列出的第十天日誌問題，寫下今天你所吃的和所做的一切，你有什麼感覺，在精神和專注力上有任何改進或變化，而這些變化讓你在身體上、精神上和情感上有何感覺。
- 做數到五呼吸小憩（參見137頁）。
- 泡二十至三十分鐘終極排毒浴（參見138頁）
- 七至八小時的睡眠。

今日膳食計畫：

- 早餐：排毒精力湯（參見288頁）
- 上午點心（可隨意）：十至十二粒堅果（杏仁、核桃、美洲山核桃、夏威夷豆）
- 午餐：
  - 基礎方案：湯加上蛋白質食物（參見292頁）或海曼博士的超級沙拉（參見291頁）加上蛋白質食物

- 探險方案：西洋菜和芝麻菜沙拉配水波蛋（參見314頁）
- 下午點心：新鮮蔬菜配任選一種沾醬和塗抹醬（參見329頁）
- 晚餐：
  - 基礎方案：香菜青醬烤豆腐（參見304頁）
  - 探險方案：酥皮紅椒香醬鑲雞胸肉（參見327頁）

【今日焦點】連結

恭喜，你做到了！今天過後，你就完成十日斷糖排毒計畫。我希望你感到充滿活力、健康，最重要的是，為自己所達成的感到自豪！

你在這十天所達成的短期目標可以改變整個生活，如果採用正確的步驟，就能確保自己持之以恆。當你進入過渡階段，利用團體的力量協助你繼續成功，這比以往任何時候都重要。希望你已經找到好友或合作夥伴，甚至自己建立或加入一個小組，來支持這段健康、活力與瘦身的旅程。也許你可以加入血糖解方十日斷糖排毒法線上課程，並與線上社群或www.10daydetox.com/resources的一個小組連結上。

如果你已經加入，那很好。我鼓勵你保持連結，每週碰面，說出你的感受，和就長期而言你所需要的支援是什麼。如果還沒有加入，最好成為目前優先要做的事。記得在但以理計畫的研究中，和團體一起做計畫的人比那些自己單獨做的人瘦身成效多兩倍，即使他們都遵循相同的計畫。生活中充滿挑戰，找到（或創立）團體，是一個應對所有起起伏伏很有力的方式。我們需要他人的支持，讓我們在如何吃、運動和生活上的轉變能持之以恆。聚在一起我們都變得更好，就是這麼簡單。

生活中，可能有親人支持你，希望你繼續這個旅程。儘管這些人非常在乎你，但他們可能不知道如何支持你在健康和瘦身上的努力。你的工作是要教他們。這裡有一些策略，幫助你的親人和你站在同一條船上，成為助你繼續前進的後援部隊：

- **分享你的計畫**。跟身邊親近的人說明你的夢想是什麼，還有你計畫如何實現這個夢想，並且要求他們在具體層面上給予幫助。例如，你可以告訴最好的朋友，你的夢想是在夏天之前能達到一個健康而緊緻的身材，計畫是遵循血糖解方十日斷糖排毒法的過渡方案。然後你可以請求朋友幫忙記住，在外出吃飯時，不喝酒或吃含糖的零食，萬一你意志不堅，有屈服於對食物的渴望時，請他們適時提醒你。
- **處理回饋**。如果其他人不是和你處在同樣的旅程中，他們可能不會明白你的所作所為。這很正常。有些人可能會質疑你在做什麼，而說出這樣的話：「對我來說，你看起來很健康啊」或「那樣吃法有些不太正常。」請記住，這樣的說法通常是出於善意，想讓你覺得舒服一點。你可以領會這些話背後的關心，卻不能用這些話做為藉口，偏離你的膳食計畫。謝謝朋友們的好意，並對他們解釋你實行這個計畫的理由，同時明確地要求他們支持你。也就是，要求他們不要跟你說：你「沒啥問題」，因為你在努力追求更上一層的健康，或者告訴他們，他們的支持對你意義重大，即使他們不太了解你為什麼這樣做。
- **傳達你想要他人回應給你的態度**。世界是一面鏡子。為了讓親人來讚美你的膳食計畫，你需要先讚美自己的膳食計畫。如果你的態度是「哎，這種飲食很辛苦，真要命，這樣的折磨只剩兩天了！」，那麼你周圍的人看到這個鏡中的你，就會回應給你說：「放輕鬆點吧，這個方案太瘋狂了，我覺得你應該停下來。」而如果你的陳述很有力，態度也很積極，像「這排毒計畫很讓人驚訝。的確，有時會很困難，但它是值得的，我對自己所做的感到很自豪。」

那麼，你的親人讀取這個鏡中的你，回應的態度便是為你感到高興。

在你朝向健康旅程的大道上，不僅獲得親人的支持很重要，建立團體互助網絡，陪伴你一起向前走一樣也很重要。志同道合的團體將幫助你堅定新的健康習慣，讓你持之以恆，大家一起前進。以下是一些建立健康的互助團體的策略。

【策略】連結

- **加入十日斷糖排毒法線上社群或課程** www.10daydetox.com/resources，如果你還沒有加入的話。在那裡，你可以找到其他在做排毒，並過渡到下一個階段的同好，如同你即將面臨的。可以分享自己的經驗，交換想法和祕訣，彼此支持和鼓勵。一群志同道合的夥伴有共同的目的，這是成敗之間的關鍵。我們是團體動物，很多慢性疾病，尤其是肥胖症和糖尿病，是一種社會疾病，需要社會的療癒。**團體是良藥，社群是治療對策**。這是十天排毒計畫中最強而有力的部分，對長期成功是不可或缺的。
- **進行但以理計畫（美國）**，在你的教會、寺廟、猶太教堂、清真寺，或其他社區中心實施（請上www.danielplan.com了解更多資訊）。
- **進行午餐俱樂部**，在公司召集同事輪流帶健康的午餐來。這樣，你只需要每一兩星期煮一次。
- **成立晚餐俱樂部**，和你的鄰居或朋友組成每週一次或每月一次的餐會，彼此產生連結與支持。把它看成一件重要的事。一起採買和／或做菜、一起吃飯。選一個話題邀請大家參與討論：食物、人際關係、自我照護，或任何能產生真實連結的議題都可以。

- **找一個「健康夥伴」**，選擇一個好朋友共同合作，每天彼此交流，或至少每週聯絡一次。向對方報告你吃了什麼，運動多少，發現自己身體有何改變，以及自己的感受。當有一方陷入困境時，互相給予鼓勵與支持。
- **鼓舞你的朋友和家人**，成為十天排毒小組的組長。當完成十天排毒後，你可以找六到十個都想做排毒的人，自己帶領這個血糖解方十日斷糖排毒法小組。可以上www.10daydetox.com/resources 取得關於如何帶領一個小組的完整指南，或參加血糖解方十日斷糖排毒法線上課程，獲得來自於我、和我的營養教練的日常支持和鼓勵，並加入一個www.10daydetox.com/resources線上小組。
- **加入健身俱樂部、運動團隊，或其他運動俱樂部**。與一群同好產生連結是個很棒的方式，大家興趣相投。你喜歡跑步嗎？找找附近有什麼跑步俱樂部。如果瑜伽是你的愛好，找一個教瑜伽的工作室，定期去練瑜伽。練瑜伽的人都非常友善，你很快會找到同伴。或找籃球社去打籃球……甚至保齡球……無論你喜歡做什麼事，找到那樣的團體，並成為它的一分子。

【經驗分享】

十天了。剛開始時，我不確定自己是否可以完成這十天的旅程，但現在卻覺得很容易！我會繼續用這非比尋常的方式滋養自己的身體，因為我感覺很棒。我有更多的精力，並且覺得自己的思維比過往很長一段時間都來的更清晰。未來我只吃真正的與天然的食物。

——諾貝達．普雷斯勒

第十天日誌問題

- 我的身體感覺如何？
- 今天我出現哪些想法和情緒？
- 我注意到身體有哪些變化？
- 我可能會和誰組成一個互援小組？
- 在我的生活中或是附近有沒有健康的團體？
- 在我生活中哪兒可能有潛在的團體等著我去互動？
- 是什麼阻擋自己將觸角伸出與別人產生支持和連結？
- 自己經由團體加強這個排毒計畫的經驗如何？
- 對於創造連結、與團體一起邁步向前，以支持自己在健康和瘦身所做的努力，我有什麼樣的計畫？

最珍貴的禮物

你獻給自己的這十天就像是前所未有的禮物。是的，你從糖、垃圾食物和上癮的習慣中排毒了。同時，你也給自己一個機會與內在做連結，來檢視自己的想法和概念，還有過去那個沒有盡力支持自己的你。十幾天似乎不是很長，但我希望你嘗到這種可能性。

我設計這個計畫的原因是給你一個深刻的體驗，讓你知道多快就能感覺更好，告訴你在生活中把食物當藥物來用，並且做些簡單的變化，則健康、活力、瘦身，甚至快樂都是隨手可得的。一旦你體驗到那種很棒的感覺，擺脫腦霧、嗜吃渴望、關節痛、疲勞、超重，和其他無數的慢性健康問題，然後你就知道有一條希望之路。我鼓勵你把這看成照顧自己的第一步，這條路上的飲食和生活方式，都是用來幫助你未來成長茁壯的。

現在你已經有了為自己生命充電的知識和技能，這個計畫可以是個試金石，無論何時你需要重新啟動，都可以回到原點。我也仍然需要它，就像其他人一樣。事實上，這個計畫我每年要做四次，不是為了瘦身，而是要重新啟動自己的生活。這就像一個不用去任何地方的假期一樣。對於我來說，這是自己創造天堂的一種形式。希望對你來說也是！

第五單元

過渡階段

【第十八章】

排毒之後

【經驗分享】

我覺得自己的身體就像剛從牙醫診所潔牙後那樣的清新。感覺永遠不想再吃任何東西以免破壞這種清新感。嗯，這種清新感現在充滿整個內在，我不想失去這種感覺！過去這十天和未來的飲食是我給自己特別的禮物，希望生命中的每一天皆如此。其實，現在別無選擇。連我的狗狗都從吃健康零食中瘦身了！

——安琪拉・裴札

恭喜你！你已經完成了新生活的最初十天，進入一個更高層次的健康和掌握飲食的新領域。這計畫讓你看到自己與健康和快樂其實只有一線之隔。它真的並不複雜！身體是個生物有機體，你只需要了解其基本操作，讓它發揮最佳功能就可以了。現在，你對如何打造健康，還有安全和輕鬆的瘦身已有親身體驗，而這種智慧是無比珍貴的。

所以，現在該如何？

這個計畫讓你稍嚐滋味，知道什麼是可能的，而現在由你來決定自己想走的健康與瘦身之路，往更高的層次邁進。在這一章中，將提供三個不同的過渡計畫，你可以選擇其一：超進階計畫、進階級計畫和基礎級計畫。每個計畫都專為具體的目標而設，但是都保證能持續地向成功邁進。在那之後，我要提供你的生命一份血糖解方，當做你持之以恆苗條與健康的範本。

但首先，在你走向過渡期之前，最好做一點內在的情況匯報，並做些最後的測試和測量。這將幫助你保存自己這段最新的體驗，以及看到自己成果的完整面貌。

你個人的「結業面談」

現在，你的身心是在一個極好的、清晰的狀態。我希望你能捕捉這種清晰感，把它寫下來，當做一個提醒，你和你的身體是有能力如此的。我鼓勵你不要跳過這寶貴的一步。藉由十天的經驗，你累積了豐富的洞察力和知識。現在是把重點記錄下來的時候，這樣未來無論何時，當你需要新鮮的靈感和激勵時，你都可以重新溫習。

翻開排毒日誌的一頁空白頁，空出一些時間來回答下列問題：

- 在過去十天中，我從身體上學到什麼？
- 我注意到自己和食物的關係是什麼？
- 我發現自己的能量層面有何不同？
- 我發現自己的睡眠（數量和品質）隔天如何影響自己？
- 我如何有效地處理困難或具有挑戰性的時刻？
- 哪些做法我最喜歡，為什麼？
- 哪些做法我想繼續下去，我將如何實行？

- 我在團體支持上得到什麼好處？
- 我想要讓自己往什麼樣的目標前進？

最後一個問題是為將來做打算。用你心中所選擇的目標當做願景，你可以決定以下哪個過渡方案對你最合適。

再做一次毒素測量問卷

【經驗分享】

在過去的一年裡，我發現自己有甲狀腺問題。我胖了十六公斤，一直無法減輕重量，而且經常感到疲累。醫生不停地增加用藥，到甲狀腺素一二五微克，我還是覺得沒啥不同。然後這個排毒計畫出現在我面前，過去十天已為我的生命創造極大的不同！希望還有下次。現在體重減輕，我感覺棒透了。我醒悟到甲狀腺問題是在提醒自己。我會繼續走下去，永遠帶著你的忠告。此外，我嗜吃的渴望已經是過去式了……現在我可以走過甜點區，一直走，沒有留戀。

——寶莉塔．多蒂

現在，你的十天排毒期已經結束，我鼓勵你翻到第21－23頁的毒素測量問卷，做「排毒後」的測量。我想你會為自己的變化感到驚訝！在血糖解方十日斷糖排毒法中，最卓越的成果之一，是看到參加者的平均毒素得分下降42點（六二％）。這展現了食物的力量，以及身體恢復和痊癒的力量。

萬一你沒有瘦身或感覺更好？

有些人（極少數）儘管已經做了最大的努力去遵循這個計畫，卻仍然沒有覺得更好或減輕那麼多的體重。這是一個線索，表示身體裡還有別的問題有待解決。但不要氣餒，總有解決辦法的！如果你知道去哪兒找，這些都是可以找到、能被解決的問題。

如果完成為期十天的排毒，卻沒有得到自己所希望看到的成果，有以下五個可能的原因：

1. **飲食有問題**。是否有糖或麩質偷偷混進你所吃的食品中？排毒膳食計畫很容易被隱藏的食物所破壞。請小心檢查食品上的標籤，或者更好的是，只吃沒有標籤的新鮮食物。

2. **運動不夠或效率不佳**。如果你從來不運動，在剛開始時，稍微運動一下效果就會很好。然而，隨著你的進展，你變得更健康了，勢必需要強度更大的運動來達到相同的效果。在鍛鍊身體的同時，要逐漸增加運動量和強度，並加入間歇訓練（參見172－173頁看更多相關訊息）。

3. **隱藏性食物過敏**。某些人有食物過敏症（除了麩質或乳製品之外），也會影響瘦身。這需要更全面地過濾掉不該吃的東西。在我的書《終極簡單飲食》中，你可以看到更完整的排除計畫，幫你排除那些會引起過敏、或發炎現象的食物。其他常見的過敏原包括雞蛋、玉米、大豆、堅果、茄屬植物（番茄、馬鈴薯、茄子、椒類家族）、酵母和柑橘類食物。你可能還需要做食物敏感測試，在我的免費線上指南《如何與醫生合作以獲取你需要的》www.10daydetox.com/resources 可以了解更多資訊。

4. **超載的毒素**。對很多人而言，從石油化學製品和重金屬物質所累積的毒素，會引起很多問題。原因可能是你過度暴露在這類環境中，或是個人本身具有難以排毒的基因體質。如果有這些問題，可能需要做重金屬排毒療法、桑拿浴，或是藉各種營養補充品來提高排毒能力，包括乙醯半胱氨酸、牛奶薊和維生素C。欲了解更多內容，請參閱《血糖解方》的第二十四章。（註：重金屬排毒療法是一種醫療行為，需要有經驗的功能醫學醫生的專業指導。請參閱《如何與醫生合作以獲取你需要的》www.10daydetox.com/resources了解更多資訊，找到合適的醫生做測試和重金屬排毒。）

5. **系統性失衡**。在功能醫學中，我們把身體當成一個系統來看。造成疾病的根源引發體內的失衡，導致功能障礙。內在諸多因素都可能出錯，影響你的健康。以下是與基因相互作用、導致大部分疾病的主要因素：毒素、過敏原、微生物、壓力，和不良的飲食習慣。這些可導致營養不足、荷爾蒙失調（包括甲狀腺、腎上腺和性荷爾蒙的問題）、腸道菌群不平衡，或微生物群系失調、免疫失調、隱藏性感染的發炎、能量代謝問題等等。這些失衡往往需要求助於訓練有素的功能醫學醫生（閱讀以下內容以了解如何找到合適的醫生）。

不幸的是，現今大多數醫生沒有受過找尋體內超載毒素或系統性失衡的訓練，大多無法有效地給予治療。我的《如何與醫生合作以獲取你需要的》線上指南，概述如何識別這些問題，以及該做什麼測試、什麼治療方式可供選擇，甚至提供一封書信範本，向你的醫生解釋，為何需要幫你做這些測試。歡迎你到我在麻薩諸塞州的診所終極健康中心向醫生諮詢，或到 www.functionalmedicine.org 在「尋找醫生」的欄目下輸入你的郵遞區號，找靠近你家的功能醫學醫生。

請記住，不是所有在醫療資料庫的健康專業人員都受過同樣的培訓，所以在你選擇醫生之前，先多做打聽和詢問。問他們是否接受過功能醫學認證訓練，這表示他們有更高層次的培訓。

值得慶幸的是，若給予正確的指導和支持，幾乎每個人都有一條健康之路。有時候，會需要一些探測的工作，找出需要整治的隱性線索。如果你和訓練有素的功能醫學專業人員合作，就可以重拾自己的健康。

再做實驗室檢驗

如果你在十天排毒開始之前，做過基本的實驗室檢驗，我鼓勵你從開始排毒算起六週後再做一次同樣的檢驗。如果你堅守血糖解方十日斷糖排毒法過渡計畫其中之一，你會對檢驗結果的變化感到驚訝。有些人可能會看到血糖或膽固醇在短短十天後下50點或更多，但是，在一個月後，你會對更大的變化感到震驚。看到這些數字的變化會加強你對自己的承諾，有非常大的幫助。

持續的旅程

無論你選擇哪一個過渡計畫，希望你把過去十天所採用的相關做法持續下去。你嗜吃的渴望消失，能量往上提升，皮膚變漂亮，消化改善了，關節和肌肉不再痛了，頭痛消失，或腦霧變清晰，這些都不是魔術。你的內在與外在都棒極了，這並不是意外，是你所造就的！

【經驗分享】

有多少計畫結束之後，你還會想再進行？我的感受非常棒，精神活力提升很多，感覺好太多了。這十天時間是個驚人的壯舉。

——茱蒂・奈特

膳食計畫、終極排毒浴、呼吸練習、追蹤成果、日誌、每天運動、團體支持、有意識地設計你的「健康圈」……這些都是強而有效的方法，讓你的身心朝向健康之路，持續保持身材。你已重拾身體和生活的主權，沒有回頭路，你已經改變一切！

超進階計畫

【經驗分享】

我進入另一個九十天的計畫。我減輕三公斤，腰圍和胸圍減少七．五公分。再也沒有比這更好了！血糖已經降到正常指數，我迫不及待下一次去看醫生，看看我的血液檢測變化如何。

我的家族史中有許多糖尿病例。兩個祖母都有……兩個兄弟也有……父母都有前期糖尿病，過去的我也朝著這個方向前進。不過，現在的我選擇走不同的道路。祝賀在這條路上的每個人，開始為自己和家人選擇一個更好的、更健康的未來！

——特里．葛文

超進階計畫和你所遵循的十天排毒是相同的計畫。當我舉辦十天排毒的試驗時，我提出挑戰要參與者繼續另外的九十天，讓他們達到更高層次的健康和瘦身。其中許多人準備好迎接挑戰，六週後的結果再度讓人驚訝不已：

- 參與者在前十天，平均體重減輕四公斤；在接下來的六週內平均減輕六公斤（某些人已經達到健康體重，所以不需要再減輕了，而其他的人減重超過六公斤）。

- 腰圍在前十天平均減少四．五公分，六週後減少八公分。
- 臀圍在前十天平均減少三．八公分，六週後減少六．八公分。
- 在六週後，平均血壓下降十點。
- 在六週後，平均血糖下降大約十八點。

如果你有下列情況，請遵循超進階計畫：

- 想減輕體重十一公斤以上。
- 有糖尿病，希望能逆轉。
- 目前服用糖尿病藥物或胰島素，希望未來能停止用藥。
- 有高三酸甘油酯，高密度脂蛋白（好膽固醇）很低，希望能停止服用斯達汀類藥物。
- 有高血壓，希望能停止服藥。
- 就是覺得很好，想要繼續體驗更高水準的健康。

以下是超進階計畫的準則：

- 遵照第七章「每天的實踐事項」相同的做法。
- 繼續排除所有麩質和以麵粉為基礎的產品（包括無麩質）、乳製品，以及所有形式的糖和甜味劑。

- 繼續避免所有的加工食品。
- 避免穀類、澱粉類蔬菜（如馬鈴薯）、豆類和水果（除了早餐精力湯的半杯莓果或奇異果之外）。
- 避免讓你發炎的飲料（普通咖啡、低咖啡因咖啡、酒精、汽水、果汁）。
- 在三餐和點心時，想吃多少非澱粉類蔬菜都可以。
- 每餐包括一一五至一七〇公克蛋白質食物（雞蛋、雞肉、魚肉、精瘦動物蛋白、堅果和種子）。
- 每餐包括一份健康油脂（例如四分之一個酪梨，或一湯匙特級初榨橄欖油、核桃油、芝麻油、特級初榨椰子油、堅果或種子醬，如杏仁醬或腰果醬）。
- 繼續以下日常的作息：三十分鐘的運動、補充營養品、數到五呼吸小憩、終極排毒浴、日誌、追蹤結果、補充水分、每晚七至八小時的睡眠。
- 繼續服用你在十天排毒過程中同樣的營養補充品。此外，還需要加入更多的營養品和藥草，以便於進一步穩定血糖，改善胰島素敏感性。這些藥草通常與其他成分組合在一起。我列出以下劑量，你也可以上網訂購十天排毒加強包，所有藥草都包括在內www.10daydetox.com/resources（或者你可以同時訂購十天排毒基本營養補充包和十天排毒加強包二合一包裝，這就是所謂的十天排毒組合包）。
  - 每天兩次六百毫克的硫辛酸
  - 每餐一千毫克胡蘆巴種子萃取物
  - 每餐一五〇毫克苦瓜萃取物

- 每餐一百毫克武靴葉萃取物
- 每天一次五四〇毫克的阿拉伯膠樹萃取物（異α酸）

你可以繼續採用血糖解方十日斷糖排毒法中自己喜歡的食譜，如果想嘗試一些新的菜色，可以參考《血糖解方食譜》[*1]。在超進階計畫中，要注意避免有豆類、穀類，或澱粉類蔬菜的食譜。

【專欄】如果偏離主題，我該怎麼辦？

在排毒過程中，某些時刻，可能會因意外的情況或壓力而偏離計畫。如果發生這種情形，要溫柔地對待自己。先看看到底發生什麼事，然後回到十天排毒膳食，不要加以判斷，也不要感覺羞愧或指責自己。把這個當做像你開車走錯路時GPS中輕柔的聲音，「下一個路口請迴轉。」回到你已經熟悉的這些做法上就好。

我建議你再做一次完整的十天排毒計畫，重新啟動一次，讓自己回到正軌。你曾經體驗過一次，知道自己和健康與幸福相隔不遠！它隨時供你採用。你已經學會所有的技能，像隨身攜帶一張永久的路線圖，不會掉的。是人，都有迷失或偏離正軌的時候，現在你知道回家的路。

＊1: Mark Hyman, *The Blood Sugar Solution Cookbook: More than 175 Ultra-Tasty Recipes for Total Health and Weight Loss*, Little, Brown and Company, 2013.

進階級計畫

【經驗分享】

在十天排毒裡，我的體重從八十公斤降到七十六公斤，希望能繼續減下去。未來三個月，我會每三十天評估一次，來決定何時進入下一個階段。那時我會開始加些少量的澱粉類蔬菜。但無論如何，在未來的日子裡，都希望一直能保有這種美好的感覺。不斷覺知，變成一種習慣，並把這個付諸實踐，相信這會讓我一直走在成功之路上。

——凱西．湯普生

進階級計畫類似於超進階計畫，不過可以增加豆類植物（豆和小扁豆）。這和我的書《血糖解方》的進階級計畫是相同的。

如果你有下列情況，就依照這個計畫：

- 希望繼續得到在十天排毒所獲的好處，但重新納入豆類到飲食中，看看自己有什麼反應（有糖胖症的人不能耐受豆類，因為它們的澱粉含量會讓血糖飆高，還有凝集素會造成發炎現象和增加體重）。
- 有長期糖胖症（基於綜合糖胖症問卷，可以在《血糖解方》一書中，或www.10daydetox.com/resources找到）。欲了解更多關於糖胖症，以及如何保持長遠的健康，請閱讀《血糖解方》。

以下是進階級計畫的準則：

- 遵照第七章「每天的實踐事項」相同的做法。
- 繼續排除所有麩質和以麵粉為基礎的產品（包括無麩質）、乳製品，以及所有形式的糖和甜味劑。
- 繼續避免所有的加工食品。
- 避免穀類、澱粉類蔬菜和水果（除了早餐精力湯的半杯莓果或奇異果之外）。
- 避免讓你發炎的飲料（普通咖啡、低咖啡因咖啡、酒精、汽水、果汁）。
- 在三餐和點心時，想吃多少非澱粉類蔬菜都可以。
- 每餐包括一一五至一七〇公克蛋白質食物（雞蛋、雞肉、魚肉、精瘦動物蛋白、堅果和種子）或半杯豆類（參見下頁對豆類做更多了解）。
- 每餐包括一份健康油脂（例如四分之一顆酪梨、或一湯匙特級初榨橄欖油、核桃油、芝麻油、特級初榨椰子油、堅果或種子醬，如杏仁醬或腰果醬）。
- 繼續以下日常的作息：三十分鐘的運動、補充營養品（和十天排毒相同）、數到五呼吸小憩、終極排毒浴、日誌、追蹤結果、補充水分、每晚七至八小時的睡眠。
- 可以繼續採用十日斷糖排毒膳食計畫中自己喜歡的食譜，如果想嘗試一些新的菜色，可以參考《血糖解方食譜》「進階級計畫」。

【專欄】讓豆類相得益彰

吃豆類的最佳方式是搭配像魚或雞肉等高品質的蛋白質食物一起吃。例如，八十五公克烤野生鮭魚搭配三分之一杯小扁豆，加上一盤清炒羽衣芥藍，就是很豐盛的午餐或晚餐了。

- 繼續服用在十天排毒過程中同樣的營養補充品。此外，還需要加入更多的營養品和藥草，以便於進一步穩定你的血糖，改善胰島素敏感性。這些藥草通常與其他成分組合在一起。我列出以下劑量，你也可以上網訂購十天排毒加強包，所有藥草都包括在內 www.10daydetox.com/resources（或者你可以同時訂購十天排毒基本營養補充包和十天排毒加強包二合一包裝，這就是所謂的十天排毒組合包）。
  - 每天兩次六百毫克的硫辛酸
  - 每餐一千毫克胡蘆巴種子萃取物
  - 每餐一五〇毫克苦瓜萃取物
  - 每餐一百毫克武靴葉萃取物
  - 每天一次五四〇毫克的阿拉伯膠樹萃取物（異α酸）

基礎級計畫

基礎級計畫讓你過渡到無麩質穀類、低升糖水果，和少量的澱粉類蔬菜。這個計畫和《血糖解方》中基礎級計畫是一樣的，希望能讓你的健康和瘦身持之以恆。

如果你有下列情況，就依照這個計畫：

- 你有正常的血糖和血壓，但仍希望繼續減輕體重，或仍有腹部脂肪待消除。
- 你有任何健康上的症狀、發炎現象，或總體而言感覺不那麼清爽。
- 你沒有心臟病或糖尿病史。

- 實驗室測驗顯示你是「泡芙人」，三酸甘油酯過高、高密度脂蛋白過低、低密度脂蛋白分子很小、高血糖和胰島素。

以下是基礎級計畫的施行準則：

- 繼續排除所有麩質和以麵粉為基礎的產品（包括無麩質）、乳製品，以及所有形式的糖和甜味劑。
- 繼續避免所有的加工食品。
- 在三餐和點心時，想吃多少非澱粉類蔬菜都可以。
- 每餐包括一一五至一七〇公克精瘦的蛋白質食物。
- 加入無麩質的穀物（如藜麥、黑米和蕎麥），以全穀的形式。理想的情況下，每天只吃一餐全穀物，但偶爾可以兩餐（見專欄中食物的分量）。避免加工的穀物或任何麵粉類製品！
- 加入營養豐富的澱粉類蔬菜，如紅薯和南瓜，最好每天只吃一份，但最多可以吃兩份（見專

【專欄】一人份的分量

- 水果：一片中等大小的水果，二分之一杯莓果，二分之一杯混合新鮮水果，四分之一杯乾果（最好避免，糖分高）
- 澱粉類蔬菜：一杯南瓜，半個紅薯
- 蛋白質食物：一一五至一七〇公克
- 全穀類：三分之一杯煮熟的
- 豆類：三分之一杯煮熟的或罐裝
- 堅果或種子：四分之一杯或者一小把

欄中食物的分量）。

- 加入低升糖水果，如蘋果、梨、莓果、石榴，每天一至兩份（見專欄中食物的分量）。
- 加入豆類和豆類植物，每天一至兩份（見專欄框中食物的分量）。
- 每餐包括一份健康油脂（例如四分之一顆酪梨、或一湯匙特級初榨橄欖油、核桃油、芝麻油、特級初榨椰子油、堅果或種子醬，如杏仁醬或腰果醬）。
- 繼續以下日常的作息：三十分鐘的運動、數到五呼吸小憩、終極排毒浴、日誌、追蹤結果、補充水分、每晚七至八小時的睡眠。
- 繼續服用十日排毒基本營養補充品，如第117－118頁所概述。
- 可以繼續採用十天斷糖排毒膳食計畫中自己喜歡的食譜，如果想嘗試一些新的菜色，可以參考《血糖解方食譜》「基礎級計畫」。

終生血糖解方計畫

【經驗分享】

用這樣的方式來度過一生簡直棒透了，組合健康美味讓人滿意的食物、每天運動，和學習以自我為中心，並放鬆自己、記日誌、泡熱水浴，這一切對我都非常有影響力。我期待和男友一起繼續這種生活方式，並且未來成為我的孩子們和朋友們的榜樣，讓他們知道這種生活有多麼輕鬆和值得。我期待「把這種經驗傳出去」！

——羅嬪・希里

無論你選擇以上三種計畫的哪一種，在六週或更長時間之後，我建議你選擇最後的終生血糖解方計畫。終生血糖解方按照基礎級計畫相同的準則，不過重新納入麩質和乳製品（僅對於那些能夠耐受的人），以及偶爾吃點自己喜歡的甜食和享受。這是要終生實行的計畫。它證明健康和體重管理是簡單的、可行的，最重要的是，能令人愉快的。

以下是終生血糖解方計畫的實行準則：

- 遠離液態糖，例如汽水或果汁，除非是你新鮮現榨的綠色蔬果汁，那就非常好。
- 繼續避免所有人工甜味劑。
- 盡量少用所有形式的糖，尤其避免添加糖的食物。自己在烹調食物時，可以視需要加一點糖、楓糖漿、蜂蜜。這樣你知道自己到底吃了多少糖。請注意，你得看看自己是否會被任何甜味劑（糖、楓糖漿、蜂蜜等）引發食物成癮的模式。如果發生這種情況，例如引發酒癮或其他的癮，你可能對糖的容忍度是零，我會鼓勵你遠離任何類型的糖或甜味劑，讓你的「糖」只從完整的新鮮水果中取得。
- 盡量減少讓你發炎的飲料（普通咖啡、低咖啡因咖啡、酒精）。大部分人可以接受一杯咖啡和一杯酒，每週三至四次。只是要注意，看喝過這些飲料讓你產生什麼感覺。
- 繼續避免加工食品。
- 在三餐和點心時，想吃多少非澱粉類蔬菜都可以。養成多吃這類蔬菜的習慣，占你的餐盤中五〇%到七五%的比例（參見275頁中非澱粉類蔬菜完整清單）。
- 每餐包括一一五至一七〇公克精瘦的蛋白質食物。
- 以全穀的形式，加入無麩質的穀物，如藜麥、黑米、糙米和紅米、蕎麥。每天一至二份（見前頁專欄一人份的分量）。

- 避免加工的穀物或任何麵粉（除了你用來測試麩質的麵食之外，按照250頁上的說明）！
- 加入營養豐富的澱粉類蔬菜，如紅薯和南瓜，每天最多可以吃兩份（見前頁專欄一人份的分量）。
- 加入低升糖水果，如蘋果、梨、莓果、石榴，每天一至兩份（見前頁專欄一人份的分量）。
- 加入適量的豆類和豆類植物，每天一至兩份（見前頁專欄一人份的分量）。
- 每餐包括一份健康油脂（例如四分之一顆酪梨，或一湯匙特級初榨橄欖油、核桃油、芝麻油、特級初榨椰子油、堅果或種子醬，如杏仁醬或腰果醬）。
- 繼續以下日常的作息：三十分鐘的運動、數到五呼吸小憩、終極排毒浴、日誌、追蹤結果、補充水分、每晚七至八小時的睡眠。
- 繼續服用十日排毒基本營養補充品，如第117－118頁所概述。
- 可以繼續採用血糖解方十日斷糖排毒膳食計畫中自己喜歡的食譜，如果想嘗試一些新的菜色，可以參考《血糖解方食譜》「基礎級計畫」。
- 遵照下文的步驟重新納入麩質和乳製品。

注意：如果你想獲得更大的健康，減輕更多體重，或者更好的控制血糖，堅持一份豆類、全穀類，或澱粉類蔬菜（而非兩份）。

【專欄】外出上館子的求生之道

外出吃飯應該是充滿樂趣和享受的。在你家附近選擇能滿足需求、提供天然食物的餐館。別不好意思提出要求（不惜一切代價保護你的「健康圈」）。我一直都這麼做，相信你也可以！大多數好的餐廳會接受客人的要求，提供簡單的菜色。假設你有花生過敏或海鮮過敏，吃一點就會致命，你一定會讓餐館知道，他們就不會用花生油炒菜，或在菜裡放蝦。

外出就食同時維持健康，下面是一些我喜歡用的妙方：

- **由你選擇餐廳**。與他人一起用餐時，如果可能的話由你選擇餐廳。
- **要挑剔一點**！你必須很清楚自己的需要是什麼，不要接受那些對身體沒有營養、沒有好處的食物。不要以為自己很失禮，你只是在照顧自己。
- **告訴服務生你不要麵包，也不要酒精飲料**。但要求一盤切好的生菜沙拉，不要任何沾醬。
- **要求水**。用餐前先喝一兩杯水，可以降低你的食欲。
- **告訴服務生如果吃到麩質或乳製品，你就會死**。你沒撒謊，只是說的是慢性死亡。
- **要求簡單的烹調方式**。點烤魚加上一盤清蒸蔬菜淋橄欖油和檸檬汁。如果點沙拉，要求用特級初榨橄欖油和檸檬汁取代店裡的淋醬。
- **省略澱粉類**。不要馬鈴薯、白米飯和麵條，要求雙份的蔬菜。或另外點一兩盤蔬菜。
- **避免醬汁、淋醬和沾醬**。這些醬通常有很多隱藏的糖、不健康的油、麩質和乳製品。
- **記得要搭配碳水化合物（除非澱粉類蔬菜之外）和纖維、蛋白質食物，或能抗發炎的油脂**（如特級初榨橄欖油、酪梨、椰子油或堅果）一起吃，以減輕血糖升高。不要單獨吃碳水化合物！
- **焦點集中在蛋白質食物上**。先選擇點什麼蛋白質會很有幫助，確保血糖能夠平衡，以及能吃到適合的分量。

■ **指定莓果當甜點**。莓果可以單獨吃，只要你同一餐吃過蛋白質、纖維，或能抗發炎的油脂。

如需更多的妙方和想法，請上網下載免費的「外出用餐求生之道」（Restaurant Rescue Guide）：www.10daydetox.com/resources。

重新納入麩質和乳製品

重新納入麩質和乳製品的過程是緩慢而有系統的。這提供你一個獨特的機會，真正看到自己的身體如何反應這些高敏感性的食物。我們希望重新加入這些食物到膳食中，但是要先實驗一下，確定不會影響你之前所有的努力。以下是我建議的步驟：

1. 先從乳製品開始。
2. 連續三天，每天至少吃二到三次。先試純牛奶或純優格，不加任何其他東西，看看你感覺如何。
3. 利用左邊的飲食日誌，記錄追蹤七十二小時的反應。
4. 如果你有任何反應，立刻停止攝取乳製品。

日期	重新納入的食物	症狀

至少等候三天，才做麩質測試。請按照下列步驟：

1. 連續三天，每天至少吃二到三次麩質。僅試用普通純小麥，不添加其他成分。最好的試驗品是麵條，因為大多數的麵包都含有酵母和糖，或者你可以嘗試麥片粥當早餐。
2. 利用飲食日誌，記錄追蹤七十二小時的反應。
3. 如果發現有反應，立即停止麩質。

追蹤症狀和反應其實很簡單。你可以透過記錄飲食日誌來追蹤症狀和監測進展。可在www.10daydetox.com/resources下載飲食日誌，需要時可多印幾份，隨時了解過渡期中所有的反應。

每個人的身體都不同，對食物的過敏反應也不同。為了幫助你了解在追蹤什麼，以下是最常見的幾種食物過敏反應：

- 體重增加
- 嗜食
- 體液滯留
- 鼻塞
- 頭痛
- 腦霧
- 情緒問題（憂鬱，焦慮，憤怒等）
- 睡眠問題

- 關節疼痛
- 肌肉痠痛
- 疼痛
- 疲勞
- 皮膚有異狀（粉刺，皮疹，或濕疹）
- 消化或腸道功能有異（脹氣、放屁、腹瀉、便祕、胃酸逆流）

麩質和乳製品天生就會引發炎症（即使你不具過敏體質，乳製品可能會提高胰島素水平，如果你有糖胖症，我建議你只是偶爾吃一點就好）。如果七十二小時內沒有出現以上所列的任何反應，就算安全過關，可以隨意攝取這兩類食物。

一般來說，如果你能接受麩質和乳製品，偶爾吃點沒關係，但不要讓它們成為你的主食。選擇乳製品時，一定要遠離加工起司，因為它充滿化學物質、添加劑和荷爾蒙。此外，現代的小麥（矮種小麥）澱粉含量要高得多，還有更多麩質蛋白，更容易引起發炎現象。在購買麩質和乳製品時，試著找「家族事業的產品」（heirloom），如青草餵養、家族飼養的奶牛，和來自當地的起司。這些來源可能會貴一點，但味道更好，不需要很多就能滿足你的食欲。

你也可以嘗試其他穀物，例如斯佩爾特小麥黑麥、或卡姆小麥。如果你沒有麩質敏感，全麥德國黑麥麵包是個不錯的選擇。或嘗試「新的」單粒小麥（Einkorn），古代蘇美人都食用這種小麥。在我們現代吃的雜交科學怪小麥之前，這是我們祖先吃了幾千年的麥子。（這種「新的和改良的」矮種小麥已導致增加四〇〇%腹腔疾病，並造成總人口的七%產生麩質過敏症。）

如果你有反應，建議你立刻從飲食中移除那項和你體質不合的食物，時間至少要十二週。對大多數人來說，這段時間足夠讓發炎現象降溫下來。然後，你可以再重新攝取，但是攝取量要少，因為這段時間你的腸漏已經修復。不過，我建議你對這類有問題的食物做限制，每週不超過一次或兩次，就不會重蹈覆轍。

通常情況下，是由一種主要的問題食物觸發腸漏症，無論是麩質或乳製品，然後你對很多其他食物也開始有反應。如果你避開麩質和乳製品，往往可以納入其他你曾經有反應的食物，但不會產生問題。換句話說，一旦移除主要的觸發食物，其他過敏原根本不會影響你太多。再次，我建議你限制任何潛在的產生問題的食物，每週只吃一次或兩次，這樣你就不會引發相同的疾病循環。

如果你連續十二週不吃這種食物，但依然還有反應，那就最好永遠敬而遠之，或者去看善於處理食物過敏的醫生、膳食專家或營養學家。

重新納入自己喜歡的甜食

在終生血糖解方計畫裡，如果想要的話，你可以加回一些自己喜歡的甜食（如咖啡或茶以及酒和糖果等），但都適可而止，當做偶爾為之的樂趣，不能成為日常生活的主角。在《血糖解方食譜》中你可以找到一些健康的甜食和美味的享受。大部分人可以接受咖啡或茶，所以我不太擔心，但酒精和糖很容易引起體重增加，以及無法控制的飲食行為。請記住，它們劫持你大腦的化學反應，所以務必要小心。一定得注意並追蹤你的反應。如果發現自己嗜吃的渴望被觸發，就是要你縮減這種享受的徵兆了。

過渡階段應做清單

- 在排毒日誌中做你的「結業面談」。
- 選擇最適合自己需求的過渡計畫。
- 繼續進行每天做運動、服用營養補充品、數到五呼吸小憩、泡終極排毒浴、日記、追蹤結果、補充水分、七到八小時的睡眠。
- 填寫第21-23頁的毒素測量問卷，做「排毒後」的測量。
- 再做基本實驗室檢驗，從開始十天排毒算起，六週後再做一次同樣的檢驗。請在www.10daydetox.com/resources 參閱免費線上指南《如何與醫生合作以獲取你需要的》了解該做的檢驗。
- 不斷注意並追蹤自己的飲食、感覺、體重、腰圍、臀圍、大腿圍、血壓和血糖。不妨每週追蹤一次，並保持清楚自己的感覺，知道哪些變化正在發生。此外，如果你在平靜沉穩的狀態下，也比較容易能夠覺知自己。
- 和你的好友、所參加的小團體，或在 www.10daydetox.com/resources 血糖解方十日斷糖排毒法線上社群保持連結。

▲ 第六單元

這件事遠遠大於個人

【第十九章】

追求健康是一項團隊運動

在第一單元中，我談到那些導致肥胖和健康危機的大問題。首先，致力於讓你恢復健康，擺脫食物成癮症。現在，我們已經幫你回歸正軌，更進一步的，大家要聯合拾回的不僅是自己的健康，也是家庭和社會的健康，而這需要更大的努力。我們要由大處著眼，因為在一起，集合眾人的意志力和行動力，可以解決更深層的挑戰，由健康和體重問題的發源處著手。團結在一起，我們可以解決全球性的肥胖問題，讓世界更安全、更健康，為自己也為了下一代，追求健康確實是團隊運動！

試想一下，如果我們生活在不需要「保護」健康、而健康是理所當然的環境下，那是什麼感受。可悲的是，現在大家已經接受肥胖為新的理所當然。我最近在看一些家人的舊照片，看到我的祖母瑪麗，我們以前都叫她胖奶奶瑪麗。嚴格上來說，雖然她超重，但若按照現今的標準，她看起來非常正常。當我還是個小孩的時候，我記得去嘉年華會，看到一名「胖」小姐，重達一百三十六公斤。而現在，只要去麥當勞、超市，或露天遊樂場，在周圍看到一百三十六公斤重的人比比皆是。

在加州馬鞍峰教會，我們成立一個名為但以理計畫的健康生活方案，女性平均重量為七十七公斤，男性平均體重為九十五公斤。而那是平均值！

這種轉變已經在過去二、三十年間悄悄地發生了，幾乎不被大家注意到。有人說，如果把一隻青蛙放在沸水鍋中，牠會立刻跳出來。但是，如果把一隻青蛙放在冷水中，然後打開火爐的火，慢慢慢把水加熱，最後青蛙會被煮死。我們就像那些青蛙，在一個同樣難以容忍的情況中，慢慢地接近煮沸點。在飛機上，我們接受加長安全帶是正常的，我們接受超大盤的食物是標準選項。而且為什麼在電影院裡，最小瓶裝的汽水是一〇〇〇c.c.呢？

我們必須開始挑戰這些認為是正常的、可以接受的想法。

糖胖症現在是國內外一個最大的公共健康問題。現今，在發展中國家主要的死亡原因不是感染性疾病或飢餓，而是肥胖相關的慢性疾病。每年有五千萬人因而死亡，這是因感染或飢餓致死人數的兩倍。

我們為什麼要關心這個？理由很多，尤其是肥胖肆行對我們和孩子們的未來造成巨大的經濟負擔。五分之一的國民生產總值要去支付大部分由糖胖症造成的醫療費用，並且與日俱增。這些費用是美國債務的最大來源。這就是為什麼我們不得不向未來舉債，以及為什麼中國擁有這麼多美國國債的原因。

肥胖症的氾濫威脅著全球經濟競爭力和國家安全。它逐漸損害國家許多能力，包括管理聯邦債務的能力、維持健康和多產的工作力，和保持強盛的軍事能力（高達七〇%的新兵都被退訓，因為他們太胖無法戰鬥）。

在國內，對現今為孩子們創造哪種食物環境，我們是有選擇的。孩子們的未來取決於現在開始扭轉局勢，關鍵在食物如何製成、如何被銷售。我們要留給孩子們的是健康和幸福，而不是毒素和化學物質導致的食物成癮。

所以，你能做些什麼來反擊巨大的食品工業體系？有很多！以下是一些重要的策略，以全球為努力範圍，改變遊戲規則，重拾我們集體的健康。

改變遊戲規則一：為社會改革發出聲音

現在你知道真相了，食物成癮是一項社會問題，我們需要社會改革來撥亂反正。需要公共衛生措施來保護大眾，我們一直接受許多措施，例如：安全帶法、接種疫苗法、吸菸和酗酒法規、稅法、食品安全法、消除含鉛汽油和塗料法。科學已經證明加工食品（尤其是糖）讓人上癮，它會改變我們的內在對話。當你的大腦被毒素占據，所謂的意志力和個人責任感都成為虛構。

癥結是，政府不想在一兆美元的食品行業前當壞人。美國第一夫人蜜雪兒．歐巴馬同意把她的對抗兒童肥胖運動稱為「讓我們動起來」（Let's Move），是有原因的。來自食品行業的壓力，希望不要把矛頭指向食品。他們仍然老調重彈，堅稱沒有好的食品或壞的食品。這個運動名為「讓我們動起來」，隱含著解決孩子們的問題只在於要更多的運動，而非改變食品環境。雖然這個方案本身強調改變飲食，包括需要改善學校裡的食物，但這些建議在實質上遠遠不夠。事實上，她與食品行業合作，從美國人飲食中拿掉一．五萬億卡路里。聽起來好像不錯，對吧？但是，這是經由把奧利奧餅乾的熱量由一百變成九十卡路里，或減少果醬餡餅（Pop Tart）十五卡路里的熱量而達成的。他們攏絡媒體，顛覆了主動權。就算少了一些熱量，奧利奧、果醬餡餅，以及所有其他的垃圾食物，還是垃圾食物，並沒有改變本質。

包括美國食品和藥物管理局、農業部和衛生局局長的辦公室，每個人的態度都模稜兩可，不敢大聲說出食品行業加諸糖的負荷於民眾身上。他們都在說「做更好的選擇」，以及做更多的運動。但是，這種說法不公平地指責了有毒食品環境下的受害者，大多數人很難找到真正的、新鮮的食物。我們生活在充滿毒素食品的環境中，無論在哪，到處是誘人的、令人上癮的食品等人抉擇。食品工業為自己有毒、令人上癮的產品辯護，說：「我們只是生產客戶想要的。」沒錯，當然是。如果他們賣古柯鹼二．九九美元一袋，很多客戶也會想要！

在美國大部分地區，速食店和便利商店的數量遠遠超過超市和生產市場。所謂的零售食物環境指數（RFEI）——超市都設在城市，一些偏遠地區不容易以合理的價格買到新鮮的食物——是用來衡量食物荒漠的，方法是用速食店和便利商店的數量除以超市和生產市場的數量。在國內某些地方，垃圾食物和真正的食物的比例居然大於10：1。

麥克．布隆伯格（Michael Bloomberg），紐約市前市長，他不需要從利益集團拿錢才能當選，因此在改變食物的環境上採取了強硬的立場，讓環境更有利於健康。他實施了許多政策，其中包括在公共場所禁止吸菸和禁止反式脂肪。他試圖阻止食物券用在汽水上，並實施汽水稅，但卻受到食品行業的阻撓。藉由限制在某些地方出售的汽水容量，他讓全國關注這個問題。他也許沒能達成所有的目標，但他提升公眾注意目前食品環境中的荒唐事，和誰在真正操縱局勢，這點上他所做的努力非常成功。

沒有人希望政府干預，除非它是必要的，是為保護公民的健康和福利。沒有人想要國家像保母一樣告訴我們吃什麼或如何生活。事實上，這種事確實存在著，只是在開倒車，政府政策支持、保護和援助的對象，是一兆美元的食品行業，而不是人民。

為我們的世界排毒需要更廣泛的社會和政策的改革，讓保持健康變得比生病或肥胖更容易。還有很多很多方法可以開始扭轉國內食物成癮和肥胖的惡性循環。有研究顯示，公眾的健康教育是必要的，但還不夠，儘管持續的教育，和認識糖、加工食品的危險性，大眾的健康仍然往下滑，腰圍不斷在成長。

改善有毒的食品環境，讓人們有更好的選擇，這是最主要的必需條件。如果去看電影時，戲院裡賣的最小瓶汽水是一〇〇〇c.c.裝，這要怎麼選呢？特別是，研究已顯示，人們會吃擺在面前的各種食物，無論大小多少。現在我們已經知道糖會讓人上癮的本質，特別是加糖和人工甜味劑的飲料更易讓人成癮，我們不能再隱瞞或忽略這個問題。

更多的訊息讓自己知道是怎麼回事、可以做什麼（應該做什麼），就有更多的聲音可以提供整體反擊。食物環境直接影響你與家人的健康和幸福，盡可能多去了解食物環境的幕後有何把戲。寫信給你的民代、參議員和政府。寫信或發電子郵件給負責食品政策的具體機構（美國農業部、美國食品藥品管理局和美國聯邦貿易委員會）。向政府提出請願書，要求支持以下的主題，表達你的心聲。

對一個國家而言，我相信下列是我們應該爭取的改變，停止繼續餵養食品行業，開始保護家庭和民眾的健康：

1. **提出請願書，改革農業法案（Farm Bill），變為食物法案（Food Bill）**，因為本該如此。停止補貼玉米和黃豆的價格和利潤，玉米和黃豆變成高果糖玉米糖漿和反式脂肪，汽水和加工食品大多是利用它們製造出來的。

2. **寫信給國會，要求每個農業法案，提供食物給窮人和貧困地區（貧窮和肥胖症總是形影不離），想辦法讓他們達到理想的營養標準**。支持食物券或補充營養援助計畫（SNAP）、婦女嬰兒和兒童食物計畫（WIC）、緊急食物援助計畫、以及全國學校營養午餐計畫。二〇一二年學校營養午餐計畫的指導方針要求限制飽和脂肪、鈉、卡路里和反式脂肪，但是沒有提到糖，即使現實中青少年每天消耗約三十茶匙的糖，相當於兩瓶五〇〇c.c.的汽水。

3. **呼籲食品藥品管理局（FDA）將高果糖玉米糖漿目前的消耗量，從一般認為是安全的（GRAS）更改為不安全的**。在一般的消耗量中它是不安全的（約總熱量的十五%左右）。

4. **倡導政府支持由世界衛生組織（WHO）和聯合國在二〇〇二年提議的「飲食、營養和預防慢性疾病」報告**，呼籲對糖的限制，不超過膳食總熱量的一〇%。二〇〇四年，世界衛生組織收到一封來自布希政府的信件，表示沒有證據顯示水果和蔬菜能預防疾病，而高能量、含糖豐富的食物或速食會造成肥胖。沒有證據？從政府來的訊息很明確的：「不要用事實讓我困惑，我已經決定了。」布希政府在食品行業遊說的壓力下，威脅說，如果這份報告被發表，美國將扣留四・〇六億美元給世界衛生組織的捐助。

5. **要求食物券或補充營養援助計畫，不再支付購買汽水**。政府每年要付四十億的錢以食物券為窮人購買汽水。這意謂著每天給窮人二千九百萬份汽水，或每年一百億份，而他們大量遭受肥胖、糖尿病和慢性疾病之苦，花費重大的醫療保健費用。我們的政府在前端支付汽水的費用，種下禍根，又在後端支付醫療補助和醫療保險（Medicaid and Medicare），花錢為窮人治病。

6. **遊說白宮不簽署該「起司漢堡法」，也被稱為「美國食品消費行為個人責任法」**，這將保護食品行業規避由其產品所造成的危害而產生的訴訟。政府的角色是保護其公民，而不是大型公司，不是嗎？

7. **堅持政府阻止「二〇一二保護食品和飲料免於政府攻擊法」**，此法禁止使用聯邦資金用於公共健康運動，去反對汽水和加工食品，證明它們會導致肥胖和疾病。

8. **支持聯邦貿易委員會禁止食品業向兒童從事任何行銷活動**。聯邦貿易委員會應回顧其一九七二年起訴製糖業推出有害的、欺騙性的廣告。五十二個國家的衛生部長舉行會議，同意禁止垃圾食品向孩童行銷。美國國會威脅要從聯邦貿易委員會抽回資金，除非它不再試圖阻止垃圾食品對兒童做廣告。美國和敘利亞是少數幾個還允許這類對孩童做行銷的國家。這樣的國家並不多，用膝蓋想也知道。我們禁止菸酒對孩童行銷，並產生重大影響。然而，孩子們現在依然每年可看到三萬個垃圾食品廣告。做為家長，你比不過那種宣傳的。

9. **寫信給食品和藥物管理局，要求食品標籤固定要反映食品的真正品質**。有些國家把用於「紅綠燈」的綠、黃、紅三個顏色拿來做於選擇食物，讓人一目了然，一看標籤就知道這個食物對自己的健康有何影響。綠色是健康的，可以自由隨意食用。黃色表示應該謹慎點，適量的吃就好。而紅色表示吃者自行承擔風險！美國的食品標籤指南，是由食品和藥物管理局所創設的，卻深受食品行業遊說的影響，旨在讓消費者處於迷惑，不清楚內容是好還是壞，除非你有營養學的博士學位。

10. **寫信給國會結束利益衝突**。從美國農業部免去食品政策和膳食建議的責任。他們支持農業，而不是支持健康。這就像要狐狸負責雞舍一樣。這些責任應該移交給衛生署與人類資源服務部，或和農業部不存在利益衝突、新成立的食品機構。

11. **遊說國會對汽水和含糖飲料課稅**。這是我們飲食中糖熱量最大的來源，也是與肥胖症和糖尿病連接最直接的因素。課稅收入可以為窮人和缺少醫藥者對抗肥胖計畫提供資金。這種策略曾運用於酒精和香菸。如果汽水遊說團體認為此舉不會影響汽水消費量，他們不會花費一年超過兩千萬美元來抵制，或是給費城一千萬美元，以停止於兒童醫院資助肥胖症計畫的法案。

12. **聯繫當地的分區管理者，一起運作限定接近糖的機會**。可以透過限定便利商店和速食店的數量和密度而達成（提高零售食物環境指數），尤其是在低收入社區和學校附近，同時提供獎勵機制給雜貨店和農夫市場。目前有些計畫將食物券以雙倍價值用於農夫市場。也可以制定購買含糖飲料的年齡限制（如最低年齡十八歲），就像規定要超過十八歲才能買酒一樣。

這些都只是初步的想法。我寫了更多關於如何可以「重拾我們的健康」於《血糖解方》一書中。還有接下來的幾個建議也是，你會更了解在家裡和社區中如何運用個人影響力，貢獻改革社會的力量。還可在www.takebackourhealth.org分享自己的想法。

■改變遊戲規則二：重新為健康設計你的周圍環境

更多的公園和人行道會讓民眾瘦些，雖然這一點還沒有經過科學證明，但我們確實知道周圍環境在健康上扮演極為重要的角色。還記得丹·布特尼在明尼蘇達州的實驗嗎？在那裡他實現改變周遭環境的計畫，導致減肥和健康上顯著的成效。孩子們被禁止在教室和走廊吃東西後，減輕了體重的一〇%。而由全鎮居民同意使用直徑二十公分的盤子，還有雜貨店把健康食物放在櫃檯顯眼處，居民總共減輕了五千四百四十三公斤。你的環境真的很重要。

想想看，如果你的健康圈遠遠地擴展，超越個人環境的界限，那該有多好。想想看，如果你能幫助建立一個環境區域，在那裡不僅有健康的選項，同時把健康變成既容易又是自動進行的，那該有多好。

以下幾個方式，你就可以開始為健康改變一些基本設施：

1. **收回學校餐廳的主權**。美國《二〇一〇兒童健康，不挨餓法案》，要求垃圾食品退出校園，並且支持學校直接購買農場的新鮮農產品，這是個很好的開端，但我們需要更多更多的改變。關於你可以做什麼、如何投入等的想法，我建議你看紀錄片《兩位憤怒的媽媽》（*Two Augry Moms*），或看出版的書《午餐戰爭》（*Lunch Wars*），就知道如何奪回學校餐廳的主權。
2. **集合其他家長和學校的管理人員**，一起支持「只在學校餐廳裡飲食」的校園政策，並且整合得的更遠，遊說當地政界人士支持改變分區法，以防止速食店和垃圾食品零售商在學校附近營業！）。再來談安翠亞．瑞恩（Andrea Ryan）的例子，她是俄亥俄州國會議員提姆．瑞恩（Tim Ryan）的妻子，提姆．瑞恩也是《正念的國家》（*A Mindful Nation*）一書的作者。安翠亞是位小學四年級的老師，她允許學生們在班上吃東西，但是只限於水果或蔬菜，這使得孩子們要求父母買更多的水果和蔬菜。一名特別的老師，改變一個班，但這是項可以擴展到每所學校的舉動。

3. **探訪附近的雜貨店，要求更健康的東西**。商家一般會回應客人的需求，如果有夠多的人開始詢問，他們就會理解並且跟進。一名我認識的改革運動者，經常要求雜貨店把健康的東西移到與視線水平相當的架子上，陳列於更好的視覺位置。
4. **到自己喜歡的附近餐廳建議健康的菜色選項**。這些選項被要求的次數愈多，就愈有可能把這類選項放在每日菜單上。
5. **到公司人力資源部門提議改善飲食文化**，建議公司以更健康的替代品用於餐廳、自動販賣機，還有公司會議或其他重要活動時。
6. **與你宗教團體的行政人員一起配合**，確保在集會和活動時有健康的食物和飲料，還可舉辦大家一起參加的健身活動，請參考馬鞍峰教會的更多想法和例子www.danielplan.com。也可以在你所屬的宗教場所開始但以理計畫。我們已經有完整的課程，可以讓你很容易上手。

■改變遊戲規則三：推薦給朋友

當親身經歷了健康的改造過程，你可能會滿懷熱情的想分享這些新發現的見解和感受，這很好。但是要小心行事，沒有人喜歡被說教！取而代之，你可以透過實例展現，這會是更好的分享，你絕佳的健康狀態會讓人刮目相看，好奇你是怎麼達成的。在每天的生活過程中，當你改變一些日常小習慣（例如，當和朋友一起去喝咖啡時，點香草茶，而不點拿鐵咖啡；或帶堅果或蔬菜和自製沾醬當做上班的點心，而不去買自動販賣機的東西），別人自然會感到好奇。當他們問你關於新的生活方式時，就趁機把握分享的機會，將你知道有關食物成癮和排毒的祕密傳遞出去。如果你以尊重的態度（而不是判斷），別人可能會想知道更多，並且接受去了解真正的事實。即使只讓一個人看清事實或大開眼界，你已經把愛傳出去，並且產生影響力了。

最好鼓勵你的朋友一起加入。可以邀請他們一起去採買、做飯、一起享受用餐。在公司或社區找一群想要重拾健康的夥伴，一起健行、玩遊戲或做運動，並且一起吃晚餐。推行一個晚餐俱樂部。帶領一個教會的小團體。在公司推行友好的比賽，看誰能把自己的辦公桌清理的最乾淨，就獲得最健康獎；或組成一個小團隊，看誰減輕最多體重、走路最多，或在一星期中吃最多的蔬菜。記得瑪格麗特．米德（Margaret Mead）的話：「絕對不要懷疑一小群有思想和投入的人可以改變世界。這是始終不變的事實。」

改變遊戲規則四：用你的錢包表決

要拿下食品行業，你所擁有一個最強而有力的武器就是錢包。食品行業跟著你的錢包走，你怎麼花錢決定一切！想想看：到底那花在工廠製造的過度加工垃圾食品的一兆美元，是從哪裡來？是從我們身上來的，從我們的錢包和薪水袋而來。雖然要求政策、產業和社會改革非常重要，但事實上是我們，而非政府或企業，擁有改進的鑰匙。

試想一下，如果我們不再去買食品行業那些不健康的產品，即使是一天也好。如果拒絕購買這些加工和讓人上癮的食品，這個行業將失去其主要利潤的來源，集眾人之力創造影響力，決定雜貨店裡食品架上要陳列哪些東西。

我們可以改變食物如何種植和生產，停止破壞土壤和消耗地下自然蓄水層，改革農業，從以石油為主的農業（現今農業使用的化石燃料比我們所有的車加在一起所用的燃料還要多）改成一個永續的、本地的、創造健康的，和建設社區的食物系統。我們可以重新淨化被工廠化農場排放汙染的海洋及河口。經由關閉工廠式動物農場，減少甲烷雲層（這是造成全球暖化比二氧化碳更大的元凶），我們可以停止氣候變化。

你所選擇購買的，和你的叉子所叉的東西，決定最終如何改變遊戲規則。這是你可以為自己、為家人、社區、國家，和這個地球所做最重要的一件事情。就是這樣！

改變遊戲規則五：在家吃飯

你在哪裡吃飯可能和吃了什麼，同樣的重要。不僅只是把錢花在哪裡而造成的影響力，重點在你擁有主權，知道自己到底吃進什麼。一百年前，只有二%的飲食在外面吃。如今，這個數字已經升到五〇%。我相信，在集體智慧的力量下，同時隨著愈來愈多的家庭覺醒，要重新拿回廚房的主權，我們將會扭轉局勢。

想像一下，我們來做個實驗，或者更好的，讓我們稱它為一個慶祝：我們要呼籲全世界的人聯合起來一起慶祝，一個星期都在家裡吃完整的、真正的、新鮮的食物。我稱它為在家吃，就像一九六〇年代的非暴力靜坐抗議，但在家吃不會讓你被抓起來！一個星期（或甚至一天！），我們都在家裡與家人或朋友一起吃早餐和晚餐。想像一下，用這些叉子的力量來改變世界。

最特別的事是，藉由集體選擇的力量，我們確實有影響大型企業和社會改變的能力。恢復與家人共進晚餐的習慣，我們可以學會如何找回真正的天然食物，和簡單快速的料理方式，在餐桌上教會孩子們建立人與人之間的關係、保護自己的安全、建立社交技巧，餐餐如此，日復一日，年復一年。

我最近去南卡羅萊納州，拍攝有關兒童肥胖的一部電影《忍無可忍》（Fed Up），幫助一個全家超重的家庭。父親在洗腎，但因為他的體重無法做腎臟移植，而十六歲的兒子已經一一八公斤，全身有六〇％的體脂肪。

他們以食物券和殘障救助維生。我沒有給他們開藥方，取而代之的是，我給他們帶來環境工作小組（ＥＷＧ）指導的《在有限預算下買好食物》小冊子，還帶了紅番椒火雞、烤紅薯和沙拉等食物，前往他們住的拖車，並且教他們如何做飯。

我送給他們環境工作小組的指南，指導他們在有限的預算下仍然可以吃得不錯，還有我的書《血糖解方食譜》，建議他們照著指南在家做飯在家吃。五個月以後，母親減輕了二十六公斤，父親和兒子各減輕了十八公斤。現在，父親已經可以移植新的腎臟。很多人有不正確的觀念，認為吃得好很難，或是認為用新鮮食材烹調真正的食物太難，還有些人覺得要花太多的時間，或是太貴了。真是胡說。如果一家五口以食物券維生能做到這點，任何人都可以。

我們可以重新拿回廚房的主權，一次一個家庭，逐漸的，我們可以重拾健康。

這裡有一些技巧，幫你恢復與家人共進晚餐，就從今天開始：

1. **以在家烹飪為優先**。烹調是人之所以為人不可缺的行為，對我們自己的健康、家人的健康，和團體的健康都至關重要，烹調也把我們和自然以及更大的群體連接在一起。我們必須在肥胖和疾病充斥的困境中，用烹調煮出我們的生路。花時間準備自己吃的食物是簡單卻具改革效應的舉動。

2. **保持廚房和冰箱的乾淨**。避免用任何食物含有高果糖玉米糖漿或氫化脂肪，或在標籤上糖列在成分第一或第二位的。在櫥子裡和冰箱中放真正的、新鮮的、完整的食物。關於全套的清理廚房內容，參見113頁中的「為廚房排毒」。

3. **看蘿莉．大衛（Laurie David）的書**《與家人共進晚餐》（*The Family Dinner*）。她建議不少簡單而有效的行動準則，例如固定吃晚餐的時間、餐桌上不可以用手機和其他電子儀器、關掉電視、大家都吃同樣的東西，一起善後洗碗盤等等。

4. **一起吃飯**。無論餐點多普通，用心擺設餐桌，全家圍桌吃飯是一種分享及感情的共鳴。吃飯時間是彼此溝通和滋養自己各個層面的好時機。用餐前以感恩的心祈禱。可以用傳統的祈禱方式，或為你的家人和朋友創造出特別的祈禱內容！

改變遊戲規則六：參與你所在的社區

人與人互助最能展現效果。以團體為基礎的模式，就像我們成立的但以理計畫，已經以其他形式在全球各處展現。在喀麥隆、烏干達、泰國和南非，「同儕前進計畫」（Peers for Progress）引導糖尿病患者支持彼此的治療。在改善糖尿病患者的健康上，同儕支持小組模式比傳統的常規護理更有效，並且醫療保健費用降低十倍。在泰國，一群糖尿病病人藉由舊自行車連上發電機，創設系統灌溉一個社區的菜園。他們藉此得以運動，並生產自己的健康食物！

一則古老的非洲諺語說，如果你想走得快，自己一個人走；但如果你想走的遠，和大家一起走。有很多方法可以召集一群人走在朝向健康的道路上，即使是你自己成立的血糖解方十日斷糖排毒法小組，人數雖少，力量卻不小。

這裡有一些想法可以供你開始進行：

1. **對你的朋友和家人提出建議，收集健康食譜**，結集成冊，當做團體共用的食譜。一名媽媽在她孩子的小學這麼做，她收集了超過五十道健康食譜，並做成ＰＤＦ檔案，讓所有的家長和老師共享。

2. **設置社區菜園**。這是個把人團結在一起的好方法，種植最鮮美、營養豐富、又環保的食物。

3. **與公司人力資源主管部門討論**，找出幾名健康鬥士。這些人（指的就是你！）擔任領導人，帶領員工組成小組，照著十日斷糖排毒膳食、或參加線上課程（見www.10daydetox.com/resources），一起追求健康。

4. **在你的家鄉成立社區農業小組或農夫市場**。請上 www.localharvest.org 或至 www.10daydetox.com/resources，了解如何運行。

5. **組織健行小組、走路小組**，或舉行每週騎自行車的活動。結合朋友和健身是讓運動變得方便又有趣的好方法。

6. **組成一個男士小組或女士小組**，或是組成任何的團體，只要召集人們聚在一起，焦點放在健康的生活和如何實踐上。有可能是每週一次一起吃早餐，參與的人願意接受以健康為優先；或某個下午一起喝咖啡（希望喝不含咖啡因的！），或者經由聚在一起，彼此產生持續的支持和意義。

7. **當志工**。施予他人這看似簡單的行為，實際上能滿足人類認為自己有用的需要，並且提供極深的喜悅。走出自己的世界，進入別人的世界，連接到我們共同的天性。科學顯示，幫助他人會刺激大腦中的獎賞路徑，這和糖所產生的效果一樣，但沒有不良的副作用。

8. **多參與當地的學校活動**。如果你有孩子，與學校一起合作，致力於改善校園食物（可以看看電影《午餐戰爭》或上www.angrymoms.org）。如果你沒有孩子，幫助學校設立菜園、教他們打坐、或舉行一個健康的糕點特賣。找到各種方式來分享你所擁有獨特的天賦和技能。

肥胖症、糖尿病和食物成癮症都是社會疾病，需要社會來治療。我個人的希望是，藉由動員群眾的力量，能共同創造國內談論的話題，形成全國的運動，運用實際可行的解方，真正能夠預防、改善和逆轉肥胖的大問題。但是，你可以先從自己、家人、社區開始實踐。世界的健康和未來就取決於此。

第七單元

十天
排毒膳食計畫和食譜

【第二十章】

膳食計畫

讓我們開始進廚房吧！

但首先，快速回顧一下你的十天排毒飲食所做的選擇。有兩種方案可供選擇：基礎方案和探險方案。基礎方案的菜非常簡單但很健康，每個人都會做，即使是烹飪新手也沒問題。請記住，如果你可以識字，你就可以做飯！

對那些有更多時間和想要嘗試一些新口味的人，探險方案提供進一步的樂趣。

只要從同一天的基礎方案和探險方案中挑選你想要的菜色，可以在兩個方案之間自由地搭配，不要挑不同天的午餐和晚餐，因為每天的菜單都經過仔細衡量，以確保你獲得足夠的營養。

最後，可以用必要的蛋白質和澱粉含量低的蔬菜，做為午餐或晚餐的選項。我在278－281頁「烹飪基本知識」中，準備了一切你所需要知道的，讓你做這些菜變得超級簡單。

在277頁，你會看到十天斷糖排毒飲食採買清單，其中包括廚房的必需品，讓你在這十天以及之後的日子，都能方便地做出各種健康膳食。我也鼓勵你事先讀過十天膳食計畫，提前選擇你的菜單，這樣就可以事先採買在食譜中的特定材料。

「我會覺得餓嗎？」

這個問題的答案很簡短：不會的！請記住，這個膳食計畫不是剝奪你吃的東西。所有的餐點都是為了確保你的血糖平衡，並讓你的胃和味蕾，感到十二萬分滿意。

不過，我知道每個人都有不同的熱量需求。一個一八二公分高、體重一三六公斤的人在進行這個膳食計畫時，將比一八〇公分、體重六十八公斤的人，需要更多的食物。讓這個膳食計畫適合你的祕密何在？就是可針對個人做調整！

把每個食譜當做指南，但可以隨時自由調整，運用以下列出的食物表中的食材，來滿足你的個人需要。有些人會發現食譜的分量正好，有些人則需要更多的食物來達成日常工作、運動，或正常代謝功能的需要。我建議在開始的十天斷糖排毒飲食最好遵照食譜寫的，之後的第一天或第二天，再進行必要的調整。如果有下列情況發生，你就知道自己需要吃更多：

- 在兩餐之間渴望吃甜食。
- 在兩餐之間頭暈或疲勞。
- 無法完成三十分鐘的散步。
- 想喝咖啡才能繼續工作，或在早上想喝咖啡做為一天的開始。
- 注意力不集中。
- 覺得喜怒無常，焦慮，或毛躁。
- 發生兩餐之間常見的飢餓徵狀，如肚子咕嚕響，或腹部感覺空空的。

如果覺得自己需要吃更多，請遵循以下的原則：

- 排毒飲食中的早餐精力湯食譜是為一般人的平均值所設計的。但其中有一個問題，就是沒有所謂的一般人平均值。我很瘦，兩百公分高、八十二公斤，因為有良好的新陳代謝，我需要雙份。如果你覺得餓，可以在早餐精力湯中增加額外的堅果、椰子醬或酪梨，或者添加一勺高品質的奇亞籽、大麻籽，或植物蛋白粉（無糖的）。也可以喝大杯一點的分量。看看直到午餐時間自己需要多少量才夠。在午餐及／或晚餐可以增加額外的三〇至六〇公克蛋白質食物。記住要選擇高品質的來源，例如家禽、ω-3蛋、魚、豆腐，或天貝。如果可能，選擇野生的、草飼的，或有機類食品（與非轉基因的豆腐和天貝）。
- 吃非澱粉類蔬菜，你想吃多少都行（參見次頁專欄的選項）。盡情享用！蔬菜會讓你的滿足感持續更久，並提升排毒過程。
- 不要忘了點心！如果你不習慣吃小吃，很容易就會忘記這些兩餐之間的餐點。我鼓勵你花點時間事先安排每天裡的兩次點心。吃一些以蛋白質為基礎的點心，富含健康脂肪和纖維的食物，例如像食譜中列出的堅果或抹醬，這將有助於保持血糖穩定，維持你的能量。

你的目標是吃到自己滿意為止。相信自己的身體和本能，並且注意傾聽身體要告訴自己什麼。如果覺得撐，就知道自己吃的比身體需要的更多了。如果有疑問，請參照沖繩島居民的八分飽原則（hara hachi bu），建議人們吃到八分飽就好。沖繩人遵循這樣的方式，成為這個星球上最長壽的人群，似乎是很明智的忠告。

【專欄】非澱粉類蔬菜……只要你喜歡吃多少都行！

朝鮮薊
芝麻菜
蘆筍
豆芽
甜菜
椒類（紅椒，黃椒，青椒）
青花菜
球芽甘藍
白菜
花椰菜
芹菜
韭菜
綠葉甘藍椒
羽衣甘藍
生菜
蘑菇

芥菜
洋蔥
洋香菜
紫葉菊苣
小蘿蔔（Radishes）
青蔥
甜豆
雪豆
菠菜
夏南瓜（Summer squash）
瑞士甜菜
番茄
蘿蔔葉
西洋菜
櫛瓜

每日三餐

每一天，你的膳食計畫包括以下的內容：

早餐

可以在早餐排毒精力湯食譜中任選一項。我鼓勵你全部都嘗試一下，然後找出你最喜歡的口味。

午餐

在基礎方案，有兩種選擇可當做午餐，都很容易準備又超級健康：湯，或是海曼博士的超級沙拉。

我的超級沙拉讓你可以在幾分鐘之內搞定午餐，用冰箱裡已經準備好的、新鮮又美味的沙拉食材。

如果在白天有機會可以用到廚房，把湯加熱，你可以從五種美味的湯食譜中任選。這些湯會讓你感到溫馨和飽足，非常適合那些喜歡自己搭配蔬菜的人，提供能減肥的營養食物和能量，讓你恢復活力。分量一定要做的充足，這樣整個星期都可以喝到湯。可保存在密封的玻璃容器裡，放在冰箱中可保持三至四天都還新鮮（或在冷凍庫可長達六個月）。

無論是沙拉或湯的選項，都要有讓人滿意、足夠的蛋白質一起搭配食用，才能維持你的能量，並讓排毒效果發揮到最大。**一定要添加一一五至一七〇公克蛋白質**（如果可能，使用不破壞環境的、草飼的，或有機的種類）：例如雞、火雞、鮭魚、ω-3雞蛋、豆腐或天貝。無論是混合在沙拉中，或放在沙拉旁邊（請看278-281頁「烹飪基本知識」的說明，有簡單的準備蛋白質食物指南）。可以事先將沙拉類食材混合好，把蛋白質食物和沙拉醬放在單獨的容器中，然後帶去公司。要吃之前才把它們拌在一起，否則，沙拉會釋出很多水分。

晚餐

跟午餐一樣，每一天你可以從基礎方案或探險方案中選擇晚餐要吃什麼。或者，如果喜歡，可以根據「烹飪基本知識」一節中的說明，簡單的搭配蛋白質和蔬菜成為晚餐。

無論晚餐選擇吃什麼，都記得，只要喜歡可以盡量增加非澱粉類蔬菜，沒有限制。吃愈多的蔬菜愈好。

十天斷糖排毒飲食採買清單

以下是廚房裡該有的基本材料，讓你能夠做出各種各樣的健康飲食，不僅為了這十天，也為了以後的日子。其中某些材料不一定會在排毒食譜中用到，但用來做快速的餐點很方便，你可以按照278–281頁的「烹飪基本知識」的指南來做。

- 特級初榨橄欖油
- 特級初榨椰子油（通常稱為椰子油。在室溫是固體，但在溫暖的地方，可能是液體）
- 其他你喜歡的健康油類（核桃油、芝麻油、葡萄籽油、亞麻籽油或酪梨油）
- 堅果醬類（如果可能，生的比較好。如杏仁醬、腰果醬、夏威夷豆醬、核桃醬）
- 堅果類：核桃、杏仁、美洲山核桃、夏威夷豆

- 種子類：大麻籽、奇亞籽、亞麻籽、南瓜籽、芝麻
- 芝麻醬（芝麻糊，做沙拉醬和蔬菜調味醬很棒）
- 罐裝全脂椰奶
- 無糖大麻籽，或杏仁奶
- 罐裝卡拉馬塔橄欖
- 杏仁粉
- 蘋果醋
- 義大利香醋
- 低鈉，無麩質醬油
- 低鈉鹽高湯（蔬菜或雞肉）
- 法式第戎芥末醬
- 海鹽
- 黑胡椒（胡椒粒，可以現磨）
- 解毒和抗炎的香草和香料類，包括薑黃、辣椒、百里香、迷迭香、辣椒粉、小茴香、鼠尾草、奧勒岡、洋葱粉、肉桂、香菜籽、香菜、紅甜椒粉和洋香菜。

烹飪基本知識

如果你想要變換十天斷糖排毒飲食的任何午餐或晚餐，下面是一些基本的烹飪技術，幫助你很快的搞定一餐。

烹調蔬菜

清蒸或炒蔬菜類，並添加一些新鮮的或乾的香草或香料。

清蒸

- 用一個大的平底鍋，把一杯水煮滾。
- 把蒸架或蒸盤放在水上（可在雜貨店買到，約兩美元一個）。
- 切好的蔬菜類，放在冒熱氣的蒸架上，蓋上鍋蓋，蒸約四至八分鐘，視蔬菜的種類，和你想要多嫩的口感而決定時間。最好還是脆脆的，顏色很鮮亮。
- 加點你喜歡的調味料，淋上橄欖油，用少許鹽調味。幾乎所有的蔬菜都可以用這種方式來處理。又容易，又美味，所花的時間也很少。

炒蔬菜

- 切好蔬菜類。
- 用炒鍋，以中高火加熱一湯匙特級初榨橄欖油。
- 把蔬菜炒約五至七分鐘，偶爾攪拌一下，到你想要的熟嫩程度就可以了。
- 你可以加洋蔥、大蒜或香菇類（shiitake 香菇特別好吃）來炒蔬菜，會讓菜特別香。可以先用少許鹽爆香這些材料，再加入其他的食材。

烹調魚和雞肉

魚和雞可以很容易做得既美味又健康。無論是烤、燒烤或嫩煎魚，或者是去骨去皮的雞肉都很讚，然後淋些特級初榨橄欖油、檸檬汁、迷迭香、大蒜、生薑或香菜調味（我喜歡用香料）。具體做法如下：

燒烤或烤

- 準備燒烤架或預熱烤箱。
- 在魚或雞肉上，撒鹽和其他你喜歡的調料入味，外面沾些橄欖油，然後放入燒烤架或烤箱裡。
- 烤魚一般約需七至十分鐘，直到嫩度適中，熟透為止，中間要翻面一次。雞肉就需要更長的時間，最長差不多約十五分鐘。同樣地，中間要翻面一次。如果雞肉摸起來變硬，切開時肉色全白，就是完全熟了。你可以用肉類溫度計來確定熟度，經過一段時間之後，自然就會判斷了。

嫩煎

- 在魚或雞肉上面撒鹽和其他調料入味。
- 煎鍋裡以中高火加熱一至二湯匙特級初榨橄欖油。熱鍋後，把魚或雞肉放到鍋裡煎。
- 魚要翻面一次；而嫩煎雞肉時，需要多翻幾次面，免得一面煎的太焦。烹調時間和燒烤大致相同。
- 你可以炒香洋蔥、大蒜、蘑菇，或其他蔬菜，加在魚或雞肉裡，會讓整道菜特別好吃。
- 魚或雞肉煮好後，口味重的人也可以再加一點鹽、現磨黑胡椒，和不超過一湯匙的橄欖油及檸檬汁。

豆腐和天貝

依照烹調魚和雞的指南，或者直接把切塊的豆腐或天貝放進鍋裡清蒸或嫩煎，再放入蔬菜裡。

為食物添加風味

記得在烹調食物時，加些香草和香料。例如加點新鮮的迷迭香、切碎的新鮮香菜、新鮮蒜泥、或新鮮薑片在蔬菜裡。無論是用乾的或新鮮的香草，都讓食物更有味道，並增加令人難以置信的排毒效果。煮飯時，放些生薑片在水中（完成十天排毒之後），或加一至二茶匙薑黃粉，飯會變得更美味，並顯出漂亮的金黃色，變身成帶有印度風味的飯。這些香料有強大的消炎功能，為飯添加美妙的風味。多嘗試幾種不同風格的烹調方式，試出天然的味道。例如，烘焙球芽甘藍或是洋蔥時，你會嚐到這兩種蔬菜裡面自然的甜味。吃菜有好多種方式，就是不斷地嘗試新的口味、新的烹調風格，和搭配不同的蔬菜，直到你找到自己最喜歡的為止。請記住，只要你想要，可以盡量吃青花菜和生菜，這些食物不會讓你吃過量的！

十日斷糖排毒膳食計畫

以下是十日斷糖排毒膳食計畫的大綱：

第一天

- 早餐：從排毒精力湯中任選一樣（參見288頁）
- 上午點心：十至十二顆堅果（杏仁、核桃、美洲山核桃、夏威夷豆）

- 午餐：
  - 基礎方案：任選一種湯加上蛋白質食物（參見292頁）或海曼博士的超級沙拉（參見291頁）加上蛋白質食物
  - 探險方案：涼拌羽衣甘藍紅高麗菜與火雞肉丸（參見305頁）
- 下午點心：新鮮蔬菜配任選一種沾醬和塗抹醬（參見329頁）
- 晚餐：
  - 基礎方案：烤鮭魚佐洋蔥醬與沙拉（參見296頁）
  - 探險方案：椰子咖哩魚或豆腐（參見315頁）

第二天

- 早餐：排毒精力湯（參見288頁）
- 上午點心：十至十二顆堅果（杏仁、核桃、美洲山核桃、夏威夷豆）
- 午餐：
  - 基礎方案：湯加上蛋白質食物（參見292頁）或海曼博士的超級沙拉（參見291頁）加上蛋白質食物
  - 探險方案：白菜沙拉配豆腐或生杏仁（參見306頁）
- 下午點心：新鮮蔬菜配任選一種沾醬和塗抹醬（參見329頁）
- 晚餐：
  - 基礎方案：烤鯛魚佐沙拉（參見297頁）
  - 探險方案：雞胸肉佐普羅旺斯燉菜和清蒸青花菜（參見317頁）

第三天

- 早餐：排毒精力湯（參見288頁）
- 上午點心：十至十二顆堅果（杏仁、核桃、美洲山核桃、夏威夷豆）
- 午餐：
  - ■基礎方案：湯加上蛋白質食物（參見292頁）或海曼博士的超級沙拉（參見291頁）加上蛋白質食物
  - ■探險方案：核桃帕特醬佐鮮番茄墨西哥莎莎醬（參見307頁）
- 下午點心：新鮮蔬菜配任選一種沾醬和塗抹醬（參見329頁）
- 晚餐：
  - ■基礎方案：亞洲風味雞肉串與水油煮綠葉蔬菜（參見298－299頁）
  - ■探險方案：鮭魚或豆腐蔬菜串烤（參見318頁）

第四天

- 早餐：排毒精力湯（參見288頁）
- 上午點心：十至十二顆堅果（杏仁、核桃、美洲山核桃、夏威夷豆）
- 午餐：
  - ■基礎方案：湯加上蛋白質食物（參見292頁）或海曼博士的超級沙拉（參見291頁）加上蛋白質食物
  - ■探險方案：鱈魚餅佐綜合蔬菜沙拉（參見311頁）
- 下午點心：新鮮蔬菜配任選一種沾醬和塗抹醬（參見329頁）

- 晚餐：
  - 基礎方案：熱炒蔬菜佐杏仁（參見302頁）
  - 探險方案：韓式風格辣味鍋蔬菜搭配雞蛋或豆腐（參見323頁）

第五天

- 早餐：排毒精力湯（參見288頁）
- 上午點心：十至十二顆堅果（杏仁、核桃、美洲山核桃、夏威夷豆）
- 午餐：
  - 基礎方案：湯加上蛋白質食物（參見292頁）或海曼博士的超級沙拉（參見291頁）加上蛋白質食物
  - 探險方案：蔬菜捲配雞絲和堅果醬（參見308頁）
- 下午點心：新鮮蔬菜配任選一種沾醬和塗抹醬（參見329頁）
- 晚餐：
  - 基礎方案：烤香草雞胸肉佐大蒜（參見299頁）
  - 探險方案：焗烤魚佐茴香和青蒜（參見320頁）

第六天

- 早餐：排毒精力湯（參見288頁）
- 上午點心：十至十二顆堅果（杏仁、核桃、美洲山核桃、夏威夷豆）
- 午餐：
  - 基礎方案：湯加上蛋白質食物（參見292頁）或海曼博士的超級沙拉（參見291頁）加上蛋白

質食物
■ 探險方案：蔬菜沙拉配鮭魚（參見309頁）
• 下午點心：新鮮蔬菜配任選一種沾醬和塗抹醬（參見329頁）
• 晚餐：
■ 基礎方案：烤鱈魚佐橄欖和香蒜酸豆醬（參見300頁）
■ 探險方案：烤杏仁亞麻酥皮雞胸肉（參見321頁）

第七天

• 早餐：排毒精力湯（參見288頁）
• 上午點心：十至十二顆堅果（杏仁、核桃、美洲山核桃、夏威夷豆）
• 午餐：
■ 基礎方案：湯加上蛋白質食物（參見292頁）或海曼博士的超級沙拉（參見291頁）加上蛋白質食物
■ 探險方案：黃瓜沙拉佐葵花素鮪魚（參見310頁）
• 下午點心：新鮮蔬菜配任選一種沾醬和塗抹醬（參見329頁）
• 晚餐：
■ 基礎方案：迷迭香烤雞胸肉（參見301頁）
■ 探險方案：牛排佐白菜（參見322頁）

第八天

• 早餐：排毒精力湯（參見288頁）

- 上午點心：十至十二顆堅果（杏仁、核桃、美洲山核桃、夏威夷豆）
- 午餐：
  - 基礎方案：湯加上蛋白質食物（參見292頁）或海曼博士的超級沙拉（參見291頁）加上蛋白質食物
  - 探險方案：芝麻菜酪梨沙拉和烤鯛魚（參見312頁）
- 下午點心：新鮮蔬菜配任選一種沾醬和塗抹醬（參見329頁）
- 晚餐：
  - 基礎方案：烤黑胡椒牛排（參見303頁）
  - 探險方案：雞胸肉塞番茄乾香醬佐炒菠菜（參見325頁）

第九天

- 早餐：排毒精力湯（參見288頁）
- 上午點心：十至十二顆堅果（杏仁、核桃、美洲山核桃、夏威夷豆）
- 午餐：
  - 基礎方案：湯加上蛋白質食物（參見292頁）或海曼博士的超級沙拉（參見291頁）加上蛋白質食物
  - 探險方案：五香火雞捲佐西洋菜和酪梨（參見313頁）
- 下午點心：新鮮蔬菜配任選一種沾醬和塗抹醬（參見329頁）
- 晚餐：
  - 基礎方案：蔥薑清蒸鯛魚（參見303頁）

- 探險方案：泰式魚沙拉（參見326頁）

第十天

- 早餐：排毒精力湯（參見288頁）
- 上午點心：十至十二顆堅果（杏仁、核桃、美洲山核桃、夏威夷豆）
- 午餐：
  - 基礎方案：湯加上蛋白質食物（參見292頁）或海曼博士的超級沙拉（參見291頁）加上蛋白質食物
  - 探險方案：西洋菜和芝麻菜沙拉配水波蛋（參見314頁）
- 下午點心：新鮮蔬菜配任選一種沾醬和塗抹醬（參見329頁）
- 晚餐：
  - 基礎方案：香菜青醬烤豆腐（參見304頁）
  - 探險方案：酥皮紅椒香醬鑲雞胸肉（參見327頁）

【第二十一章】
食譜

飲食應該是愉快的、美味的、有營養的，能滋補我們的身體、精神和心靈。這些食譜都是為了營造愉悅和充滿健康活力而設計的。好好享受吧！

早餐排毒精力湯

【海曼博士的天然健康蛋白質精力湯】

份數：一人份　**準備時間：**五分鐘

- 二分之一杯冷凍藍莓
- 二分之一杯冷凍小紅莓
- 四分之一個有機檸檬含果皮（隨意）
- 一湯匙杏仁醬
- 一湯匙南瓜籽（參見註釋）
- 一湯匙奇亞籽（參見註釋）
- 一湯匙大麻籽（參見註釋）
- 二顆生核桃（參見註釋）
- 二顆生巴西堅果（參見註釋）
- 四分之一顆酪梨
- 二分之一湯匙特級初榨椰子油
- 二分之一杯不加糖的杏仁奶或大麻堅果奶
- 二分之一杯水

將所有的材料放進果汁機，高速打成泥。你也可以將全部材料放進手持式食物攪拌機的瓶子中，打好之後立刻就能喝。記得要加入足夠的水，讓精力湯可以用喝的，但不會太稀（攪拌前水的高度要高過其他材料二到五公分，濃度依個人喜愛）。也可以打成厚泥，用湯匙舀來吃。

註：精力湯食譜中，要激化種子和堅果裡的酶，可以提前浸泡，這樣比較好消化。將種子或堅果放在碗裡，用水蓋過表面，浸泡至少三十分鐘，如果時間允許，最好放過夜。

每份營養成分（一又二分之一杯）：547卡路里，脂肪52克，飽和脂肪10克，膽固醇0毫克，纖維13克，蛋白質15克，碳水化合物27克，鈉41毫克

【奇異果奇亞籽精力湯】

份數：一人份　**準備時間**：五分鐘

- 一顆奇異果（硬實一點的，不要太軟），去皮，切成兩半
- 四分之一顆酪梨
- 四湯匙奇亞籽（參見註釋）
- 二分之一個萊姆，榨成汁
- 四分之一杯新鮮薄荷葉
- 二分之一杯冰塊（隨意，可不加）
- 一杯水
- 一杯菠菜或一把羽衣甘藍葉

把莖摘除將所有的材料放進果汁機，高速打成泥。

註：精力湯食譜中，要激化種子和堅果裡的酶，可以提前浸泡，這樣比較好消化。將種子或堅果放在碗裡，用水蓋過表面，浸泡至少三十分鐘，如果時間允許，最好過夜。

每份營養成分（二杯）：265卡路里，脂肪18克，飽和脂肪2克，膽固醇0毫克，纖維18克，蛋白質10克，碳水化合物31克，鈉58毫克

【薑黃瓜精力湯】

份數：一人份　**準備時間**：五分鐘

- 二分之一杯生杏仁（參見註釋）
- 二根羽衣甘藍葉，把莖摘除
- 四湯匙奇亞籽（參見註釋）
- 一塊約一公分左右的薑，去皮
- 半條中型黃瓜，去皮去籽
- 一杯水（或多一點，濃度依個人喜愛）

將所有的材料放進果汁機，高速打成泥。

註：精力湯食譜中，要激化種子和堅果裡的酶，可以提前浸泡，這樣比較好消化。將種子或堅果放在碗裡，用水蓋過表面，浸泡至少三十分鐘，如果時間允許，最好放過夜。

每份營養成分（兩杯）：446卡路里，脂肪34克，飽和脂肪3克，膽固醇0毫克，纖維18克，蛋白質19克，碳水化合物35克，鈉42毫克

【香料杏仁精力湯】

份數：一人份　**準備時間**：五分鐘

- 一湯匙生杏仁醬
- 四分之一顆酪梨

- 一根羽衣甘藍葉，把莖摘除
- 四分之一條黃瓜，去皮
- 四分之一個萊姆，去皮去籽
- 八至十片切碎的新鮮薄荷葉
- 一塊約一公分左右的薑，去皮
- 二分之一湯匙特級初榨椰子油
- 四分之一杯大麻籽（參見註釋）
- 一湯匙奇亞籽（參見註釋）
- 一杯水
- 二至三個冰塊，視個人喜歡的溫度而定（可不加）
- 可隨意加或不加：墨西哥辣椒，去籽

將所有的材料放進果汁機，高速打成泥。

註：精力湯食譜中，要激化種子和堅果裡的酶，可以提前浸泡，這樣比較好消化。將種子或堅果放在碗裡，用水蓋過表面，浸泡至少三十分鐘，如果時間允許，最好過夜。

每份營養成分（二杯）：437卡路里，脂肪35克，飽和脂肪5克，膽固醇0毫克，纖維10克，蛋白質18克，碳水化合物20克，鈉21毫克

【杏仁和草莓精力湯】

份數：一人份　**準備時間：**五分鐘

- 一湯匙生杏仁醬
- 三顆生核桃（參見註釋）
- 一杯水
- 二分之一杯新鮮或冷凍草莓
- 四分之一顆酪梨
- 二分之一茶匙新鮮的薑，去皮
- 四分之一茶匙肉桂粉
- 一湯匙亞麻籽（flaxseeds）（參見註釋）
- 二至三個冰塊，視個人喜歡的溫度而定（可不加）

將所有的材料放進果汁機，高速打成泥。

註：精力湯食譜中，要激化種子和堅果裡的酶，可以提前浸泡，這樣比較好消化。將種子或堅果放在碗裡，用水蓋過表面，浸泡至少三十分鐘，如果時間允許，最好過夜。

每份營養成分（一．五杯）：318卡路里，脂肪26克，飽和脂肪3克，膽固醇0毫克，纖維9克，蛋白質8克，碳水化合物16克，鈉8毫克

基礎方案午餐食譜

下面是為自己設計沙拉的實用指南，還有五種美味的湯食譜供你做選擇。提醒你：**一定要加一一五至一七〇公克的蛋白質，你可以選擇**：雞、火雞、鮭魚、omega-3 雞蛋、豆腐或天貝，無論是混入到湯裡、放在沙拉上，或是直接放盤上皆可。

海曼博士的超級沙拉

如果自己可以在家準備沙拉，為什麼要去外面吃呢？為了讓你更方便一點，排毒飲食開始前先要準備沙拉食材。

準備工作：

- 各種蔬菜洗乾淨，切成方便吃的沙拉尺寸，放到密封的玻璃容器中，集中在冰箱的同一個位置。分量要足夠兩至三天食用，在十天的排毒過程中，視需要補充新鮮的蔬菜，用完後再重新準備。選購不同蔬菜，至少每週兩次，讓種類更多樣化。
- 前一天晚上把沙拉準備好，所以你在出門時可以拿了就走。把沙拉醬放在另一個單獨的容器中。
- 把不需要冷藏的食材放在小玻璃瓶裡，最好放在一個架子上，找的時候比較方便。如果放在密閉的玻璃瓶中，烤過和生的堅果及種子都可以保持新鮮好幾個禮拜。
- 準備好就緒：從下面的列表中選擇各種各樣的食材，並加到你每週的採購清單中。首先選擇青菜類。想想怎樣把各種青菜混合在一起，我喜歡把羅曼萵苣和芝麻菜加在一起，來平衡口感。跳過生菜，因為它一點也不綠，幾乎沒有營養。然後選擇蔬菜、蛋白質、健康油脂以及沙拉醬。每天選用不同的食材，讓你吃得開心。

青菜類（每份沙拉二杯的量）

- 芝麻菜
- 菠菜

- 什錦沙拉
- 羅曼萵苣
- 西洋菜
- 羽衣甘藍

蔬菜類（每份沙拉約一至二杯的量，除了特別註明的之外）

- 黃瓜
- 椒類：紅椒，青椒，黃椒
- 豆芽類：向日葵芽，豆苗，苜蓿芽等
- 番茄類：葡萄番茄，櫻桃番茄
- 紅蘿蔔
- 甜菜（四分之一至二分之一杯）
- 紅洋蔥（四分之一至二分之一杯）
- 大蔥（四分之一至二分之一杯）
- 青花菜，要稍微蒸一下
- 花椰菜，要稍微蒸一下
- 包心菜類：紅包心菜，白菜等
- 菇類
- 甜豆
- 蘆筍
- 朝鮮薊心（鹽水漬包裝）
- 棕櫚心（鹽水漬包裝）
- 希臘卡拉馬塔橄欖
- 櫛瓜
- 烤茄子
- 乾的香草：洋香菜、九層塔、奧勒岡葉、小茴香、香菜、薄荷等（一茶匙）
- 新鮮的香草：薄荷、洋香菜、九層塔（一杯）、小茴香、奧勒岡葉（四分之一杯）

蛋白質食物（約一一五至一七〇公克）

- 魚類罐頭（鹽水漬）：鮭魚、沙丁魚、鯡魚等。（跳過鮪魚，它含有太多的汞）
- 雞肉（烤過）
- 火雞（烤過）
- 豆腐
- 天貝
- 水煮蛋(2)
- 熟蝦
- 晚飯吃剩的雞肉或海鮮

健康的油脂（任選一樣）

- 酪梨（四分之一至二分之一）
- 生的堅果類：杏仁、腰果、核桃、榛子、巴西堅果、胡桃等。（四分之一杯）

• 生的種子類：亞麻籽、奇亞籽、大麻籽、向日葵、南瓜、芝麻等。（四分之一杯）

沙拉醬（每份沙拉一至二湯匙）

以下是製作簡單沙拉醬的基本原則。你可以用這些材料發揮創意，做不同的組合實驗，找出你所喜歡的。首先，混合油和檸檬（或萊姆）的果汁或醋，比例是三分之四的油配四分之一檸檬或醋（油醋比為三比一）：

• 油類：特級初榨橄欖油、亞麻籽油、核桃油或酪梨油
• 檸檬汁或萊姆汁、蘋果汁、義大利黑醋或酒醋
• 可隨意：法式第戎芥末醬（用檸檬或醋混合）
• 可隨意：調味佐料，包括鹽、現磨黑胡椒、新鮮或乾的香草如九層塔、奧勒岡葉、大蒜、洋蔥、迷迭香
• 可隨意（讓沙拉醬更細滑綿密）：酪梨或芝麻醬（芝麻糊）

基礎方案午餐的湯

【花椰菜濃湯】

供應：四人份　**準備時間**：十五分鐘
烹調時間：十五分鐘

• 二湯匙特級初榨橄欖油（留四分之一茶匙最後要用）
• 半顆中等大小的洋蔥，切成丁
• 二瓣大蒜，切片
• 一顆中型花椰菜，切成五公分大小的塊
• 四分之一杯生腰果
• 二湯匙芝麻或一湯匙芝麻醬
• 四分之一顆酪梨
• 鹽和現磨黑胡椒，視個人口味添加
• 一湯匙切好的新鮮洋香菜

在中型湯鍋用中火把油加熱。加入洋蔥和大蒜，炒五分鐘，直到半透明，香味四溢。然後加入四杯水和花椰菜、腰果、芝麻或芝麻醬。煮到滾，轉成小火，慢燉煮十至十五分鐘，或直到花椰菜變軟。放涼五分鐘，倒入食物攪拌機（或使用手持式食物攪拌機直接在鍋

裡搗成泥），加入酪梨一起打到成滑順為止。用鹽和胡椒調味。淋下四分之一茶匙特級初榨橄欖油和切碎的洋香菜，就完成了。可趁熱吃，或與沙拉和蛋白質一起享用。

每份營養成分（一．五杯）：169卡路里，脂肪12克，飽和脂肪2克，膽固醇0毫克，纖維6克，蛋白質6克，碳水化合物14克，鈉47毫克

【雞湯】

供應：四人份　**準備時間：**十五到二十分鐘

烹調時間：五十五分鐘

- 一湯匙特級初榨橄欖油
- 一隻小型雞，切成四塊（除去內臟，雞皮可選擇保留或除掉）
- 三根中型胡蘿蔔，去皮，切片成半月狀
- 四根芹菜，切丁
- 二顆中型洋蔥，切丁
- 一夸脫（約等於一．一公升）低鈉雞高湯
- 鹽和現磨黑胡椒，視個人口味添加
- 一杯羽衣甘藍或菠菜
- 一杯切碎的新鮮洋香菜

在中型湯鍋用中火把油加熱。放入雞塊，每面煎二至三分鐘，取出備用。放入蔬菜（除了羽衣甘藍或菠菜之外），煮四至五分鐘。把雞放回鍋內，加入雞高湯，煮沸。然後轉小火，蓋上鍋蓋，慢燉約四十五分鐘，直到雞肉開始會脫離雞骨（視情況可增加多一點的高湯）。取出雞骨頭，用勺子撇去浮在湯面的油後，用鹽和胡椒調味。放入羽衣甘藍或菠菜，煮一下，菜變軟後，再加進洋香菜，和沙拉一起上桌食用。

每份營養成分（一又四分之三杯）：246卡路里，脂肪7克，飽和脂肪1克，膽固醇73毫克，纖維4克，蛋白質32克，碳水化合物13克，鈉291毫克

【櫛瓜與西洋菜湯】

供應：四人份　**準備時間：**十分鐘

烹調時間：二十分鐘

- 二湯匙特級初榨橄欖油（留四分之一茶匙最後要用）
- 一顆中型洋蔥，切丁
- 四根芹菜，切丁

- 四條中型櫛瓜，切丁
- 四分之一杯杏仁醬或二分之一杯生腰果
- 一夸脫（約等於一．一公升）低鈉蔬菜高湯
- 二杯西洋菜，去掉莖，切碎
- 鹽和現磨黑胡椒，視個人口味添加

在中型湯鍋用中火把油加熱。加入洋蔥和芹菜，煮五分鐘，直到半透明，聞到香味。放入櫛瓜，炒三分鐘。加進杏仁醬或腰果以及蔬菜高湯，一起煮滾。然後轉小火，慢燉約五分鐘，直到櫛瓜變軟。加入西洋菜煮三分鐘，然後關火。用漏勺舀出蔬菜放入食物攪拌機，加入約一杯的高湯一起攪拌，直到滑順為止。倒回鍋內，充分拌勻。用鹽和胡椒調味。最後淋下四分之一茶匙橄欖油，就完成了。與沙拉和蛋白質一起享用。

每份營養成分（一又四分之三杯）：225卡路里，脂肪17克，飽和脂肪2克，膽固醇0毫克，纖維5克，蛋白質7克，碳水化合物17克，鈉180毫克

【蘆筍濃湯】

供應：六人份　**準備時間**：十分鐘
烹調時間：二十五分鐘

- 一湯匙特級初榨橄欖油
- 三瓣大蒜，切碎
- 一顆花椰菜，切成小朵
- 二又二分之一磅蘆筍，去掉老的部分，切成一．五公分大小
- 四分之一茶匙辣椒
- 六杯低鈉蔬菜高湯，雞湯，或水
- 鹽和現磨黑胡椒，視個人口味添加

在中型湯鍋用中火把油加熱。加入大蒜，煮一分鐘。加入花椰菜、蘆筍和辣椒。煮四至五分鐘，要經常攪拌。倒入高湯或水，把湯燒開。然後轉小火慢燉，直到花椰菜完全煮熟，約五至八分鐘。注意不要被燙到，把湯倒入攪拌機攪拌直到滑順，約二分鐘（或使用手持式食物攪拌機直接在鍋裡搗成濃湯）。用鹽和黑胡椒調味。如果湯太濃，可以再加高湯或水。如果湯太稀，倒回鍋裡，再小火慢燉一下，到你

喜歡的熱度。與沙拉和蛋白質一起吃。

每份營養成分（一杯）：99卡路里，脂肪4克，飽和脂肪0克，膽固醇0毫克，纖維7克，蛋白質6克，碳水化合物14克，鈉224毫克

【超級青花菜和芝麻菜湯】

供應：四人份　**準備時間**：五分鐘

烹調時間：二十分鐘

- 一湯匙特級初榨橄欖油
- 一顆中型洋蔥，切碎
- 二瓣大蒜，切碎
- 一顆青花菜，切成小塊
- 一杯芝麻菜
- 二杯低鈉蔬菜湯
- 二分之一杯無糖椰奶
- 二分之一個檸檬，榨汁，如果喜歡可多加點
- 鹽和現磨黑胡椒，視個人口味添加

在中型湯鍋用中高火把橄欖油加熱。加入洋蔥和大蒜，煮至軟，約三分鐘。加入青花菜和芝麻菜。要經常攪拌，直到青花菜變成亮綠色，芝麻菜已經煮軟，約四至五分鐘。倒入高湯，把湯燒開。轉成小火慢煮，直到青花菜完全煮熟，約五至八分鐘。湯稍涼後，小心的倒到攪拌機中，高速打一分鐘半（或使用手持式食物攪拌機直接在鍋裡搗成濃湯）。倒入椰奶和檸檬汁，再打三十秒。用鹽和胡椒調味，如果喜歡酸，可多加點檸檬汁。若是湯太濃，再加一點椰奶或水。如果太稀，就再煮一下，直到你所喜歡的熱度。與沙拉和蛋白質一起享用。

每份營養成分（一．二五杯）：104卡路里，脂肪4克，飽和脂肪1克，膽固醇0毫克，纖維5克，蛋白質5克，碳水化合物13克，鈉289毫克。

■基礎方案晚餐

【烤鮭魚佐洋蔥醬與沙拉】

供應：四人份　**準備時間**：二十分鐘

烹調時間：十五分鐘

- 二顆中等紅洋蔥，切成薄片
- 二湯匙特級初榨橄欖油，再加上額外的油刷在鮭魚上

- 一湯匙蘋果醋
- 鹽和現磨黑胡椒，視個人口味添加
- 四片鮭魚（每片約一一五至一七〇克）
- 八杯芝麻菜
- 二分之一顆檸檬，榨汁，另一個檸檬切成四片
- 四分之一杯切碎的新鮮洋香菜

準備烤架或用烤盤。用一個碗把洋蔥、橄欖油、醋、鹽和胡椒拌勻，然後混合好的洋蔥放在一片大的錫箔紙中間，捲起來包好，放在烤架或烤盤上，燒烤約十分鐘，直到洋蔥變軟，不時地要搖一搖錫箔紙，讓它加熱均勻。

每鮭魚片切成二或三條，用橄欖油刷鮭魚的表面，撒上鹽和胡椒調味。然後把鮭魚放在烤架或烤盤上，每面烤兩分鐘，或直到熟透為止。放涼，把烤好的鮭魚放在芝麻菜上，再淋上檸檬汁。把切碎的洋香菜與烤好的洋蔥混合在一起，在每個沙拉上面放一匙，加上檸檬片一起上桌。

每份營養成分（一一五克鮭魚，二杯芝麻菜）：244卡路里，脂肪17克，飽和脂肪2克，膽固醇71毫克，纖維2克，蛋白質27克，碳水化合物8克，鈉312毫克

【烤鯛魚佐沙拉】

供應：四人份　**準備時間**：二十分鐘
烹調時間：六分鐘

沙拉材料

- 一顆羅曼萵苣，去掉外邊的老葉
- 四杯芝麻菜（二〇克）
- 半顆酪梨，切小塊
- 一杯豆芽
- 六顆小蘿蔔（radishes），切成兩半，再切成薄片
- 一杯櫻桃番茄，切半
- 二湯匙新鮮磨碎的胡蘿蔔
- 二湯匙新鮮磨碎的甜菜
- 二湯匙特級初榨橄欖油
- 一顆檸檬，擠成汁
- 一湯匙法式芥末醬

烤魚材料

- 四片鯛魚（每片約一一五－一七〇克）
- 一茶匙特級初榨橄欖油
- 鹽和現磨黑胡椒，視個人口味添加
- 一顆檸檬，切成四片

沙拉做法

將羅曼萵苣和芝麻菜切成小段，放在一個大碗裡，與酪梨、豆芽、小蘿蔔、番茄、胡蘿蔔、甜菜混合拌好。在另一個碗中，把橄欖油、檸檬汁、法式芥末醬混合均勻，成為沙拉醬。把沙拉醬淋在沙拉上。分成四盤，放在一邊。

烤魚做法

準備燒烤架，或使用煎鍋，中火加熱。用橄欖油刷鯛魚的兩面，撒上鹽和胡椒調味。燒烤爐或煎鍋熱了以後，把鯛魚每面烤或煎約三分鐘，或是直到熟透為止。再把烤好的鯛魚放在沙拉上面，最後，把檸檬片放在盤邊，一起上桌享用。

每份營養成分（二〇克鯛魚，二杯沙拉和醬）：330卡路里，脂肪17克，飽和脂肪2克，膽固醇53毫克，纖維7克，蛋白質34克，碳水化合物12克，鈉146毫克

【亞洲風味雞肉串】

供應：四人份　**準備時間**：三十五－六〇分鐘

烹調時間：十分鐘

醃料

- 二分之一杯低鈉無麩質醬油
- 一茶匙磨碎的新鮮薑
- 三瓣大蒜，壓碎
- 二湯匙香油
- 一又二分之一茶匙五香粉

雞肉串

- 約六八〇公克去骨、去皮的雞胸肉，切成寸條
- 十二支竹籤，每支約三十公分長，泡在水裡

準備醃料

把所有材料放在一個大的淺烤盤上混合在一起。

準備雞肉串

把雞肉串到竹籤上，在兩端都留下約六公分。把肉串放在烤盤中，塗上醃料，蓋上蓋子，冷藏約三十到六〇分鐘。用錫箔紙包住竹

籤的兩端，才不會燒焦。

準備燒烤架或預熱烤爐（如果使用烤爐，要把肉串放在烤盤上）。每邊烤兩分鐘。與下一道水油煮綠葉蔬菜一起享用（見下面的食譜）。

每份營養成分（三串）：225卡路里，脂肪9克，飽和脂肪2克，膽固醇98毫克，纖維0克，蛋白質37克，碳水化合物1克，鈉137毫克

【水油煮綠葉蔬菜】

供應：四人份 **準備時間**：十分鐘

- 四杯羽衣甘藍葉，把莖摘除
- 四杯西洋菜或芥菜，把莖摘除
- 八杯菠菜
- 二分之一杯水
- 二湯匙特級初榨橄欖油
- 鹽和現磨黑胡椒，視個人口味添加

用手把蔬菜葉撕成小片，約五至七公分大小。用大炒鍋，中火加熱，然後加入水、橄欖油和羽衣甘藍。蓋上鍋蓋，煮一至二分鐘。加入西洋菜或芥菜，再煮一至二分鐘。最後，加進菠菜煮一至二分鐘。瀝乾多餘的湯，加入鹽和胡椒粉調味，即可食用。

每份營養成分（二杯蔬菜）：128卡路里，脂肪8克，飽和脂肪0克，膽固醇0毫克，纖維4克，蛋白質6克，碳水化合物12克，鈉106毫克

【烤香草雞胸肉佐大蒜】

供應：四人份 **準備時間**：二十分鐘
烹調時間：五〇鐘

- 三湯匙特級初榨橄欖油
- 二球大蒜，去頭
- 四塊去骨、去皮的雞胸肉（每塊約一一五－一七〇克）
- 四分之一杯切碎的新鮮洋香菜
- 一湯匙切碎的新鮮迷迭香
- 一湯匙切好的新鮮百里香
- 現磨黑胡椒
- 二分之一茶匙海鹽
- 可隨意加：二分之一湯匙切碎的新鮮鼠尾草
- 四分之一杯夏威夷豆或腰果，要壓碎
- 一湯匙法式第戎芥末醬
- 一把蘆筍，要挑好
- 二杯蔬菜沙拉

烤箱預熱至三七五度。淋一湯匙橄欖油在大蒜上，烤三十至四十分鐘。在烤大蒜時，將每個雞胸肉放在一個塑膠食物袋中，以菜刀用力拍打雞胸肉，拍到稍微扁一點。將香草、鹽、胡椒和堅果混合在一個碗裡，然後把混合好的材料放到一個平盤上。用刷子沾法式第戎芥末醬，刷在雞胸肉的兩面，然後放上混合好的香草料，稍微壓一下，讓香草料均勻的沾在雞胸肉上。

在平底鍋加熱一湯匙橄欖油，中火加熱。嫩煎雞胸肉，平的那一面朝下煎三至四分鐘。轉小火，翻面，再煎三分鐘，直到熟透，起鍋待用。

拿另一個鍋，用中火加熱一湯匙橄欖油。炒蘆筍，約三至四分鐘，直到變軟，起鍋待用（蔬菜沙拉分四份裝盤，把蘆筍放在蔬菜沙拉上）。

雞胸肉斜切切片，分四份。將烤好的大蒜稍壓一下去皮，平均放在四份雞胸肉的上面（再將雞胸肉放在蔬菜沙拉上）。即可享用。

每份營養成分（一塊一一五克雞胸肉，約五根蘆筍和半杯蔬菜）：290卡路里，脂肪16克，飽和脂肪3克，膽固醇65毫克，纖維4克，蛋白質28克，碳水化合物10克，鈉301毫克

【烤鱈魚佐橄欖和香蒜酸豆醬】

供應：四人份　**準備時間：**十五分鐘
烹調時間：二十分鐘

- 一杯去籽希臘黑橄欖
- 四分之一杯酸豆，瀝乾
- 一湯匙檸檬皮末，加一顆檸檬榨汁
- 一杯切碎的新鮮洋香菜
- 二瓣大蒜
- 四分之一杯生核桃
- 四分之一杯特級初榨橄欖油
- 四片鱈魚片（每片約一一五－一七〇克；或可選擇其他魚類）

烤箱預熱到三五〇度。把橄欖、酸豆、檸檬皮末、檸檬汁、洋香菜、大蒜和核桃放入食物調理機，打二十秒。加入橄欖油再用 pulse 按鈕稍打幾下，充分混合。把約一湯匙橄欖和香蒜酸豆醬平鋪到每個魚片上。將魚放到抹過

油的烤盤中。烤二十分鐘即成，搭配義大利青花菜佐大蒜和櫻桃番茄一起享用（見下面的食譜）。

每份營養成分（一片二〇克鱈魚片，及一湯匙香蒜醬）：390卡路里，脂肪28克，飽和脂肪3克，膽固醇62毫克，纖維3克，蛋白質31克，碳水化合物6克，鈉647毫克

【義大利青花菜佐大蒜和櫻桃番茄】

供應：四人份　**準備時間**：五分鐘

烹調時間：四分鐘

- 二湯匙特級初榨橄欖油
- 四瓣大蒜，切碎
- 二把義大利青花菜，挑好切段
- 半杯水
- 二杯櫻桃番茄，切成半
- 鹽和現磨黑胡椒，視個人口味添加

在大的平底鍋中將橄欖油以中火加熱。加入大蒜，炒十秒，然後加入義大利青花菜，炒到稍微萎縮，加水和櫻桃番茄，蓋鍋蓋，煮三分鐘，或直到義大利青花菜變軟。用鹽和胡椒調味。

每份營養成分（一．五杯）：116卡路里，脂肪8克，飽和脂肪0克，膽固醇0毫克，纖維4克，蛋白質4克，碳水化合物10克，鈉276毫克

【迷迭香烤雞胸肉】

供應：四人份　**準備時間**：十分鐘

烹調時間：十分鐘

- 四分之一杯新鮮迷迭香，切碎
- 二湯匙法式第戎芥末醬
- 一顆檸檬皮末
- 一湯匙橄欖油
- 四塊去骨、去皮的雞胸肉（每塊約一一五－一七〇克）
- 鹽和現磨黑胡椒，視個人口味添加

烤箱預熱至四百度。將切碎的迷迭香、芥末、檸檬皮末和橄欖油混合在一個小碗裡，拌成糊狀，鋪在每塊雞胸肉的兩面，用鹽和胡椒調味，放到抹過油的烤盤上，烤五分鐘。烤箱溫度調低到攝氏一百六十度，再烤五分鐘左右，此時雞肉應該變結實，但裡面還沒到最佳

狀態。可使用食物溫度計探針，確保雞肉裡面至少有攝氏七十度。小心不要烤太老。搭配烤櫛瓜和番茄一起享用（見下面的食譜）。

每份營養成分（一塊一一五克雞胸肉）：145卡路里，脂肪5克，飽和脂肪1克，膽固醇60毫克，纖維2克，蛋白質24克，碳水化合物5克，鈉138毫克

【烤櫛瓜和番茄】

供應：四人份　**準備時間：**十分鐘

烹調時間：十分鐘

- 二湯匙特級初榨橄欖油，再加上額外少許的油抹烤盤
- 四條櫛瓜，對角切片，成半公分左右的片
- 四顆番茄，切片
- 二顆洋蔥，切成薄片
- 鹽和現磨黑胡椒，視個人口味添加
- 一顆酪梨，去籽切小塊
- 一杯新鮮九層塔葉

烤箱預熱至攝氏一百九十度。先在烤盤抹上一層橄欖油，把櫛瓜、番茄、洋蔥在烤盤上一層一層交錯的放，做成四層的蔬菜塔。淋上二湯匙橄欖油，用鹽和胡椒調味。烤十分鐘。出爐，最後在上面放酪梨和九層塔即可享用。

每份營養成分（一．五杯蔬菜，四分之一顆酪梨）：236卡路里，脂肪15克，飽和脂肪2克，膽固醇0毫克，纖維8克，蛋白質5克，碳水化合物17克，鈉132毫克

【熱炒蔬菜佐杏仁】

供應：四人份　**準備時間：**二十分鐘

烹調時間：十分鐘

- 一湯匙特級初榨橄欖油
- 一湯匙芝麻油
- 二根芹菜，切成薄片
- 一顆洋蔥，切成兩半，再切成薄片
- 二根胡蘿蔔去皮，對半切，再橫切成半月形
- 二杯青花菜，切小朵，或白菜切片
- 一顆紅椒或黃椒，去籽，切成條狀
- 可隨意選用：一七○克有機老豆腐，切成小方塊

約五公分大小的薑，去皮，切絲

- 二瓣大蒜，切片
- 一顆墨西哥辣椒，去籽，切成薄片
- 六朵蘑菇，去蒂，切成薄片
- 半杯生杏仁
- 四分之一杯水（如果需要可加更多）
- 二湯匙低鈉無麩質醬油

- 半杯九層塔葉
- 三根蔥，切成絲

用一個大平底鍋或炒鍋，用中高火加熱橄欖油和芝麻油。然後加入芹菜、洋蔥、胡蘿蔔，快炒兩分鐘。加進青花菜或白菜、紅椒或黃椒、豆腐（如果有用的話），再炒兩分鐘。加入薑絲、大蒜、墨西哥辣椒、蘑菇，再煮兩分鐘。放入杏仁，加一點點的水和醬油，繼續快炒，直到蔬菜熟透，但仍然脆脆的。上桌前加上九層塔和蔥花。

每份營養成分（一．二五杯蔬菜和三分之一杯豆腐）：271卡路里，脂肪18克，飽和脂肪2克，膽固醇0毫克，纖維6克，蛋白質15克，碳水化合物18克，鈉408毫克

每份營養成分（一．二五杯蔬菜，不加豆腐）：180卡路里，脂肪15克，飽和脂肪1克，膽固醇0毫克，纖維5克，蛋白質6克，碳水化合物16克，鈉342毫克

【烤黑胡椒牛排】

供應：四人份　**準備時間**：十分鐘

烹調時間：七至八分鐘

- 四片側腹牛排（一四〇克，或其他牛排）
- 一湯匙特級初榨橄欖油
- 一杯現磨黑胡椒
- 可隨意選用：一茶匙辣椒
- 二分之一茶匙鹽
- 一湯匙切好的新鮮洋香菜

準備烤架或使用烤盤。在每一塊牛排刷四分之一湯匙的橄欖油。把黑胡椒和鹽混合在一個小碗裡，然後把混合好的調料抹在牛排上，入味五分鐘。每面牛排烤三至四分鐘（或到你所要的熟度）。切片前靜置五分鐘。

撒上切碎的洋香菜，搭配沙拉一起上桌。

每份營養成分（一四〇克牛排）：353卡路里，脂肪22克，飽和脂肪7克，膽固醇78毫克，纖維5克，蛋白質41克，碳水化合物5克，鈉356毫克

【蔥薑清蒸鯛魚】

供應：四人份　**準備時間**：十分鐘

烹調時間：十分鐘

- 四片鯛魚（每片一一五－一四〇克；或者選其他魚亦可）

- 八朵椎茸或香菇，切成四瓣
- 二公分左右的一塊薑，去皮，切成薄片
- 一把蘆筍，挑好，斜切為五公分左右的小段
- 四根蔥，斜切為二．五公分左右的小段
- 二瓣大蒜，切片
- 二湯匙低鈉無麩質醬油
- 一品脫魚高湯或水
- 一湯匙香油

用隔水蒸的方式，把魚片放到有蓋的大鍋或是蒸鍋中。加上椎茸或香菇、薑、蘆筍、蔥、大蒜、醬油、魚高湯或水，蓋上鍋蓋以中火蒸。水開了以後，小火蒸約七分鐘，直到魚熟透。淋上香油即可享用。

每份營養成分（一一五克魚，加上蔬菜）：245卡路里，脂肪5克，飽和脂肪1克，膽固醇0毫克，纖維5克，蛋白質27克，碳水化合物26克，鈉437毫克

【香菜青醬烤豆腐】

供應：四人份　**準備時間：**二十分鐘

烹調時間：十分鐘

豆腐

- 三湯匙低鈉無麩質醬油
- 二湯匙香油
- 四百五十克有機豆腐，切成八片
- 二條櫛瓜，斜切切片，每片約半公分

香菜青醬

- 一把（約八十五克）新鮮九層塔，去掉莖
- 一把（二杯）新鮮香菜，去掉莖
- 二瓣大蒜，切碎
- 一公分左右的一塊薑，去皮，切碎
- 三根蔥，切成蔥花
- 四分之一杯松子或生核桃
- 二分之一杯特級初榨橄欖油（預留一湯匙）
- 四百五十克芝麻菜或其他你喜歡的蔬菜
- 鹽和現磨黑胡椒，視個人口味添加

準備豆腐

準備燒烤架，或使用煎鍋。在一個大碗裡，把醬油和香油混合均勻，加進豆腐和櫛瓜醃十分鐘。先煎櫛瓜，每面約二分鐘。然後煎豆腐，每邊約三分鐘。把煮好的櫛瓜、豆腐放旁邊待用。

準備香菜青醬

除了芝麻菜或其他你選的蔬菜之外，把所有材料、鹽和胡椒，放入食物調理機或果汁機，打到平滑狀。預留一湯匙橄欖油待會要用到。如果需要，加入二湯匙的水讓醬變得稀一點。用鹽和胡椒調味。

裝盤

用一湯匙橄欖油在芝麻菜或其他你選的蔬菜輕輕拌幾下，分成四份，放在盤子的一邊。再放豆腐和櫛瓜到每個盤中，排得美美的，再淋上香菜青醬就完成了。

每份營養成分（二片豆腐，四分之一條櫛瓜，二湯匙香菜青醬）：456卡路里，脂肪42克，飽和脂肪6克，膽固醇0毫克，纖維5克，蛋白質16克，碳水化合物12克，鈉562毫克

探險方案的午餐選擇

【涼拌羽衣甘藍紅高麗菜佐火雞肉丸】

供應：四人份　準備時間：二十分鐘

烹調時間：二十分鐘

涼拌羽衣甘藍和紅高麗菜：

- 二把羽衣甘藍，去掉莖，切成細絲
- 二分之一顆紅高麗菜，切成細絲
- 四分之一杯生葵瓜子
- 二湯匙特級初榨橄欖油
- 半顆檸檬，榨汁
- 四分之一茶匙鹽
- 可隨意選用：一顆酪梨，去籽切片

火雞肉丸

- 六八〇克火雞絞肉
- 半顆洋蔥，切成細丁
- 四分之一杯芹菜，切成細丁
- 一湯匙番茄醬（另加二分之一杯番茄醬，先保留，最後每個肉丸上要放一茶匙番茄醬）
- 一顆雞蛋
- 一茶匙乾百里香
- 一茶匙乾鼠尾草

- 一茶匙乾迷迭香
- 二分之一茶匙鹽
- 二分之一茶匙現磨黑胡椒

準備涼拌菜

在一個大碗裡把所有材料混合拌好，分成四盤裝好。如果喜歡，每盤用四分之一顆酪梨裝飾。

準備肉丸

烤箱預熱到三五〇度。在一個大碗裡，除了額外要放在肉丸上的番茄醬之外，將所有其他的材料混合均勻。用冰淇淋勺，做成高爾夫球大小的肉球，放在烤盤上（約為十二到十六球）。然後，每顆肉丸上面放一茶匙番茄醬。烤二十分鐘，中間翻一次。烤好後放在涼拌菜旁即可享用。

每份營養成分（四顆肉丸配一．五杯涼拌菜）：322卡路里，脂肪18克，飽和脂肪4克，膽固醇106毫克，纖維5克，蛋白質29克，碳水化合物17克，鈉462毫克

【白菜沙拉配豆腐或生杏仁】

供應：四人份　**準備時間：**三十分鐘

- 二顆中型白菜，切成細絲
- 一杯海帶芽，泡水超過表面，讓海帶芽變軟
- 二湯匙白芝麻
- 一杯蘆筍，挑過，斜切成薄片
- 二根芹菜，切成細絲
- 一根小胡蘿蔔去皮，斜切成細絲
- 四根蔥，斜切成細絲
- 四顆中型的小蘿蔔（red radishes），切成薄片，約半杯
- 二湯匙磨碎的新鮮薑
- 半杯香菜，切碎
- 二湯匙蘋果醋
- 二顆萊姆榨汁，另加一個萊姆皮末
- 四分之一杯低鈉無麩質醬油
- 二分之一茶匙辣椒粉
- 一顆酪梨，去籽切成小方塊
- 四五〇克老豆腐，切成方塊，或一杯生杏仁（豆腐要滾水煮過）

把所有的材料放在一個大碗裡拌均勻。為了讓味道更佳，等三十分鐘讓沙拉入味，即可

享用。

每份營養成分（一．五杯沙拉配豆腐）：252卡路里，脂肪14克，飽和脂肪2克，膽固醇0毫克，纖維7克，蛋白質15克，碳水化合物20克，鈉444毫克

每份營養成分（一．五杯沙拉配杏仁）：227卡路里，脂肪4克，飽和脂肪1克，膽固醇0毫克，纖維6克，蛋白質10克，碳水化合物19克，鈉432毫克

【核桃帕特醬佐鮮番茄墨西哥莎莎醬】

供應：四人份　準備時間：二十分鐘

核桃帕特醬

- 二杯生核桃
- 四根芹菜，切丁
- 半顆紅洋蔥，切細丁
- 一湯匙切好的新鮮洋香菜
- 一茶匙新鮮百里香
- 一湯匙檸檬皮末
- 一湯匙特級初榨橄欖油
- 一茶匙現磨黑胡椒
- 四分之一茶匙鹽

番茄墨西哥莎莎醬

- 三顆熟番茄，去籽切塊
- 一顆量的萊姆汁
- 二分之一杯香菜，切碎
- 二分之一顆紅洋蔥，切成丁
- 四分之一茶匙辣椒粉，或二分之一個墨西哥辣椒，去籽，剁碎
- 二分之一茶匙小茴香
- 二分之一茶匙鹽
- 二分之一茶匙現磨黑胡椒
- 四片羅曼萵苣葉

準備核桃帕特醬

將核桃放到食物調理機或果汁機中，低速打二十秒。加入芹菜、洋蔥、再打二十秒。再加進其他所有的材料，打十秒。把打好的醬放到一個碗裡。

準備墨西哥莎莎醬

除了羅曼萵苣葉之外，把其他材料一起放在一個中碗拌均勻。如果喜歡吃辣，可加入更多的辣椒或辣椒粉。

裝盤

把核桃帕特醬放在羅曼萵苣葉上，上面再加墨西哥莎莎醬，即可享用。

每份營養成分（四分之三杯帕特醬二湯匙莎莎醬）：卡路里406，脂肪36克，飽和脂肪2克，膽固醇0毫克，纖維6克，蛋白質15克，碳水化合物14克，鈉324毫克

【蔬菜捲配雞絲和堅果醬】

供應：四人份　準備時間：三十分鐘

烹調時間：十分鐘

蔬菜捲材料

- 一根中型胡蘿蔔去皮，切成絲
- 三條中型櫛瓜，切成絲
- 大白菜（或其他白菜），切碎
- 四分之一顆紅高麗菜，切絲
- 一杯新鮮的薄荷，切絲
- 二分之一杯大蔥，切成蔥花

水煮雞胸肉材料

- 四杯水
- 小枝新鮮百里香
- 小枝新鮮的迷迭香
- 一茶匙鹽
- 四片去骨去皮的雞胸肉（每片約一一五－一七〇克）

堅果醬材料

- 一杯松子或生腰果
- 二分之一杯新鮮檸檬汁
- 一撮鹽
- 可隨意選用：四分之一茶匙辣椒粉

用蔬菜葉當捲皮

- 四片羽衣甘藍（或甘藍菜），去掉中間的梗，成半片葉
- 二杯煮開的水

準備蔬菜餡

在一個大碗裡混合所有材料。

準備雞絲

在一個大鍋裡，把水燒開。加入百里香、迷迭香和鹽。轉小火，放進雞胸肉，小心不要被熱水燙到。蓋上蓋子，小火煮約十分鐘，關火，從爐上移開，不掀蓋，讓雞肉燜約十分

鐘。當雞胸肉稍涼後，切絲或用手撕成絲。

準備堅果醬

將堅果醬的所有材料放在食物攪拌機或果汁機混合攪拌，直到呈現平滑狀，但濃度要夠。如果需要，可以加一點水。

包蔬菜捲

把羽衣甘藍（或甘藍菜）葉平放在烤盤或平盤上，慢慢倒入滾開水讓葉片軟化，然後瀝乾，放涼，拍乾。把堅果醬、雞絲、蔬菜餡混合在一起。拿一片羽衣甘藍（或甘藍菜），光滑面朝下，用勺子舀約半杯的餡放到葉子的一端，然後捲成蔬菜捲，要包緊。再包下一個，直到所有的捲都包完，每人可吃兩捲。

每份營養成分（兩捲蔬菜捲，每捲有一．五湯匙堅果醬）：455卡路里，脂肪26克，飽和脂肪3克，膽固醇82毫克，纖維9克，蛋白質43克，碳水化合物21克，鈉504毫克

【蔬菜沙拉配鮭魚】

供應：四人份　準備時間：十五分鐘

烹調時間：十分鐘

鮭魚材料

- 四片鮭魚片（每片一一五－一七〇克）
- 一湯匙特級初榨橄欖油
- 鹽和現磨黑胡椒，視個人口味添加

沙拉醬材料

- 半顆檸檬汁
- 三湯匙特級初榨橄欖油
- 一茶匙法式芥末醬

沙拉材料

- 一顆羅曼萵苣，去掉老葉和菜心，切成一公分寬的絲
- 一條黃瓜，去皮，去籽，切丁
- 二分之一顆小紅洋蔥，切丁
- 六顆小蘿蔔（radishes），切丁
- 二顆中型番茄，切半去籽
- 一顆黃椒，去籽切丁
- 四分之一杯新鮮洋香菜，切碎
- 二分之一杯新鮮九層塔，切碎

- 四分之一杯新鮮小茴香，切碎
- 四分之一杯酸豆，瀝乾。或用去籽的希臘卡拉馬塔黑橄欖，用清水漂洗，切成兩半

準備鮭魚

準備燒烤架或使用煎鍋。用橄欖油輕輕刷鮭魚的表面，撒上鹽和胡椒調味。蓋蓋子，每面燒烤或是煎三分鐘，直到熟透。當稍涼後，用叉子把鮭魚分成小塊。

準備沙拉醬

在一個小碗裡，將檸檬汁、橄欖油和法式芥末醬一起攪拌均勻。

準備沙拉

把所有準備好的材料放在一個大碗裡，加入鮭魚。與沙拉醬一起拌勻，即可享用。

每份營養成分（二杯沙拉，一一五克鮭魚）：347卡路里，脂肪21克，飽和脂肪3克，膽固醇70毫克，纖維4克，蛋白質27克，碳水化合物14克，鈉494毫克

【黃瓜沙拉佐葵花素鮪魚】

供應：四人份　準備時間：三十分鐘

- 一杯生杏仁
- 二杯生葵花籽
- 二條櫛瓜，去皮，切成二．五公分方塊
- 二湯匙切碎的紅洋蔥
- 四分之一杯切碎的芹菜
- 一湯匙新鮮薑末
- 四分之一杯檸檬汁
- 一湯匙低鈉無麩質醬油
- 四分之一杯香菜，切碎
- 四分之一杯洋香菜，切碎
- 可隨意選用：一小撮辣椒粉
- 鹽和現磨黑胡椒，視個人口味添加
- 可隨意選用：紅藻片或海苔片

黃瓜和番茄沙拉材料

- 三至四杯新鮮的有機番茄，每顆切成四塊，或小方塊
- 二條中型黃瓜，去籽切塊
- 二湯匙特級初榨橄欖油
- 一顆檸檬皮末和檸檬汁
- 鹽和現磨黑胡椒，視個人口味添加

- 四分之一杯新鮮九層塔，切絲

準備素鮪魚

把杏仁放在食物調理機，用間歇轉動（pulse按鈕）打三十秒。加入葵花籽和再打二十秒。放入櫛瓜、洋蔥、芹菜，再打二十秒（直到一切看起來像米粒大小）。倒入碗中，加入生薑、檸檬汁、醬油和新鮮的香草。喜歡的話可以加辣椒粉。用鹽和胡椒粉調味，混合拌勻。也可隨意撒上紅藻片或海苔片，以增加風味。

準備沙拉

把所有的材料一起放入碗中，攪拌均勻，然後旁邊放葵花素鮪魚（如果你喜歡，也可以把素鮪魚放在沙拉上面）。

每份營養成分（半杯素鮪魚，一杯黃瓜沙拉）：405卡路里，脂肪32克，飽和脂肪3克，膽固醇0毫克，纖維9克，蛋白質14克，碳水化合物26克，鈉326毫克

【鱈魚餅佐綜合蔬菜沙拉】

供應：四人份　**準備時間：**二十分鐘

烹調時間：十五分鐘

- 四片鱈魚片（每片一一五－一七〇克）
- 一杯南瓜子或夏威夷豆
- 一顆雞蛋
- 一湯匙切碎的新鮮百里香
- 一湯匙切碎的洋香菜
- 四分之一杯紅洋蔥，切丁
- 一湯匙檸檬皮末，加一茶匙檸檬汁
- 一茶匙法式芥末醬
- 辣椒粉一小撮
- 二分之一茶匙鹽
- 二分之一茶匙現磨黑胡椒
- 一湯匙特級初榨橄欖油

沙拉材料

- 八杯綜合蔬菜
- 二顆番茄，切成楔形塊
- 一湯匙特級初榨橄欖油
- 一湯匙檸檬汁

準備魚餅

在蒸籠或鍋中，放入約六公分高的水，水開了之後。加入鱈魚片，蓋上蓋子，中火煮約七分鐘，或直到半透明狀。稍微放涼。用叉子把魚分開成薄片。

用香料研磨機或食物調理機，研磨南瓜子或夏威夷豆，磨成約麵包屑的大小。另外，你也可以將南瓜子或夏威夷豆放在一個塑膠食物袋內，用擀麵棍壓碎。

在一個大碗裡打蛋，加入香草、洋蔥、檸檬皮末和檸檬汁，一起攪拌好。再加進魚片、芥末、辣椒、鹽、胡椒。混合拌好，做成四個魚餅。拿一個平盤，鋪上磨碎的南瓜子或或夏威夷豆，同時也抹在魚餅的周圍。

用平底鍋中火加熱橄欖油。每面鱈魚餅煎約三分鐘。

裝盤

把鱈魚餅放在沙拉旁邊，或者放沙拉上面，再用番茄塊裝飾，淋上橄欖油和檸檬汁，即可享用。

每份營養成分（一片鱈魚餅配沙拉）：322卡路里，脂肪17克，飽和脂肪3克，膽固醇103毫克，纖維3克，蛋白質33克，碳水化合物10克，鈉482毫克

【芝麻菜酪梨沙拉和烤鯛魚】

供應：四人份　**準備時間：**二十分鐘

烹調時間：七分鐘

鯛魚材料

- 四片鯛魚片（每片一一五克）
- 一湯匙特級初榨橄欖油
- 鹽和現磨黑胡椒，視個人口味添加
- 四片檸檬片，用於裝飾

沙拉材料

- 一一五克芝麻菜，去掉粗梗
- 一顆羅曼萵苣，去掉老葉和菜心
- 半顆酪梨，去籽切小塊
- 一杯豆芽
- 六顆小蘿蔔（red radishes），切半
- 一杯櫻桃番茄，切半
- 一湯匙搓碎的新鮮胡蘿蔔

- 一湯匙搓碎的新鮮甜菜

沙拉醬材料

- 三湯匙特級初榨橄欖油
- 一顆檸檬汁
- 一湯匙法式芥末醬
- 現磨黑胡椒，視個人口味添加

準備魚

準備燒烤架或使用鐵煎鍋。用刷子在每個魚片刷上橄欖油。當燒烤架溫度熱了後（如果用煎鍋，用中火加熱），放入魚，每面煎三分鐘。當魚熟透，起鍋，撒上鹽和胡椒調味。

準備沙拉和沙拉醬

把沙拉材料放在一個碗裡，拌幾下讓材料均勻。用另一個小碗，充分攪拌沙拉醬材料，然後把沙拉醬淋在沙拉上，再拌幾下，分放四個平盤中。

裝盤

把魚片放在每盤的沙拉上面，用檸檬片裝飾，即可享用。

每份營養成分（二．五杯沙拉，一一五克魚）：268卡路里，脂肪16克，飽和脂肪2克，膽固醇58毫克，纖維4克，蛋白質25克，碳水化合物8克，鈉305毫克

【五香火雞捲佐西洋菜和酪梨】

供應：四人份　**準備時間**：十分鐘

烹調時間：二十分鐘

火雞捲材料

- 一杯特級初榨橄欖油
- 二顆中型洋蔥，切成薄片
- 八瓣大蒜，切碎
- 一塊新鮮的薑（取決於你喜歡多辣），去皮，切碎
- 四根中型胡蘿蔔，去皮，切絲
- 一湯匙辣椒粉
- 一湯匙加一茶匙磨碎的芫荽籽
- 一湯匙加一茶匙薑黃粉
- 半湯匙肉桂粉
- 鹽和現磨黑胡椒，視個人口味添加
- 一又四分之一磅瘦火雞絞肉
- 二分之一杯低鈉雞湯
- 四分之一杯切碎的新鮮香菜

捲皮材料

- 十六片羅曼萵苣葉
- 二顆酪梨，去皮，去核，壓成泥
- 二杯菠菜
- 二杯西洋菜
- 一顆檸檬，切成楔形塊

準備五香火雞

在炒鍋或大的煎鍋裡用中高火把油加熱。爆香洋蔥、大蒜、生薑，要不斷攪拌，直到香味出來，約三至四分鐘。再加入胡蘿蔔、辣椒粉、芫荽籽、薑黃粉和肉桂粉。用鹽和胡椒粉調味，再充分拌勻。一分鐘後加進火雞絞肉，用叉子或木勺把絞肉分散開。輕輕攪拌，把肉和配料混合在一起，直到火雞絞肉熟透，呈現漂亮的金黃色，約六到八分鐘。然後倒入雞湯，攪拌幾下，鍋底要刮一刮，不讓任何美味的配料黏鍋。關火，撒上香菜。起鍋，盛到一個碗裡。

裝盤

把羅曼萵苣葉放在盤子裡，每片葉子鋪上一茶匙多的酪梨泥。加入一些菠菜和西洋菜，上面放五香火雞絞肉，然後捲起來。把檸檬塊放旁邊裝飾，即可享用。

每份營養成分（四捲）：566卡路里，脂肪36克，飽和脂肪5克，膽固醇70毫克，纖維9克，蛋白質40克，碳水化合物27克，鈉314毫克

【西洋菜和芝麻菜沙拉配水波蛋】

供應：四人份　**準備時間**：十分鐘
烹調時間：十分鐘

沙拉材料

- 四杯芝麻菜
- 四杯西洋菜
- 一杯櫻桃番茄，切半
- 半條黃瓜，切成薄片
- 半顆酪梨，去核，切丁或切片

沙拉醬材料

- 二湯匙特級初榨橄欖油

- 半茶匙鹽
- 一茶匙現磨黑胡椒
- 一顆檸檬榨汁

水波蛋材料

- 八顆 ω-3 雞蛋
- 可任加：現磨黑胡椒或辣椒粉

準備沙拉和沙拉醬

把芝麻菜、西洋菜、櫻桃番茄、黃瓜和酪梨一起放在一個碗裡，充分拌勻。在另一個碗裡，把橄欖油、鹽、胡椒和檸檬汁混合在一起，攪拌成醬。然後淋在沙拉上，再拌幾下。把沙拉分成四份，裝在四個平盤中。

準備水波蛋

放入約二．五公分深的水和鹽半茶匙到平底鍋中。水煮滾後，轉中火，打兩顆雞蛋到一個小碗裡，再小心的倒入熱水中，依次加入其他雞蛋，蓋上鍋蓋，讓雞蛋煮約三分鐘。

裝盤

用漏勺從鍋中取出水波蛋，直接放在沙拉上。撒上黑胡椒（如果你喜歡辣一點，可加辣椒）。

每份營養成分（二．二五杯沙拉，二顆雞蛋）：263卡路里，脂肪19克，飽和脂肪4克，膽固醇350毫克，纖維3克，蛋白質14克，碳水化合物6克，鈉389毫克

探險方案的晚餐選擇

【椰子咖哩魚或豆腐】

供應：四人份　**準備時間**：二十分鐘
烹調時間：四十分鐘

椰子咖哩材料

- 三湯匙特級初榨椰子油
- 一茶匙芥末籽
- 一茶匙葫蘆巴粉（fenugreek）
- 一至二根新鮮辣椒，切成薄片
- 二．五公分的薑，去皮，切碎
- 二瓣大蒜，切碎
- 可隨意選用：六片咖哩葉

- 二顆中型洋蔥，大致的切塊
- 半茶匙辣椒粉
- 半茶匙薑黃粉
- 六顆中型番茄，去籽，大致的切塊，或一罐（約四二五克）低鈉番茄丁
- 四杯低鈉蔬菜湯
- 半杯無糖椰奶
- 鹽，視個人口味添加（或可使用咖哩粉）

魚或豆腐材料

- 四片鱈魚片（每片一一五克），或四塊一一五克的老豆腐

蔬菜類材料

- 一杯花椰菜，切小花
- 一杯櫛瓜切片
- 一杯白菜切段
- 一杯菠菜

裝飾

- 半杯切碎的生杏仁或生腰果
- 一把新鮮的香菜，去掉莖

準備咖哩汁

在一個大平底鍋，中火加熱兩湯匙椰子油，加入芥末籽，轉成小火慢煎，當芥末籽開始迸裂，加入葫蘆巴粉、辣椒粉、薑、蒜、咖哩葉，炒拌三分鐘左右，然後放入洋蔥塊，煮五分鐘，直到變軟，呈現淡淡的金黃色。再加進辣椒粉、薑黃粉、番茄塊和蔬菜湯，一起煮滾。轉小火，慢煮十五分鐘。加入椰奶，再小火煮五分鐘。加鹽調味，攪拌一下椰奶，就完成了。

準備魚或豆腐

如果選擇用魚，把魚放到剛剛完成的咖哩汁中，再煮五至七分鐘，直到魚熟透。

如果選擇用豆腐，把豆腐放到咖哩汁中，小火煮五分鐘。

準備蔬菜

用蒸籠，把半杯水放在底鍋裡，蔬菜放在碗裡或盤子裡，放進蒸籠，蓋上蓋子，蒸三至五分鐘，直到蔬菜變軟。如果你使用的是炒

鍋，蔬菜放在碗裡隔水加熱，蒸三至五分鐘，到蔬菜熟透為止。

裝盤

把蒸好的蔬菜分成四盤，再把剛剛完成的咖哩汁倒在蔬菜上。用杏仁或腰果和新鮮香菜裝飾。

每份營養成分（一杯咖哩醬，一杯蔬菜，以及一一五克魚）：463卡路里，脂肪25克，飽和脂肪16克，膽固醇62毫克，纖維9克，蛋白質25克，碳水化合物28克，鈉207毫克

每份營養成分（一杯咖哩醬，一杯蔬菜，以及一一〇克豆腐）：423卡路里，脂肪29克，飽和脂肪17克，膽固醇0毫克，纖維10克，蛋白質19克，碳水化合物30克，鈉129毫克

【雞胸肉佐普羅旺斯燉菜和清蒸青花菜】

供應：四人份　準備時間：三十五分鐘

烹調時間：五分鐘

雞肉材料

- 一湯匙特級初榨橄欖油
- 三瓣大蒜，切碎
- 一湯匙切碎的新鮮百里香
- 一湯匙切碎的新鮮洋香菜
- 四片去骨，去皮的雞胸肉（每片一一五—一七〇克）

普羅旺斯燉菜

- 一顆小型茄子，切成一．五公分塊（可選擇削皮或不削）
- 一茶匙鹽
- 四湯匙特級初榨橄欖油
- 二條櫛瓜，切成半寸塊
- 二顆紅椒，去籽，切成半寸塊
- 二顆中型洋蔥，切成半寸塊
- 四瓣大蒜，切碎
- 一罐（十五盎司）低鈉番茄丁
- 可選用：一杯低鈉蔬菜湯
- 四分之一杯切碎的洋香菜
- 一茶匙切的新鮮百里香
- 鹽和現磨黑胡椒，視個人口味添加

青花菜

- 二顆中型青花菜，切成小花

準備雞胸肉

把橄欖油、大蒜、百里香和洋香菜放在一個大碗裡，加入雞胸肉混拌均勻。醃至少十五分鐘。先中高火加熱煎鍋一分鐘，然後轉成中火，放入雞胸肉，每面煎二分鐘，直到呈現漂亮的金黃色。

準備普羅旺斯燉菜

茄子撒上鹽，放在濾盆上，靜置十分鐘，然後用水漂洗一下，再抹乾水分。拿一個平底鍋，中火加熱二湯匙橄欖油。熱鍋後，把茄子放到鍋裡。煮五分鐘，直到變成淡淡的金黃色為止，起鍋待用。加入一湯匙橄欖油和櫛瓜，煮三分鐘，直到變成淡淡的金黃色為止，起鍋待用。加入紅椒，炒五分鐘，直到變軟，起鍋待用。加入一湯匙剩餘的橄欖油，爆香洋蔥五分鐘，直到變軟，再加入大蒜，煮兩分鐘，加入番茄，煮五分鐘。然後把剛剛煮好的茄子、櫛瓜、紅椒放回鍋裡，再煮二十分鐘。加入高湯（如果你喜歡稍稀的湯才加）、洋香菜和百里香，用鹽和胡椒調味，慢火煮十分鐘。在煨燉蔬菜時，可以準備青花菜。

準備青花菜

在鍋裡把約二・五公分深的水煮開。放入青花菜，蓋上鍋蓋，清蒸約三分鐘，直到熟但不會太軟。瀝乾水分。

裝盤

把普羅旺斯燉菜分成四盤。每個雞胸肉切成三片薄片，在每盤燉菜上放三片雞胸肉。把青花菜放在盤邊，即可享用。

每份營養成分（一七〇克雞肉，一・二五杯燉燜蔬菜，和一杯青花菜）：418卡路里，脂肪18克，飽和脂肪3克，膽固醇66毫克，纖維16克，蛋白質39克，碳水化合物38克，鈉377毫克

【鮭魚或豆腐蔬菜串烤】

供應：四人份　**準備時間：**四十分鐘

烹調時間：十分鐘

- 一顆洋蔥，切成大塊

- 一顆洋紅椒或黃椒，去籽，切成二．五公分塊狀
- 十二朵草菇或褐蘑菇，去掉莖
- 一條櫛瓜，切成半月形
- 一七〇克鮭魚或一七〇克豆腐，切成二．五公分方塊
- 四支約三十公分長的竹籤，泡水
- 四分之一杯特級初榨橄欖油
- 一湯匙切碎的新鮮百里香
- 二瓣大蒜，壓碎
- 四分之一杯杏仁醬
- 一湯匙蘋果醋
- 半根辣椒，去籽
- 二湯匙萊姆汁
- 八盎司水
- 鹽和現磨黑胡椒，視個人口味添加

每支竹籤上串入交替的蔬菜和魚或豆腐，要排緊。在一個大的扁平烤盤裡，混合橄欖油、百里香、大蒜，把串好材料的竹籤放進來，醃三十分鐘或更久。準備燒烤架或使用烤箱。把杏仁醬、醋、辣椒、萊姆汁和水放在果汁機，打至呈現平滑狀（如果喜歡，可加入更多辣椒）。把醃好的竹串瀝去多餘的水分，撒上鹽和胡椒調味。如果用鮭魚，烤七到十分鐘，取決於魚的厚度。如果用豆腐，烤三至五分鐘，直到熟透為止，搭配羽衣甘藍或甘藍菜一起食用（見下文食譜）。

每份營養成分（一份鮭魚蔬菜串烤）：308卡路里，脂肪18克，飽和脂肪2克，膽固醇45毫克，纖維3克，蛋白質27克，碳水化合物12克，鈉104毫克

每份營養成分（一份豆腐蔬菜串烤）：279卡路里，脂肪占20克，飽和脂肪3克，膽固醇0毫克，纖維4克，蛋白質15克，碳水化合物14克，鈉23毫克

【羽衣甘藍（或甘藍菜）】

供應：四人份　**準備時間**：七分鐘
烹調時間：七分鐘

- 二把羽衣甘藍（或甘藍菜），去掉莖
- 二瓣大蒜，切成薄
- 一湯匙特級初榨橄欖油
- 鹽和現磨黑胡椒，視個人口味添加

把菜葉一層層疊上，然後捲起來切成細絲。中火加熱炒鍋，加入橄欖油和大蒜，炒約三十秒。加入羽衣甘藍（或甘藍菜），煮到變萎

和變軟，約七分鐘。用鹽和胡椒調味。

每份營養成分（一杯蔬菜）：67卡路里，脂肪5克，飽和脂肪0克，膽固醇2毫克，纖維1克，蛋白質1克，碳水化合物5克，鈉43毫克

【焗烤魚佐茴香和青蒜】

供應：四人份　**準備時間：**二十分鐘

烹調時間：四十分鐘

魚材料

- 一湯匙特級初榨橄欖油
- 四片鱈魚片（每片一一五－一七〇克）
- 鹽和現磨黑胡椒，視個人口味添加
- 一顆中型茴香，切成薄片
- 一根青蒜，切片（只用蒜白部分）
- 二瓣大蒜，壓碎
- 一品脫低鈉蔬菜湯
- 四顆中型番茄，切塊
- 六小枝百里香（或檸檬片），保留四枝裝飾用
- 半杯新鮮洋香菜，切碎
- 四分之一杯去籽希臘黑橄欖，切半並用水沖洗

菠菜

- 十二杯新鮮菠菜

準備焗烤

烤箱預熱到三五〇度。用可直接放入烤箱的煎鍋，中火加熱一湯匙橄欖油。把魚用鹽和胡椒調味，然後放入鍋裡。每面煎約二分鐘，起鍋待用。

用同樣的鍋，加入剩餘的橄欖油，放入茴香、青蒜、和大蒜，用小火爆香約五分鐘。加入高湯、番茄，再煮五分鐘。把剛剛煎好的魚放回鍋裡，加入兩枝百里香（或檸檬片）、洋香菜和橄欖。蓋上鍋蓋，放入烤箱烤二十分鐘。

準備菠菜

當魚在烤箱中時，趁這個時候將四分之一杯的水放在較深的平底鍋裡，中火加熱。放入菠菜，蓋上鍋蓋煮約二分鐘。用濾盆濾去多餘的水，分成四份裝在四個碗中。

裝盤

小心地從烤箱中取出焗烤。用漏勺把魚片舀起放在每碗菠菜的上面，用大勺舀蔬菜和湯汁淋在最上面。最後用新鮮的百里香裝飾（如果你喜歡，用檸檬片也可以）。

每份營養成分（一一五克魚，一．二五杯蔬菜）：340卡路里，脂肪16克，飽和脂肪2克，膽固醇62毫克，纖維8克，蛋白質31克，碳水化合物21克，鈉472毫克

【烤杏仁亞麻酥皮雞胸肉】

供應：四人份　**準備時間**：三十五分鐘

烹調時間：二〇至三十分鐘

- 四片去骨，去皮的雞胸肉（每片一一五－一七〇克）
- 一湯匙特級初榨橄欖油
- 一湯匙杏仁醬
- 一茶匙檸檬汁
- 一茶匙鹽
- 辣椒粉一小撮
- 一茶匙切碎的新鮮洋香菜
- 一茶匙紅椒粉（paprika）
- 三分之一茶匙洋蔥粉
- 三湯匙亞麻籽粉
- 半杯杏仁粉（Almond meal，參見註釋）

烤箱預熱到三五〇度。沖洗雞胸，用紙巾拍乾。把雞胸肉放在烘焙紙的中間，用菜刀用力將肉拍扁，直到雞肉變薄。在一個小碗裡，混合橄欖油、杏仁醬、檸檬汁、和所有的調味料（你也可以用食物調理機混合這些材料）。再把混合好的調料鋪在雞胸肉上（如果時間夠，讓雞靜置十至十五分鐘入味，或到二十四小時會更入味）。

混合亞麻籽粉和杏仁粉，放在一個小碗裡備用。將雞胸肉放在一個抹過油的烤盤上。撒上一半的杏仁亞麻籽混合粉，均勻塗在每塊雞胸肉的一邊。用手拍每一塊雞胸肉，讓酥皮和雞肉緊密貼合。然後把雞胸肉翻過面來，重複這個過程，用剩下的一半杏仁亞麻籽混合粉做酥皮。然後把雞肉放進烤箱裡，烤二十到三十分鐘，或使用食物溫度計探針，確保雞肉最厚的地方至少有攝氏七十度，或是直到收汁。

註：杏仁粉在美國可以在很多超市的有機或烘烤部門找到。或者，你也可以自己用食物調理機或是研磨機，把整個杏仁或是杏仁片磨成粉，直到和亞麻籽粉一樣細。

每份營養成分（一片一一五克雞胸肉）：262卡路里，脂肪15克，飽和脂肪2克，膽固醇62毫克，纖維4克，蛋白質30克，碳水化合物4克，鈉325毫克

【牛排佐白菜】

供應：四人份　**準備時間：**三十五分鐘

烹調時間：二十分鐘

- 三湯匙特級初榨橄欖油
- 二瓣大蒜，切成薄片
- 一茶匙現磨黑胡椒
- 一湯匙切碎的新鮮迷迭香
- 一湯匙法式芥末醬
- 鹽，視個人口味添加
- 六八〇克的側腹牛排，切成四等份

蔬菜類

- 四根胡蘿蔔，去皮，切成塊
- 八杯白菜，切成二・五公分條狀

調料

- 半杯低鈉牛肉高湯
- 一湯匙低鈉無麩質醬油

準備牛排

把橄欖油、大蒜、黑胡椒、一湯匙迷迭香和芥末醬混合在一起，然後抹在每塊牛排上，靜置三十分鐘左右，加鹽調味。大火加熱平底鍋或煎鍋，鍋熱了之後，轉中高火煎牛排，煎到表面微焦和你想要的熟度，三分熟大致是每面煎約三分鐘。取出牛排，靜置幾分鐘，然後每片牛排再切為四片。

準備蔬菜

拿一個平底深鍋，中火加熱，把二・五公分深左右的水放進裡面煮沸，然後加入胡蘿蔔，蓋上鍋蓋，蒸煮約五分鐘。再加入白菜，蒸煮二至三分鐘，直到所有的蔬菜都嫩的可以用餐叉插入。

準備醬料

把牛肉高湯和醬油放進剛剛煎牛排的鍋。煮開，把鍋底的醬料與高湯充分混合均勻，記得要刮一刮鍋底焦黃的香料，轉中火，慢慢收汁三到四分鐘，直到湯汁像糖漿一般的濃度。

裝盤

把白菜分成四份裝在四個平盤上，然後把牛排的切片放到白菜的上面。再淋上剛剛做好的醬料，用新鮮迷迭香在旁邊做裝飾，就完成了。對這道菜來說，清蒸花椰菜是很好的配菜，可以另外準備。

每份營養成分（一七〇克牛肉，三杯蔬菜）：461卡路里，脂肪29克，飽和脂肪7克，膽固醇62毫克，纖維8克，蛋白質37克，碳水化合物16克，鈉394毫克

【韓式風格辣味鍋蔬菜搭配雞蛋或豆腐】

供應：四人份　**準備時間**：三十分鐘

烹調時間：二十分鐘

- 半顆花椰菜，切成小花
- 一條櫛瓜，切片
- 一把菠菜
- 四張紫菜
- 一根小黃瓜，切片
- 一七〇克包裝有機老豆腐，或四顆ω-3雞蛋
- 葡萄籽油
- 二茶匙香油
- 一茶匙橄欖油
- 半湯匙低鈉無麩質醬油
- 四湯匙芝麻，稍微烤一下
- 一湯匙辣椒醬
- 一把蔥，切成蔥花
- 一杯泡菜，可用買的或自己做（參見324頁）

準備辣味鍋材料

原來韓文中Bibimbap是指石鍋拌飯，其中的bap是指米。但在這個食譜中，則使用蒸的花椰菜來替代米飯，別有風味。在一個平底深鍋裡，中火加熱，放入約一．五公分深的水，加進花椰菜，蓋上鍋蓋，蒸煮三分鐘。然後放在濾盆中去掉多餘的水分，放涼。再放到食物調理機中，按Pulse按鈕，直到花椰菜變成像米飯的質感。

準備蔬菜類

以蒸花椰菜同樣的方式，稍微蒸煮櫛瓜二分鐘。瀝乾備用，放在一個平盤上。然後以同樣的方式稍微蒸煮菠菜兩分鐘。瀝乾並放在同一個盤中。用廚房剪刀，剪紫菜為七．五公分寬條，放在同一個盤中。再加入切片的小黃瓜到盤裡。

準備豆腐或雞蛋

如果選擇用豆腐，切成約〇．六公分厚的片。在平底鍋燒熱一湯匙香油和橄欖油，中火加熱。每面約煎三分鐘，直到呈現淡淡的金黃色。

如果選擇用蛋，在碗裡把蛋打好。用不沾鍋中火加熱葡萄籽油，將打好的蛋倒入鍋中。煮兩分鐘，攪拌一次或兩次，然後起鍋。

裝盤

把像米飯的花椰菜分成四碗。將準備好的蔬菜排列在上面，淋一點醬油。

把豆腐或雞蛋平均分配到四碗中，然後加入海苔和芝麻。

如果喜歡，淋上辣椒醬和香油。用蔥花和一至二湯匙的泡菜裝飾，即可享用。

每份營養成分（一個ω-3蛋，三分之一杯花椰菜「飯」，一杯綜合蔬菜，二湯匙泡菜）：236卡路里，脂肪13克，飽和脂肪2克，膽固醇175毫克，纖維5克，蛋白質14克，碳水化合物17克，鈉439毫克

每份營養成分（一一五克豆腐，三分之一杯花椰菜「飯」，一杯綜合蔬菜，二湯匙泡菜）：235卡路里，脂肪13克，飽和脂肪2克，膽固醇0毫克，纖維6克，蛋白質16克，碳水化合物18克，鈉386毫克

【自製泡菜】

分量：二至三杯　**準備時間**：二十分鐘，食用前四十八小時要做好

- 一顆白菜，切成二．五或五公分寬條
- 半杯粗鹽
- 五公分的一塊薑，去皮，切成薄片
- 一把蔥，切成二．五公分段
- 六瓣大蒜，壓碎
- 一杯中等辣的乾紅椒，磨碎
- 可選用：黃瓜、蘿蔔、紫甘藍、大頭菜等的切片

將大白菜放入碗中，撒上鹽，靜置幾個小時。排出多餘水分，把其他所有配料放入，一起攪拌均勻。然後把所有材料放在有蓋子的玻璃罐中，置於溫暖的地方四十八小時，然後可以存儲泡菜罐在冰箱，最長可達三個月。

每份營養成分（四分之一杯泡菜）：23卡路里，脂肪0克，飽和脂肪0克，膽固醇0毫克，纖維1克，蛋白質2克，碳水化合物4克，鈉523毫克

【雞胸肉塞番茄乾香醬佐炒菠菜】

供應：四人份　**準備時間：**二十分鐘

烹調時間：二十分鐘

- 一杯日曬的番茄乾，洗淨（見326頁的註釋）
- 二瓣大蒜
- 半杯生核桃或腰果
- 鹽和現磨黑胡椒，視個人口味添加
- 四片去骨，去皮的雞胸肉（每片一一五－一七〇克）
- 一湯匙特級初榨橄欖油，如果用非油漬日曬的番茄乾，再加一湯匙油

炒菠菜

- 一湯匙特級初榨橄欖油
- 二瓣大蒜，壓碎
- 八杯菠菜
- 鹽和現磨黑胡椒，視個人口味添加

烤箱預熱到三五〇度。用食物調理機，混合攪拌番茄乾、大蒜、核桃或腰果，調成濃厚的香醬。用鹽和胡椒調味。將雞胸肉放在烘焙紙中間，輕輕用菜刀拍幾下。在每個雞胸較厚的那一邊切五公分左右的口子，像口袋一樣，再把一至二湯匙做好的香醬塞入口袋中。用牙籤固定每個口袋（或是用力壓緊也可以）。

用中火加熱可以直接放入烤箱的耐熱煎鍋，放入油，嫩煎雞肉，每面三分鐘。然後把煎鍋放入烤箱烤，約十二分鐘，或直到雞肉熟透為止。每個雞胸肉切片分為三塊，配上炒菠菜，即可上桌享用。

準備菠菜

中火加熱煎鍋，放入橄欖油和大蒜，爆香

一分鐘，然後加入菠菜。直到菠菜變萎縮，用鹽和胡椒調味。

註：一般日曬的番茄乾通常有兩種，一種是油漬罐裝，另一種是乾番茄直接裝玻璃罐中。如果你用的是乾番茄，要先泡在溫水中五分鐘，讓番茄變軟，然後排掉多餘的水分，在調成香醬前加一湯匙橄欖油。如果用的番茄乾是油漬罐裝，可以在香醬中加入罐裡的橄欖油。

每份營養成分（一一五克雞，半杯菠菜）：342卡路里，脂肪22克，飽和脂肪3克，膽固醇66毫克，纖維3克，蛋白質32克，碳水化合物11克，鈉489毫克

【泰式魚沙拉】

供應：四人份　**準備時間：**二十五分鐘

烹調時間：十分鐘

魚材料

- 四片鯛魚或鱸魚片（每片一一五－一七〇克）
- 四七三毫升魚高湯
- 二．五公分的新鮮薑塊，去皮，磨碎
- 二湯匙切碎的檸檬香茅（若是可以買到的話）

沙拉醬

- 半杯萊姆汁，加一個萊姆皮末
- 二．五公分的新鮮薑塊，去皮，磨碎
- 二湯匙低鈉無麩質醬油
- 半茶匙綠咖哩醬（如果喜歡可以多加）
- 二湯匙特級初榨橄欖油

沙拉材料

- 半杯新鮮香菜
- 二瓣大蒜，壓碎
- 一顆中型白菜，切成細絲
- 一根中型胡蘿蔔去皮，切成細絲
- 一條黃瓜，去皮，去籽，切成薄片
- 六根蘆筍，切成寸段
- 二杯豆芽
- 四根蔥，切成蔥花
- 半杯新鮮的薄荷葉

裝飾

一顆萊姆，切成薄片

一杯泰國九層塔（任何九層塔品種皆可）

準備魚

準備一個平底鍋，倒入約一公分深的魚高湯、薑和檸檬香茅，把魚放在高湯中，中火慢慢加熱，蓋上鍋蓋，煮三至四分鐘，直到魚熟透為止。用漏勺把魚撈出來，在平盤上放涼。

準備沙拉醬

把所有的配料一起放入碗中攪拌（或放在一個罐子裡，上下搖動）。

準備沙拉

把所有沙拉材料放在大碗中，與一半的沙拉醬一起混合攪拌，然後分成四份，裝在碗裡。

裝盤

把煮好的魚放在沙拉上，再淋上其餘的沙拉醬。用檸檬片和九層塔做裝飾。

每份營養成分（一一五克魚，一．二五杯沙拉）：298卡路里，脂肪10克，飽和脂肪2克，膽固醇64毫克，纖維4克，蛋白質38克，碳水化合物19克，鈉889毫克

【酥皮紅椒香醬鑲雞胸肉】

供應：四人份　準備時間：三十分鐘

烹調時間：十五分鐘

紅椒香醬材料

- 六根乾辣椒
- 二至三杯開水
- 一杯生南瓜籽
- 四分之一杯新鮮萊姆汁
- 六瓣大蒜
- 四分之一杯香菜，再加上一些裝飾用的
- 一杯特級初榨橄欖油
- 鹽和現磨黑胡椒，視個人口味添加

雞

- 一湯匙特級初榨橄欖油或葡萄籽油
- 四片去骨，去皮的雞胸肉（每片一一五－一七〇克）
- 四片萊姆片，用於裝飾

準備紅椒香醬

把乾辣椒放入沸水中，直到軟化，約三十分鐘。排去多餘的水分，去頭去籽。然後把辣

椒、南瓜子、檸檬汁、大蒜、香菜放在食物調理機中混合攪拌，直到呈現平滑狀，同時淋上橄欖油，再繼續攪拌，直到呈現乳化狀態。用鹽和胡椒調味。（紅椒香醬可提前做好，存儲在密閉玻璃容器中放冰箱，可長達四天不壞。剩下的紅椒香醬搭配新鮮蔬菜會很可口，可作為下午的點心。）

準備雞

以中低火加熱煎鍋，放入橄欖油或葡萄籽油。熱鍋後，嫩煎雞肉每面約四分鐘，直到熟透，或直到雞肉內部溫度至少達到華氏一六五度。

裝盤

把約一湯匙的紅椒香醬抹在每個雞胸肉的一面，放入烤箱高溫烘烤，直到紅椒香醬變酥脆，約一至二分鐘，出爐裝盤。每個盤子用檸檬片裝飾，撒上香菜。搭配炒西洋菜與菠菜一起食用（見下面的食譜）。

每份營養成分（一一五克雞肉，一湯匙醬）：211卡路里，脂肪12克，飽和脂肪2克，膽固醇66毫克，纖維1克，蛋白質26克，碳水化合物2克，鈉563毫克

【炒西洋菜與菠菜】

供應：四人分　**準備時間：**五分鐘
烹調時間：五分鐘

- 一湯匙特級初榨橄欖油
- 二杯新鮮西洋菜
- 八杯新鮮菠菜
- 鹽，視個人口味添加

在一個大型炒鍋中，用中火將橄欖油加熱。加入西洋菜，炒到變軟，約三分鐘。把鍋從爐上移開，趁熱加入菠菜拌炒，直到葉萎縮。加鹽調味即可。

每份營養成分（一杯）：46卡路里，脂肪4克，飽和脂肪1克，膽固醇0毫克，纖維1克，蛋白質2克，碳水化合物2克，鈉54毫克

【煎豆腐佐九層塔香醬】

供應：四人份　**準備時間：**十五分鐘
烹調時間：十分鐘

- 三湯匙低鈉，無麩質醬油
- 二湯匙香油
- 一七〇克有機老豆腐，切成八片
- 二條中等櫛瓜，斜切成二．五公分片
- 一把（約三杯）新鮮九層塔
- 二瓣大蒜，切碎
- 一．五公分新鮮薑，去皮，切碎
- 三支蔥，切碎
- 四分之一杯生松子或核桃
- 半杯特級初榨橄欖油（預留一湯匙）
- 鹽和現磨黑胡椒，視個人口味添加
- 一一〇克芝麻菜或其他沙拉蔬菜

準備豆腐和櫛瓜

把醬油和芝麻油混合在一個中型淺碗中。將豆腐片，櫛瓜放在碗裡，醃十分鐘入味。用中火加熱燒烤架或煎鍋，先煎櫛瓜，每邊煎約兩分鐘。靜置一旁。然後煎豆腐，每邊約三分鐘，靜置備用。

準備香醬

把九層塔、大蒜、生薑、蔥花、松子或核桃、和橄欖油（預留一湯匙油）一起放在食物調理機中，用pulse按鈕打，直到滑順。如果太稠，用少量的水調稀。加鹽和胡椒調味。

裝盤

將芝麻菜或其他沙拉蔬菜與預留的一湯匙橄欖油拌勻，平分成四份，放入平盤中。把剛剛完成的豆腐和櫛瓜擺在菜上面，淋上香醬即可。

每份營養成分（二片豆腐，四分之一條櫛瓜）：458卡路里，脂肪25克，飽和脂肪6克，膽固醇0毫克，纖維4克，蛋白質15克，碳水化合物10克，鈉549毫克

各種沾醬和塗抹醬

【自製普羅旺斯橄欖醬】

分量：二杯　**準備時間：**五分鐘

- 二杯去籽卡拉馬塔橄欖
- 三瓣大蒜
- 一杯特級初榨橄欖油
- 四分之一杯切碎的新鮮洋香菜
- 一茶匙切碎的新鮮百里香

- 一茶匙切碎的新鮮迷迭香
- 一顆檸檬，切末，加上半個檸檬的汁
- 現磨黑胡椒，視個人口味添加

將所有材料放在食物調理機中打成醬，約兩分鐘。然後保存在密封容器中，放在冰箱可長達五天。

每份營養成分（四分之一杯）：172卡路里，脂肪19克，飽和脂肪3克，膽固醇0毫克，纖維1克，蛋白質0克，碳水化合物1克，鈉197毫克

【芝麻沾醬】

分量：一杯　**準備時間：**五分鐘

- 半杯芝麻醬（最好用生芝麻醬）
- 一瓣大蒜
- 半杯特級初榨橄欖油
- 半杯水
- 一顆檸檬，榨汁
- 鹽，視個人口味添加
- 可選用：兩湯匙新鮮茴香，切碎

將所有的材料混合放在攪拌機裡攪拌約二分鐘，直到滑順。然後保存在密封容器中，放在冰箱可長達五天。

每份營養成分（兩湯匙）：191卡路里，脂肪21克，飽和脂肪3克，膽固醇0毫克，纖維1克，蛋白質1克，碳水化合物2克，鈉107毫克

【菠菜核桃青醬】

分量：一杯半到二杯　**準備時間：**五分鐘

- 二至三杯菠菜
- 一杯新鮮九層塔葉
- 半杯新鮮洋香菜
- 半杯生核桃或松子
- 四分之一杯特級初榨橄欖油
- 半茶匙鹽
- 一瓣大蒜

將所有材料放在食物調理機中，使用Pulse按鈕，打成略為濃稠的醬。然後保存在密封容器中，放在冰箱可長達五天。

每份營養成分（兩湯匙）：107卡路里，脂肪11克，飽和脂肪1克，膽固醇0毫克，纖維1克，蛋白質2克，碳水化合物2克，鈉156毫克

【日曬的番茄乾沾醬】

分量：一杯半　**準備時間**：十分鐘

- 一顆中到大的新鮮番茄，切成大塊
- 一杯日曬的番茄乾，切丁（見註釋）
- 一瓣大蒜
- 一湯匙切好的新鮮洋香菜
- 四分之一杯特級初榨橄欖油
- 一湯匙生松子
- 二分之一茶匙鹽和二分之一茶匙現磨黑胡椒；視個人口味調味

將所有的材料混合放在攪拌機裡攪拌約兩分鐘，直到滑順。然後保存在密封容器中，放在冰箱可長達五天。

註：一般日曬的番茄乾通常有兩種，一種是油漬罐裝，另一種是乾番茄直接裝玻璃罐中。如果你用的是乾番茄，要先泡在溫水中五分鐘，讓番茄變軟，然後排掉多餘的水分，在調成香醬前加一湯匙橄欖油。如果用的番茄乾是油漬罐裝，先將油瀝乾。你也可以在香醬中用罐裡的橄欖油。

每份營養成分（四分之一杯）：126卡路里，脂肪9克，飽和脂肪1克，膽固醇0毫克，纖維3克，蛋白質3克，碳水化合物9克，鈉209毫克

【味噌沾醬】

分量：一杯　**準備時間**：十分鐘

- 三湯匙無麩質白色或紅色的味噌
- 半杯特級初榨橄欖油
- 半顆檸檬，榨汁
- 一瓣大蒜
- 半杯水
- 一湯匙蘋果醋
- 一湯匙低鈉，無麩質醬油
- 一．五公分的新鮮薑，去皮

將所有的材料混合放在食物調理機裡攪拌約兩分鐘，直到滑順。然後保存在密封容器中，放在冰箱可長達五天。

每份營養成分（四分之一杯）：99卡路里，脂肪10克，飽和脂肪1克，膽固醇0毫克，纖維0克，蛋白質0克，碳水化合物2克，鈉233毫克

資源

在 www.10daydetox.com/resources 網站，你會看到下面列出的所有資源，支持你度過十日斷糖排毒計畫，同時日後也會用得上。

健康與測試資源（Health and Testing Resources）

基本的實驗室測試指南（Basic lab testing guidelines）

血糖解方糖胖症測驗（The Blood Sugar Solution Diabesity Quiz）

《如何與醫生合作以獲取你需要的》（How to work with your doctor to get what you need）可下載指南

監測工具（testing tools），包括血糖機、Wi-Fi 體重計、血壓監測器和個人的運動追蹤器，可透過智慧型手機取得資料）

症狀追蹤表（Symptoms tracking chart），測試麩質和乳製品）

十天排毒線上健康追蹤器

十天排毒營養補充品

十日斷糖排毒社群資源（10-Day Detox Community Resources）

十日斷糖排毒法線上課程
十日斷糖排毒法線上社群
如何帶領一個十日斷糖排毒團體
如何找到當地的食物消費合作社
人生教練輔導資源（life coaching）

有利於生活品質的資源（Lifestyle Resources）

健身資源
終極平靜（UltraCalm）引導放鬆計畫
打坐冥想資源
香草資源
緩解壓力的工具

食物

十日斷糖排毒飲食採購清單的品牌推薦
生活應急包品牌推薦
外出用餐求生之道（The Restaurant Rescue Guide）

其他資源

我鼓勵你來探索我的網站 www.drhyman.com，裡面有更多的文章、視頻、以及如何打造健康和幸福生活的指導。

我也鼓勵你買一本《血糖解方》和《血糖解方食譜》（www.bloodsugarsolution.com）。這有助於你從十天排毒過渡到能建立長期的健康計畫。

感謝

我希望自己可以不要寫這本書，但面對目前食物成癮的現實是很艱困的。看看有多少人在食物成癮的牢獄中遭受不必要的痛苦。我親眼見證了多少病患能夠很快地克服困難，只是運用簡單的科學原理，而大多數人都不知道這個，我知道我不得不寫這本書。

感謝所有努力不懈、剖析食物如何影響著我們的科學家們，特別是這兩位朋友：哈佛大學的大衛．路德維格博士，和耶魯大學的凱利．布勞內爾博士。他們是投身奉獻的科學家，打破困難的現況，呼籲人們關注這個問題，並用科學在背後做證明。閱讀他們的研究，是非常具有革命性的。感謝我的病人相信我，把這種科學轉化為他們恢復健康的實踐策略。通過他們的努力和成功，展示出這個問題有多真實，以及這個問題可以容易地用正確的方法來解決。

言語無法用來表達對我的經紀人 Richard Pine 的感謝，他引導我，逐步推動我將真實勇敢說出來。非常感謝我的編輯 Tracy Behar，以及所有在 Little, Brown出版公司的朋友和支持者，他們都見證了醫療保健危機下所出現的一線可能生機，並且為功能性醫學的觀點創造了一個神話般的家。感謝 Debra Goldstein，用愛與熱情幫我形成、修改、和精心製作這份稿子，謝謝。你的叮嚀像自動點唱機的旋律，始終在迴盪著！

特別感謝我的超極團隊：Anne McLaughlin, Kate Johnson, Gerry Doherty, Shibani Subramanya, Daffnee Cohen, Robert Oakes, and Lizzy Swick，是他們幫我把這一切化為可能，讓我每天都能做自己喜歡的工作。

感謝眾多曾經啟發、幫助和支持我的朋友們。如果我把每個名字都列出來，這份名單就太長了，但你知道你就是我要謝的其中一位。感謝你，謝謝你，還是謝謝你 。我不得不提幾個特別的人：Jeffrey Bland 在十二年前打開我的世界（之後我的世界就再也不一樣了）。還有我在功能醫學研究所的朋友們、同僚，和董事會成員 Laurie Hoffman, David Jones, Patrick Hanaway, Kristi Hughes, Dan Lukazker，以及幫忙促成此事的眾多人士。

感謝那些啟發我，與我攜手共同改造醫學的夥伴們，他們不斷地在努力改革我們的想法和生活方式：Dean Ornish, Mehmet C．Oz, James Gordon, Andrew Weil, Deepak Chopra, Christiane Northrup, Daniel and Tara Goleman, Jon Kabat-Zinn, Leo Galland, Sidney Baker, David Perlmutter, Frank Lipman, Patrick Hanaway, Robert Hedaya, Joel Evans, David Eisenberg, Bethany Hayes, David Jones, Tracy Gaudet, Kenneth Pelletier, Peter Libby, and Martha Herbert。特別感謝 Arianna Huffington 提供我們一個地方，能夠說出真相。謝謝Rick Warren, Dee Eastman，和我所有在馬鞍峰教會的朋友們，相信我們可以一起追求健康。

終極健康中心，是我看診病人的地方，如果不是我的團隊的大力支持，我根本分身乏術。你們是我的靠山，也是我生活的重心。你們的貢獻與付出，我點滴在心頭，日日滋潤著我。感謝你們陪在我身邊，願意相信我。

感激亨德爾集團的朋友和夥伴們 Lauren Zander, Joe Seibert, Erik Van Dillen, Katie Torpey, Amy Teuteberg, Andy Youmans, 還有更多其他人，幫助我築構夢想，並使夢想成真。這份感激是無法衡量的！

最重要的是，我的家人一直支持我，忍受我對工作的狂熱，我想要改變我們行醫的方式，以及為所有人創造一個更健康的世界。沒有你們的愛和對我的信任，我不可能做到。謝謝你們 Rachel,

Misha, Ruth, Saul, Jesse, Ben, Sarah, Paul, Lauren, Jake, and Zachary。因為你們，我每天早上都充滿感激和喜樂的醒來。

感謝我的醫療革命的合作夥伴 Pilar Gerasimo，他細細咀嚼過這本書的每一個字，讓這本書能對世界大聲說話。感謝你的天才和你的愛！

最後，深深的感謝所有曾經參與血糖解方十天排毒飲食測試的朋友們，你們向世人顯示高效能的食物如何可以恢復健康和開始新的人生。

附錄 寫自己的排毒日誌

第一天日誌問題

- 今天我的身體感覺如何？
- 今天我出現哪些想法和情緒？
- 我對自己與食物的關係有何看法？我在控制之中嗎？
- 我對自己嗜吃的渴望可能有哪些錯誤看法？
- 如果不嗜吃糖、咖啡因、麵粉，我的生活將是什麼樣子？
- 對未來的展望讓我感覺如何？
- 如何能建立新習慣，讓我維持下去？

第二天日誌問題

- 我的身體感覺如何？
- 今天我出現哪些想法和情緒？
- 我正在經歷什麼樣的排毒症狀（如果有的話）？
- 在精神上和情緒上我如何應對這些症狀？（例如，這些症狀是否讓我感到沮喪、擔心，還是積極？）
- 我是否可以把這些心理反應當成只是「化學物質」在說話，沒有什麼不對的事發生？還是我仍然相信，這些心理反應都是真實的和合理的？
- 我能允許自己有幾天情緒低落，接受所發生的事情，讓這個過程展開嗎？
- 我怎樣才能滋養和支持自己，度過這最初的排毒過程？

第三天日誌問題

- 我的身體感覺如何？
- 我注意到身體有什麼變化嗎？
- 今天我出現哪些想法和情緒？
- 一般我多久上廁所一次？（問問自己，用你平時的排便習慣做判斷。）
- 我平常有喝足夠的水，或在飲食中攝取足夠的纖維嗎？如果不是，我能做什麼樣的改變？
- 如果我在排毒期間定時排便，結果讓我有什麼感覺？

第四天日誌問題

- 我的身體感覺如何？
- 我注意到身體有什麼變化嗎？
- 今天我出現哪些想法和情緒？
- 我真的相信我對自己和運動認真嗎？
- 過去是什麼在阻攔自己健身讓身材更好？
- 哪些新的看法會讓自己更好，幫助自己健身？（例如，改變你沒有時間的看法，到可以為對自己很重要的事騰出時間。）
- 自己想讓身材更好的前三個原因是什麼？
- 如果我身體健康，那生活將會是什麼樣子？有沒有任何關於那樣的想像讓自己擔心或害怕？我一直想嘗試什麼樣的運動？
- 我可以探索這些運動？（提示：像嬰兒學步般開始……做些研究，買DVD，試試初學者的課程等等）
- 什麼方法可以讓自己每天的運動進展順利？（例如，找個朋友每天一起散步，參加每週健身課程，或者設置小型和具體的運動目標，以力圖實現。）

第五天日誌問題

- 我的身體感覺如何？
- 我注意到身體有什麼變化嗎？
- 今天有什麼帶有挑戰性的情緒浮現嗎？我是否傷心、憤怒、孤單、鬱悶、沮喪？
- 對於這些帶有挑戰性的情緒，我有什麼洞察和領悟？
- 我之前如何一直使用食物來避免處理自己的感受？（為了舒緩壓力、麻痺自己，或做為獎勵等等）
- 我在未來如何以更具建設性的方式處理棘手的情緒？（例如運動、寫日記、做最喜歡的活動、跟一個朋友或專業顧問傾訴、上十日斷糖排毒法線上社群，或者只是和自己喜歡的人在一起，就足以停止負面的情緒飛升、振奮自己的心情。為了撫慰自己，盡量用能帶給自己喜悅的事情，而不要用食物。）
- 我現在能夠做的是哪種方式？
- 我是否需要額外的幫助或支持，來走過這些舊有的模式、想法，和無意識的行為？
- 今天我有什麼樣正面的感覺浮現嗎？我是否覺得興奮、自豪、開心？
- 對於這些情緒，我有什麼洞察和領悟？它們跟我身體的變化有關嗎？跟我的排毒經驗有關嗎？它們如何影響我的心態？
- 我打算用什麼樣的策略，來維持今天感覺到的正面情緒？（提示：重新看日誌，提醒自己今天在打坐時的突破，是一個讓自己保持正向的有力方式！）

第六天日誌問題

- 我的身體感覺如何？
- 排毒之後我注意到身上有哪些變化？
- 今天我出現哪些想法和情緒？
- 我對健康和幸福有什麼理想？（盡可能詳細描述。明確表達你對理想生活的憧憬，包括你的外表和感覺、在什麼地方、將會做什麼、誰將與你一起做。夢想要遠大！）
- 我對自己設定的體重和健康目標有多少能力達到有何看法？我認為是可能的嗎？
- 我相信阻礙自己達成這些目標的想法嗎？
- 我有在腦中收集哪些證據來「證明」不利自己的想法嗎？
- 我可以接受這些想法可能不是完全正確的事實嗎？
- 有哪些積極的想法，可以讓我更好？
- 有哪些例子可以證明這積極的想法？
- 我可以創建哪些新的、正面的、有改變能力的內在敘述，引導自己朝向健康和幸福？

第七天日誌問題

- 我的身體感覺如何？
- 我注意到身體有哪些變化？
- 今天我出現哪些想法和情緒？
- 什麼最能讓我放鬆？（請記住，我們正在談的是主動放鬆，而不是被動放鬆。）
- 我該如何安排這些活動，更有規律地放入我的生活中？
- 在生活中，什麼樣的事件或情況常會引發壓力？
- 我通常如何回應壓力？
- 我想要如何回應壓力，勇往直前？
- 我如何才能做到這一點？
- 在困難的情況下我能如何提醒自己，練習減壓？

第八天準備生活應急包（示範）

不易腐敗類

野生鮭魚罐頭
沙丁魚罐頭
鮭魚肉乾
天然的火雞肉乾，或草飼或牧養的牛肉乾（不含硝酸鹽的）
杏仁、核桃、南瓜子
堅果醬（杏仁、夏威夷豆、核桃）
椰子油（另用小盒裝）
有機原味餅乾（Mary's Gone Crackers）無麩質亞麻籽餅乾
罐裝朝鮮薊
營養堅果棒（Whole-food protein bars）
不加糖的野生小藍莓乾
水

易腐敗類（需放攜帶式冷藏箱中）

水煮蛋
鷹嘴豆泥（有不易腐壞的小盒裝可買）
切好的胡蘿蔔和芹菜條、黃瓜片、小番茄
蘋果或梨

（打造自己的生活應急包，並充滿樂趣！）

第九天日誌問題

- 我身體的感覺如何？
- 我注意到身上有哪些變化？
- 今天我出現哪些想法和情緒？
- 在這個計畫中要追蹤各種進度和體驗，我感覺如何？它如何影響我？
- 在各種結果和體驗裡，最讓自己感到驚訝的是什麼？
- 我在何處、何時，還有如何記下各種結果，以及其他注意到的身體上的進展？

第十天日誌問題

- 我的身體感覺如何？
- 今天我出現哪些想法和情緒？
- 我注意到身體有哪些變化？
- 我可能會和誰組成一個互援小組？
- 在我的生活中或是附近有沒有健康的團體？
- 在我生活中哪兒可能有潛在的團體等著我去互動？
- 是什麼阻擋自己將觸角伸出與別人產生支持和連結？
- 自己經由團體加強這個排毒計畫的經驗如何？
- 對於創造連結、與團體一起邁步向前，以支持自己在健康和瘦身所做的努力，我有什麼樣的計畫？

血糖解方十日斷糖排毒法

作　　者 —— 馬克・海曼（Mark Hyman）
封面設計 —— 呂德芬
責任編輯 —— 劉素芬、張海靜
行銷業務—— 郭其彬、王綬晨、邱紹溢
行銷企畫—— 夏瑩芳、張瓊瑜、李明瑾、蔡瑋玲
副總編輯 —— 張海靜
總 編 輯 —— 王思迅
發 行 人 —— 蘇拾平
出　　版 —— 如果出版
發　　行 —— 大雁出版基地
地　　址 —— 台北市松山區復興北路333號11樓之4
電　　話 —— （02）2718-2001
傳　　真 —— （02）2718-1258
讀者傳真服務— （02）2718-1258
讀者服務信箱— E-mail andbooks@andbooks.com.tw
劃撥帳號 19983379
戶　　名 大雁文化事業股份有限公司
香港發行 ——大雁（香港）出版基地・里人文化
地　　址 ——香港荃灣橫龍街78號正好工業大廈22樓A室
電　　話 ——（852）2419-2288
傳　　真 ——（852）2419-1887
E-mail anyone@biznetvigator.com
出版日期 2016年1月 初版
定價 380元
ISBN 978-986-6006-83-8

歡迎光臨大雁出版基地官網
www.andbooks.com.tw
訂閱電子報並填寫回函卡

國家圖書館出版品預行編目資料

血糖解方十日斷糖排毒法：美國功能醫學名醫親自規畫,最符合身體運作原則的斷糖排毒方案 / 馬克.海曼(Mark Hyman)著. -- 初版. -- 臺北市：如果出版：大雁文化發行, 2016.01
面；　公分
譯自：The blood sugar solution 10-day detox diet : activate your body's natural ability to burn fat and lose weight fast
ISBN 978-986-6006-83-8(平裝)

1.減重 2.健康法

411.94　　104029077

如果